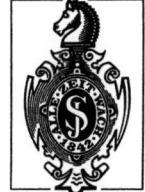

Betablocker und Lipidstoffwechsel

Herausgegeben von
G. Schettler G. Assmann C. Diehm J. Moerchel

Mit 64 Abbildungen und 38 Tabellen

Springer-Verlag
Berlin Heidelberg New York Tokyo 1984

Professor Dr. Dr.h.c.mult. Gotthard Schettler
Klinikum der Universität Heidelberg, Medizinische Klinik,
Bergheimer Straße 58, 6900 Heidelberg 1

Professor Dr. Gerd Assmann
Zentrallaboratorium der Medizinischen Einrichtungen
der Westfälischen Wilhelms-Universität,
Albert-Schweitzer-Straße 33, 4400 Münster

Dr. Curt Diehm
Klinikum der Universität Heidelberg, Medizinische Klinik,
Bergheimer Straße 58, 6900 Heidelberg 1

Privatdozent Dr. Joachim Moerchel, M.A.
Medizinische Fakultät der Universität des Saarlandes,
Medizin-Soziologie, Universitätskliniken, 6650 Homburg/Saar

ISBN-13:978-3-642-69676-3   e-ISBN-13:978-3-642-69675-6
DOI: 10.1007/978-3-642-69675-6

CIP-Kurztitelaufnahme der Deutschen Bibliothek
Betablocker und Lipidstoffwechsel/hrsg. von G. Schettler ... – Berlin; Heidelberg; New
York; Tokyo: Springer, 1984. –
ISBN-13:978-3-642-69676-3

NE: Schettler, Gotthard (Hrsg.)

Das Werk ist urheberrechtlich geschützt. Die dadurch begründeten Rechte,
insbesondere die der Übersetzung, des Nachdrucks, der Entnahme von Abbildungen,
der Funksendung, der Wiedergabe auf photomechanischem oder ähnlichem Wege
und der Speicherung in Datenverarbeitungsanlagen bleiben, auch bei nur auszugsweiser
Verwertung, vorbehalten. Die Vergütungsansprüche des §54, Abs. 2 UrhG werden
durch die ‚Verwertungsgesellschaft Wort', München, wahrgenommen.

© Springer-Verlag Berlin Heidelberg 1984
Softcover reprint of the hardcover 1st edition 1984

Die Wiedergabe von Gebrauchsnamen, Handelsnamen, Warenbezeichnungen usw.
in diesem Werk berechtigt auch ohne besondere Kennzeichnung nicht zu der Annahme,
daß solche Namen im Sinne der Warenzeichen- und Markenschutz-Gesetzgebung als
frei zu betrachten wären und daher von jedermann benutzt werden dürfen.

Produkthaftung: Für Angaben über Dosierungsanweisungen und Applikations-
formen kann vom Verlag keine Gewähr übernommen werden. Derartige Angaben müssen
vom jeweiligen Anwender im Einzelfall anhand anderer Literaturstellen auf ihre
Richtigkeit überprüft werden.

Satz: Daten- und Lichtsatz-Service, Würzburg

Inhalt

Einführung
   G. Schettler 1

Betablocker, Fettstoffwechsel und Atherosklerose
   G. Assmann 3

Pharmakologische Betrachtungen zu verschiedenen
Beta-Rezeptorenblockern
   E. Mutschler 27

Veränderung und Anpassungsfähigkeit der adrenergen
Regulation
   H. Kather 34

Klinische Bedeutung von durch Betablocker induzierten
Änderungen des Lipoproteinstoffwechsels
   J. M. Cruickshank 43

Betablocker bei der Behandlung kardiovaskulärer
Erkrankungen
   F. Bender 54

Pathomechanismen der durch Betablocker induzierten
Veränderungen der Plasmalipoproteine
   R. Mordasini, P. Weidmann, A. Gerber und W. F. Riesen . 63

Betablocker als Grundlage einer kardioprotektiven
Therapie bei ischämischen Herzkrankheiten
   C. Wilhelmsson, A. Vedin, R. Bergstrand, S. Johansson,
   G. Ulvenstam und A. Åberg 69

Betablocker als Grundlage einer kardioprotektiven
Therapie bei Hypertonie
   F. R. Bühler 73

Adrenerge Steuerung der Cholesterin-Synthese
   W. Krone, D. Müller-Wieland und H. Greten 81

Adrenerge Mechanismen bei der Steuerung
der Lipid-Konzentrationen im Plasma
   J. L. Day 90

Die Beeinflussung von Lipolyse und Lipoproteinen
durch Beta-Rezeptorenblocker
  F. W. Lohmann 97
Wirkung von Propranolol auf Serumlipide
und Lipoproteine bei Myokardinfarkt
  P. N. Herbert 102
Einfluß einer hypertensiven Langzeittherapie
mit Betablockern und Diuretika auf Lipoproteine
im Serum
  H. Holzgreve 112
Einfluß von Indapamid und verschiedenen Diuretika
allein oder in Kombination mit Betablockern
auf Lipoproteine im Serum
  P. Weidmann, M. G. Bianchetti, W. F. Riesen
  und R. Mordasini 118
Wirkung von Atenolol und Metoprolol auf die
Serumlipoproteine
  S. Rössner und L. Weiner 131
Vergleich zwischen Atenolol und Pindolol bei essentieller
Hypertonie
  E.-Ch. Foerster, P. Greminger, W. Siegenthaler, H. Vetter
  und W. Vetter 136
Betablocker versus Diuretika in der antihypertensiven
Therapie: Beeinflussung des Lipid- und Glukosestoff-
wechsels
  K. O. Stumpe, H. M. Müller, G. Klautke, A. Overlack
  und R. Kolloch 145

Diskussion und Schlußwort 157

Sachverzeichnis 176

Autorenverzeichnis

A. Åberg
Abteilung für Präventive Kardiologie der Medizinischen Klinik,
Östra-Krankenhaus, S-41685 Göteborg, Schweden

G. Assmann
Zentrallaboratorium der Medizinischen Einrichtungen
der Westfälischen Wilhelms-Universität,
Albert-Schweitzer-Straße 33, D-4400 Münster, FRG

F. Bender
Medizinische Klinik und Poliklinik der Universität Münster,
Domagkstraße 3, D-4400 Münster, FRG

R. Bergstrand
Abteilung für Präventive Kardiologie der Medizinischen Klinik,
Östra-Krankenhaus, S-41685 Göteborg, Schweden

M. G. Bianchetti
Medizinische Universitäts-Poliklinik, Freiburgstraße 3,
CH-3010 Bern, Schweiz

F. R. Bühler
Kantonsspital Basel, Kardiologie, Universitätskliniken A,
CH-4031 Basel, Schweiz

J. M. Cruickshank
Cardiology Department, Wythenshawe Hospital, Manchester,
United Kingdom

J. L. Day
Hospital Heathroad Wing, Ipswich, Suffolk, United Kingdom

E.-Ch. Foerster
Abteilung für Innere Medizin, Universitätsklinik Zürich,
CH-8091 Zürich, Schweiz

A. Gerber
Medizinische Poliklinik, Inselspital der Universität Bern,
CH-3010 Bern, Schweiz

P. Greminger
Abteilung für Innere Medizin, Universitätsklinik Zürich,
CH-8091 Zürich, Schweiz

H. Greten
Universitätskrankenhaus Hamburg-Eppendorf, Medizinische
Kern- und Poliklinik, Martinistraße 52, D-2000 Hamburg 20,
FRG

P. N. Herbert
Division of Clinical and Experimental Atherosclerosis,
The Miriam Hospital, 164 Summit Avenue, Providence, RI 02906,
USA

H. Holzgreve
Medizinische Poliklinik der Universität München,
Pettenkoferstraße 8a, D-8000 München 2, FRG

S. Johansson
Abteilung für Präventive Kardiologie der Medizinischen Klinik,
Östra-Krankenhaus, S-41685 Göteborg, Schweden

H. Kather
Klinisches Institut für Herzinfarktforschung an der Medizinischen
Universitätsklinik Heidelberg, Bergheimer Straße 58,
D-6900 Heidelberg 1, FRG

G. Klautke
Medizinische Universitäts-Poliklinik Bonn, D-5300 Bonn, FRG

R. Kolloch
Medizinische Universitäts-Poliklinik Bonn, D-5300 Bonn, FRG

W. Krone
Universitätskrankenhaus Hamburg-Eppendorf, Medizinische
Kern- und Poliklinik, Martinistraße 52, D-2000 Hamburg 20,
FRG

F. W. Lohmann
I. Innere Abteilung des Krankenhauses Neukölln,
Rudower Straße 56, D-1000 Berlin 47, FRG

R. Mordasini
Institut für Klinische Proteinforschung der Universität Bern
(Tiefenauspital), CH-3004 Bern, Schweiz

H. M. Müller
Medizinische Universitäts-Poliklinik Bonn, D-5300 Bonn, FRG

D. Müller-Wieland
Universitätskrankenhaus Hamburg-Eppendorf, Medizinische
Kern- und Poliklinik, Martinistraße 52, D-2000 Hamburg 20,
FRG

E. Mutschler
Pharmakologisches Institut für Naturwissenschaftler, Universität
Frankfurt, Sandhofstraße, D-6000 Frankfurt, FRG

A. Overlack
Medizinische Universitäts-Poliklinik Bonn, D-5300 Bonn, FRG

W. F. Riesen
Institut für Klinische Proteinforschung der Universität Bern
(Tiefenauspital), CH-3004 Bern, Schweiz

S. Rössner
King Gustaf V Research Institute, Box 60004,
S-10401 Stockholm, Schweden

G. Schettler
Klinikum der Universität Heidelberg, Medizinische Klinik,
Bergheimer Straße 58, D-6900 Heidelberg 1, FRG

W. Siegenthaler
Abteilung für Innere Medizin, Universitätsklinik,
CH-8091 Zürich, Schweiz

K. O. Stumpe
Medizinische Poliklinik der Universität Bonn,
Wilhelmstraße 31–33, D-5300 Bonn, FRG

G. Ulvenstam
Abteilung für Präventive Kardiologie der Medizinischen Klinik,
Östra-Krankenhaus, S-41685 Göteborg, Schweden

A. Vedin
Abteilung für Präventive Kardiologie der Medizinischen Klinik,
Östra-Krankenhaus, S-41685 Göteborg, Schweden

H. Vetter
Abteilung für Innere Medizin, Universitätsklinik Zürich,
CH-8091 Zürich, Schweiz

W. Vetter
Medizinische Poliklinik der Universität Münster,
Domagkstraße 3, D-4400 Münster, FRG

P. Weidmann
Medizinische Universitäts-Poliklinik, Freiburgstraße 3,
CH-3010 Bern, Schweiz

L. Weiner
Karlskoga-Hospital, Karlskoga, Schweden

C. Wilhelmsson
Abteilung für Präventive Kardiologie der Medizinischen Klinik,
Östra-Krankenhaus, S-41685 Göteborg, Schweden

Einführung

G. Schettler

Die „International Society and Federation of Cardiology" hatte vor 2 Jahren in Kronberg/Taunus ein Symposium durchgeführt, um Möglichkeiten der sekundären Prävention der coronaren Herzkrankheiten zu untersuchen. Dies schien notwendig, da die Zahl der tödlichen Myocardinfarkte sowie der plötzlichen Herztodesfälle in den meisten Ländern der Welt weiter zunimmt. Auf der anderen Seite gibt es deutliche Verbesserungen der Mortalitätsraten in einigen Industrieländern wie den USA, Kanada und Australien. Auch in Finnland, das den Weltrekord an coronarer Mortalität hält, setzt sich eine deutliche Tendenz durch. Das National Institute of Health versuchte, eine Deutung dieser rückläufigen Trends vorzunehmen. Man kann heute sagen, daß es Änderungen des allgemeinen Lebensstils sind, welche die Tendenzwende einleiteten und zu weiteren vielversprechenden Bewegungen Anlaß geben. Die Bevölkerung scheint, aufgrund der unterschiedlichen und vielfältigen Aktivitäten, gesundheitsbewußter zu leben. Das gilt für den Tagesablauf, für die Ernährung, für die körperliche Aktivität, für das Zigarettenrauchen und vor allen Dingen für die Hypertonie. Die Früherkennung und bessere Versorgung der Hypertoniker ist zweifellos der Hauptgrund für den Rückgang tödlicher Schlaganfälle in den meisten Industrieländern und auch für viele Fälle von coronaren Todesfällen. Leider verfügen wir bisher nur über unvollständige Daten zur Morbidität der coronaren Herzkrankheiten. Es kann aber gar kein Zweifel sein, daß auch die Morbidität unter allgemeinen präventiven Maßnahmen zurückgeht. Eine besondere Rolle spielen hierbei Stoffwechselveränderungen. Störungen des Lipidstoffwechsels, insbesondere des Cholesterin- und des Lipoproteinhaushaltes, sind nach wie vor Basis für die Entwicklung kombinierter atheromatöser Läsionen. Bei niedrig normalen Cholesterin- und LDL-Konzentrationen entwickeln sich in aller Regel keine schweren atherosklerotischen Läsionen. Darüber hinaus treten auch die thrombotischen Komplikationen der arteriellen Verschlußkrankheiten zurück. Offenbar sind auch andere Risikofaktoren wie Hypertonie und Zigarettenrauchen weniger aggressiv bei niedrigen Lipidkonzentrationen. Mit Einschränkung gilt dies auch für den Diabetes mellitus. An der Polyätiologie der Arteriosklerose des Menschen gibt es ja heute keinen Zweifel mehr. Dies führt dazu, daß alle unsere präventiven Maßnahmen auch vielfältig ansetzen müssen.

Die Betarezeptorenblocker sind nun eine Medikamentengruppe, die nicht nur den Risikofaktor Hypertonie bei Koronarerkrankungen nachhaltig beeinflussen, sondern sie haben auch Wirkungen auf die Flußgrößen und den Gefäßwandstoffwechsel der Arterien; auch der sekundäre Risikofaktor Streß ist im Kontext mit anderen Risiken hier anzusprechen. Unter den Antihypertensiva spielen Betablocker heute die bedeutendste Rolle. Waren früher die Diuretika die erste Stufe der antihypertensiven Behandlung im Sinne der Stepped care, so sind heute die Betablocker an die Spitze getreten. Wie bereits in der Diskussion der metabolischen Wirkung der Diuretika sind neue Beobachtungen über die Einwirkungen auch der Betablocker auf den Stoffwechsel bekannt geworden. In Anbetracht des hohen Risikos durch pathologische Lipidkonstellationen liegt es nahe, diesen möglichen Zusammenhängen besondere Aufmerksamkeit zu schenken. Wir verfügen heute über eine Reihe gut geplanter und durchgeführter Langzeitstudien, so daß die vor 2 Jahren ausgesprochenen Kronberg-Empfehlungen ergänzt werden müssen. Dies gilt auch für mögliche Nebenwirkungen. Jene auf dem Gebiet des Lipidstoffwechsels sollen hier in Heidelberg diskutiert werden. Neben den prinzipiellen Zusammenhängen sollen auch spezifische Veränderungen durch verschiedene Klassen der Betarezeptorenblocker diskutiert werden.

Wie problematisch Langzeitstudien sein können, hat die MRFIT-Studie gezeigt, die beträchtliche planerische Fehler aufwies. Es ist insbesondere zu beklagen, daß in einer derzeitigen Langzeitstudie Behandlungsprinzipien beibehalten wurden, die sich eindeutig als überholt und verbesserungswürdig herausstellten. So sind die Ergebnisse der MRFIT-Studie mit großem Vorbehalt zu betrachten. Wenn trotzdem bemerkenswert positive Resultate daraus abzuleiten sind, so müssen sie andererseits auch mit Fehlern und negativen Resultaten konfrontiert werden, die sich in verschiedener Hinsicht ergeben haben. Bewegungen auf dem Sektor des Lipidmetabolismus müssen auch in dieser Hinsicht beachtet werden. Wenn die Senkung von coronaren Risiken durch bestimmte Verfahren erkauft wird mit einem korrespondierenden Anstieg anderer Risiken, so muß deren ätiologische und pathogenetische Bedeutung sorgfältig untersucht und abgewogen werden. Auch diesem Zwecke dient dieses Symposium.

Daß es durch die Großzügigkeit der ICI-Pharma möglich wurde, sei einleitend dankbar vermerkt. Wir danken unseren Gästen, daß sie teilweise von weit her nach Heidelberg gekommen sind, um in unserer schönen Akademie der Wissenschaften, welche früher der Sitz der Großherzöge und Pfalzgrafen war, zusammen zu arbeiten. Wir hoffen, daß dieser Workshop interessante Ergebnisse bringen und die kollegiale Verbundenheit festigen wird.

Ich danke dem Präsidenten der Akademie der Wissenschaften, Prof. Dr. Mosler, daß er uns die Räumlichkeiten der Akademie zur Verfügung gestellt hat, danke ferner dem Stab dieses Hauses sowie meinem Mitarbeiter Curt Diehm, der mit den Kolleginnen und Kollegen von ICI-Pharma Plankstadt sehr aktiv gewesen ist, und ich danke insbesondere dem Präsidenten der Internationalen Society and Federation of Cardiology sowie meinem Co-Chairman Prof. G. Assmann für all ihre Aktivitäten.

Betablocker, Fettstoffwechsel und Atherosklerose

G. Assmann

Epidemiologie, klinische Forschung und biochemische Grundlagenforschung der letzten Jahre haben gezeigt, daß starkes Rauchen, Bluthochdruck und Fettstoffwechselanomalien zu den wesentlichen Risikofaktoren der atherosklerotischen Gefäßkrankheiten gezählt werden müssen. Die Normalisierung oder Beseitigung solcher Risikofaktoren verringert die Häufigkeit kardiovaskulärer Todesfälle. Die diätetische Behandlung von Fettstoffwechselanomalien (Reduktion der Cholesterinzufuhr, Reduktion der Kalorienzufuhr bei Adipositas) und des Hypertonus (salzarme Kost) gilt als Eckpfeiler der Therapie und ist hinsichtlich ihrer Wirkung unumstritten. Hingegen ist bei der medikamentösen Therapie von Fettstoffwechselanomalien und des Hypertonus immer wieder die Frage diskutiert worden, ob diesbezügliche Interventionsmaßnahmen die Gesamtmortalität bzw. die Mortalität an kardiovaskulären Komplikationen zu senken vermögen. Besonders kontrovers wird der Effekt der Antihypertonika bei der primären Prävention des Hypertonus auf das Herzinfarktrisiko diskutiert. Hingegen ist durch verschiedene epidemiologische Studien gut belegt und deshalb allgemein anerkannt, daß Patienten mit Infarktanamnese durch Betarezeptorenblocker vor einem Reinfarkt besser geschützt sind als durch ein Plazebopräparat. In der Primärprävention des Herzinfarktes weisen einige epidemiologische Langzeitstudien auf eine Abnahme koronarer Herzkrankheiten unter intensiver antihypertensiver Medikation hin, andere Studien hingegen nicht. Insbesondere das Ergebnis einer siebenjährigen Interventionsstudie (Multiple Risk Factor Intervention Trial) hat Fragen nach möglichen Nebenwirkungen von Antihypertonika aufgeworfen, da Patienten, die bereits zu Beginn der Behandlung EKG-Veränderungen zeigten, bei gezielter hochdosierter Medikation mit Diuretika früher starben als Patienten einer entsprechenden Kontrollgruppe. Ferner wird die Frage diskutiert, ob gewisse Betablocker und Diuretika bedingt durch einen ungünstigen Einfluß auf den Fettstoffwechsel das koronare Risiko nachteilig beeinflussen. Nachfolgend werden einige Betrachtungen zur Ätiologie der Atherosklerose und zur Bedeutung von Fettstoffwechselanomalien als Risikofaktoren der koronaren Herzkrankheit angestellt und die Bedeutung der Betablocker hinsichtlich der Beeinflussung des Fettstoffwechsels diskutiert.

Risikofaktoren der Atherosklerose

Nach der Definition der WHO ist die Atherosklerose eine variable Kombination von Veränderungen der Arterienintima, die mit einer herdförmigen Anhäufung von Lipiden, komplexen Kohlenhydraten, Blut und Blutbestandteilen, mit der

Bildung eines fibrösen Gewebes und mit Kalkablagerungen einhergeht sowie mit Veränderungen der Media verbunden sein kann. Die Atherosklerose kann als spezielle Form einer Arteriosklerose mit pathogenetisch relevanter Lipideinlagerung in der Arterienwand verstanden werden. Da, von Ausnahmen abgesehen, die meisten Verlaufsformen der Arteriosklerose mit einer pathologischen Gefäßwandverfettung einhergehen, können die Begriffe „Arteriosklerose" und „Atherosklerose" weitgehend synonym verwendet werden.

Nach jahrzehntelanger asymptomatischer Entwicklung der atherosklerotischen Gefäßverengung manifestieren sich klinische Folgeerscheinungen, wie koronare Herzkrankheit (Angina pectoris, Herzinfarkt, akuter Herztod), zerebrovaskuläre Insuffizienz (Schlaganfall) und periphere arterielle Verschlußkrankheit (Claudicatio intermittens, Gangrän).

Atherosklerotisch bedingte Herz- und Gefäßkrankheiten sind die führenden Todesursachen und die häufigsten Ursachen für die Frühinvalidität in der Bundesrepublik Deutschland und anderen Industriestaaten [1]. Aus der Häufigkeit der atherosklerotischen Angiopathien, der Altersverteilung und der Schwere der Erkrankung läßt sich die volkswirtschaftliche und sozialmedizinische Bedeutung ableiten: etwa 18% des Bundeshaushaltes und 4% des Bruttosozialproduktes der Bundesrepublik Deutschland werden als Folgekosten atherosklerotischer Erkrankungen veranschlagt; die jährlichen volkswirtschaftlichen Kosten und Verluste für Herz-Kreislauf-Erkrankungen (ohne Berücksichtigung der Kosten und Verluste für frühzeitige Todesfälle) liegen bei 60 Milliarden DM [2].

Verschiedene prospektive epidemiologische Langzeituntersuchungen haben gezeigt, daß bestimmte Faktoren (sogenannte Risikofaktoren) einen statistischen Zusammenhang zu den atherosklerotisch bedingten Angiopathien aufweisen [3–16]. Als Risikofaktor definiert man eine Variable, die in einer prospektiven Untersuchung in statistischer Beziehung zu einer später auftretenden Krankheit steht, ohne aber deren Ursache sein zu müssen.

Aufgrund der Ergebnisse zahlreicher epidemiologischer Studien werden folgende Risikofaktoren als bedeutsam erachtet [17–21] (Tabelle 1).

Man unterscheidet zur Beurteilung des koronaren Risikos Risikofaktoren 1. Ordnung (Hypercholesterinämie, Nikotinabusus, Hypertonie) und Risikofaktoren 2. Ordnung (z.B. Diabetes mellitus, Übergewicht, Bewegungsmangel). Risikofaktoren 1. Ordnung können, jeder für sich allein, klinische Komplikationen der atherosklerotischen Gefäßerkrankungen bedingen; Risikofaktoren 2. Ordnung bewirken in Koexistenz mit einem oder mehreren anderen Faktoren klinische Komplikationen.

Einzelne Risikofaktoren sollten im Krankheitsgeschehen nicht isoliert betrachtet werden, da sie oftmals in Kombination auftreten. Beim Vorhandensein mehrerer Risikofaktoren steigt die Inzidenz an kardiovaskulären Erkrankungen kumulativ an [18]. Insbesondere aus epidemiologischen Befunden leitet sich das Konzept der multifaktoriellen Genese der atherosklerotischen Gefäßkrankheit ab. Am Beispiel des Herzinfarktes und des akuten Herztodes konnte besonders überzeugend dargestellt werden, daß in der überwiegenden Mehrzahl der Fälle Risikofaktoren nachweisbar sind, und daß einzelne Risikofaktoren zueinander in Wechselbeziehung stehen. Die Atherosklerose ist deshalb in erster Linie eine erworbene Krankheit. Es ist allgemein akzeptiert, daß bei der Manifestation der

Tabelle 1. Risikofaktoren atherosklerotischer Gefäßkrankheiten

I. Für die koronare Herzkrankheit
1. Hyper- und Dyslipoproteinämien
2. Nikotinabusus
3. Hypertonie
4. Diabetes mellitus
5. Hyperurikämie
6. Adipositas

II. Für die Apoplexie
1. Hypertonie
2. Ischämische Herzkrankheit
3. Diabetes mellitus
4. Adipositas

III. Für die arterielle Verschlußkrankheit der Extremitäten
1. Nikotinabusus
2. Hyper- und Dyslipoproteinämien
3. Diabetes mellitus

---

kardiovaskulären Risikofaktoren Umwelt, Gesundheitsverhalten („risikoreiche Lebensumstände"), soziale Faktoren und psychologische Merkmale von zentraler Bedeutung sind. Erst in zweiter Linie spielen Erbanlagen (z. B. familiäre Fettstoffwechseldefekte, essentielle Hypertonie, Diabetes mellitus) eine Rolle.

Ein wesentlicher Teil aller Frühberentungen geht auf das Konto kardiovaskulärer Erkrankungen, da überwiegend Männer im arbeitsfähigen Alter betroffen sind. Umfangreiche Untersuchungen bei berufstätigen Männern und Frauen im Raum Westfalen und Betriebsangehörigen der Ruhrkohle AG haben einen Einblick in die Häufigkeit der Risikofaktoren und deren Wechselwirkungen erbracht [22–26].

Pathogenese der Atherosklerose

Bemerkenswerte Fortschritte im Verständnis der Ätiologie und Pathogenese der Atherosklerose wurden durch zahlreiche neuere morphologische Studien erzielt. Wie kaum ein anderes Phänomen ist die Atherosklerose morphologisch durch ein besonders formenreiches Erscheinungsspektrum gekennzeichnet. Entsprechend einer Stadieneinteilung der Atherosklerose unterscheidet man die frühe Läsion (Fettstreifen, gallertige Erhebungen und Mikrothromben), die fortgeschrittene Läsion (Fibrosen und atherosklerotische Plaques) und die komplizierte Läsion (Ulzerationen, Verkalkungen, Blutungen; verbunden mit den klinischen Komplikationen: Apoplexie, Gangrän, Aneurysma, Infarkt). Die anatomischen Veränderungen der Atherosklerose sind gekennzeichnet einerseits durch ausgedehnte Verfettungen (Atheromherde), andererseits durch Verdickung und Verhärtung (Sklerosierung) der Gefäßwand, und zwar vor allem der Intima, daneben sehr häufig auch der angrenzenden Schichten der Media. Verfettung, Bindegewebswucherung, Nekrose und Verkalkung kombinieren sich oft in der mannigfaltigsten

Weise. Ein wegen seiner oft obliterierenden Wirkung wesentliches Teilphänomen der Atherosklerose ist die Atherombildung. Die Atheromatose der Koronararterien führt mit und ohne konsekutive Thrombose zu Einengungen des Gefäßlumens bis zum völligen Verschluß. Die Folge dieser Strömungshindernisse in den Koronararterien sind Koronarinsuffizienz und Herzinfarkt. Nachdem die Atheromentstehung lange Zeit vorwiegend auf eine lokale Proliferation von glatten Muskelzellen bezogen wurde, ergeben sich aus neueren Untersuchungen Hinweise auf eine wesentliche Beteiligung von Makrophagen [27]. Während die Cholesterinhomoiostase der glatten Muskelzellen über das „Apo-B, E-Rezeptor-System" restriktiv gesteuert wird, vermögen Makrophagen verschiedene Lipoproteine über Rezeptoren und den Weg der Phagozytose in einem Umfang aufzunehmen, der schließlich zu einer kritischen Cholesterinakkumulation („Schaumzelle"), zum Zelltod und letztlich zur Entstehung eines nekrotischen Atheromzentrums führt. Im folgenden sollen die verschiedenen Zellen der Arterienwand-Endothelzellen, glatte Muskelzellen, Makrophagen – vorwiegend unter dem Gesichtspunkt der Interaktion mit Lipoproteinen – betrachtet werden (s. auch Tabelle 2).

Tabelle 2. Die wesentlichen Theorien der Atherogenese

1. Lipidtheorie

Plasmalipide (insbesondere Cholesterin) bzw. Plasmalipoproteine (insbesondere β-VLDL, LDL, HDL) sind an der komplexen Pathophysiologie der Atherosklerose wesentlich beteiligt. Es werden drei Vorgänge unterschieden:
a) erhöhter Transfer von Plasmalipoproteinen aus dem Blut in die Arterienwand
b) zelluläre und extrazelluläre Akkumulation von Lipiden in der Arterienwand
c) verminderter Abtransport von Lipiden aus der Arterienwand.
Pathologische Veränderungen der Serumlipoproteine (Dyslipoproteinämien) können durch genetische Faktoren (familiäre Dyslipoproteinämien) bzw. Umweltfaktoren (z. B. zu hoher Anteil von Fett in der Nahrung) bedingt sein und stehen ursächlich mit der Lipidakkumulation in Atheromen im Zusammenhang.

2. „Response-to-injury"-Theorie

Bei Schädigung der Endothelschicht von Blutgefäßen aggregieren Thrombozyten. Thrombozytäre Faktoren infiltrieren die Gefäßwand und verursachen eine Migration und Proliferation von glatten Muskelzellen [39].

3. Mesenchymale Theorie (unspezifische Mesenchymreaktion)

Die Gefäßwandzelle ist der entscheidende Angriffspunkt für die „Risikofaktoren". Die Reaktion der Arterienwandzellen auf die Risikofaktoren ist der initiale und obligate Vorgang in der Entstehung der Atherosklerose. Der durch die Einwirkung der Risikofaktoren krankhaft veränderte Stoffwechsel der Arterienwandzellen (Mesenchymzellen) ist der eigentliche Krankheitsprozeß der Atherosklerose, analog dem veränderten Stoffwechsel der Synoviazellen (d. h. Mesenchymzellen) bei der rheumatischen Arthritis. Der pathologische Stoffwechsel der Arterienwand bzw. Synoviazellen, der kontinuierlich oder aber in Schüben, unterbrochen durch Remissionen, verlaufen kann, führt zu histologischen Wandveränderungen (Intimaödem, Hyalinose, Fibrose, Nekrose, Atheromatose, Thrombose [70, 71]).

4. Mutagene Theorie (Transformationstheorie)

Das Atherom entsteht analog einem gutartigen Tumor durch Proliferation einer einzelnen glatten Muskelzelle. Einzelne Zellen der Arterienwand werden durch Mutagene (z. B. Viren, karzinogene Stoffe) verändert und können bei Einwirkung von Risikofaktoren selektiv proliferieren [72, 73].

Endothelzellen

In der Pathogenese der Atherosklerose ist stets den Endothelläsionen besondere Bedeutung beigemessen worden. Abgesehen von altersbedingten Defektbildungen können Endothelläsionen experimentell durch cholesterinreiche Diät [28] ausgelöst werden. Endotheldefekte treten auch bei angeborener Homozystinurie auf [29].

Das intakte arterielle Endothel stellt eine Barriere dar, die über spezielle Zytoplasmastrukturen einen kontrollierten Stofftransport erlaubt [30–33]. Partikel unterhalb eines Durchmessers von etwa 750 Å können über Vesikel aus dem Gefäßvolumen in die Intima transportiert werden [34, 35]. Demgegenüber können im Bereich von Endotheldefekten auch Partikel mit größerem Durchmesser, also VLDL und Chylomikrone, in die Gefäßwand eindringen. Vor allem aber aggregieren im Bereich endothelialer Defekte Thrombozyten und setzen Faktoren frei, welche nachweislich die Proliferation und Faserbildung glatter Muskelzellen induzieren. Obwohl die exakte Natur solcher Faktoren noch nicht bekannt ist, besteht am Prinzip dieser Plättchenwirkung kein Zweifel. Die Sequenz: Schädigung des Intimaendothels – Anhäufung von Bindegewebe und Lipiden in der Gefäßwand – ist Grundlage der „Response-to-injury"-Hypothese der Atherosklerose (Tabelle 2 [36]). In diesem Zusammenhang sind insbesondere auch Erkenntnisse von Bedeutung, die an Schweinen mit angeborener von Willebrandscher Erkrankung gewonnen wurden [37, 38].

Glatte Muskelzellen

Ohne Zweifel sind wesentliche Phänomene der Atherosklerose durch eine Proliferation von glatten Muskelzellen im Bereich der Gefäßintima zu erklären [39–45]. Diese Zellen synthetisieren vermehrt Proteoglykane, Kollagene und elastische Fasern und setzen so die eigentliche Gefäßsklerose in Gang [36, 39, 46]. Histogenetisch werden diese Zellen zum einen von den glatten Muskelzellen der Media, zum anderen von den sogenannten intimalen Langerhans-Zellen, möglicherweise auch von Blutzellen (Monozyten?) abgeleitet [47, 48].

Verschiedene Faktoren sind für die Proliferation der glatten Muskelzellen verantwortlich gemacht worden. Außer durch einen Plättchenfaktor kann in vitro eine Proliferation von glatten Muskelzellen der Media durch Zusatz von Lipoproteinen, vor allem LDL, gefördert werden [36]. Da sich im Bereich der Intima eine ständige, vom Zentrum zur Peripherie und vom Gefäßlumen zur Adventitia hingerichtete Flüssigkeitsperfusion vollzieht, und da die LDL-Konzentration in diesem Flüssigkeitskompartiment mit derjenigen des Blutplasmas korreliert [49], wäre verständlich, daß das allgemein als atherogen angesehene LDL bei einer entsprechenden Vermehrung im Blutplasma auf diesem Wege zur Proliferation der intimalen glatten Muskelzellen führen könnte.

Eine Verfettung von arteriellen glatten Muskelzellen aufgrund eines LDL-reichen Milieus erscheint jedoch unwahrscheinlich, da diese Zellen LDL über spezifische Rezeptoren aufnehmen [50, 51]. Diese Rezeptoren sind Bestandteil eines rückgekoppelten Kontrollsystems, das eine feinabgestimmte Homoiostase des Cholesteringehaltes von glatten Muskelzellen garantiert: mit der Aufnahme von LDL gelangt Cholesterin(-ester) in die glatten Muskelzellen; bei genügend hoher Aufnahme wird 1. die Cholesterineigensynthese gebremst (durch verminderte Neusynthese der HMG-COA-Reduktase), 2. ein gewisser Teil des freien Cholesterins zu Cholesterinoleat verestert und 3. die Neubildung von LDL-Rezeptoren gedrosselt, so daß eine Überflutung mit Cholesterin – das ja in den Zellen nicht katabolisiert werden kann – vermieden wird. Sollten glatte Muskelzellen im Rahmen der Atherogenese dennoch eine Verfettung auf dem Boden eines gesteigerten LDL-Influxes erleiden, so wäre dies nur unter der unbewiesenen Annahme eines grundsätzlich gestörten Regulationsmechanismus denkbar. Experimentell ist eine „Überlistung" von glatten Muskelzellen hinsichtlich der Akkumulation von Cholesterinestern nur dann gelungen, wenn den Zellen kationisiertes LDL angeboten wurde [52, 53]. Solche chemisch veränderten LDL-Arten können unabhängig vom LDL-Rezeptor aufgenommen werden, sind aber in vivo bisher nicht nachgewiesen worden.

Entsprechend diesen experimentell-theoretischen Betrachtungen ist histologisch selbst bei schwerer Atheromatose eine Verfettung intimaler oder gar medialer glatter Muskelzellen keineswegs die Regel. Aus neueren Untersuchungen ergeben sich vor allem sowohl histochemische als auch elektronenmikroskopische Hinweise, daß am zellulären Aufbau von Atheromherden vor allem Schaumzellen eines histiozytären Typs sowie auch (noch) nicht verfettete monozytoide Zellen beteiligt sind, deren Ursprung besonders auch unter Berücksichtigung tierexperimenteller Ergebnisse eher auf Blutmonozyten als auf glatte Muskelzellen zurückzuführen ist [54].

Makrophagen

Zahlreiche neuere biochemische und morphologische Studien haben aufgezeigt, daß den Makrophagen eine bedeutende Rolle in der Atherogenese zukommt [55–59]. Außer Erythrozyten-Membrancholesterin und Membrancholesterin anderer Zellen (Leukozyten, Bakterien etc.) können diese Zellen unter physiologischen und pathologischen Umständen erhebliche Mengen an Plasmalipoproteinen aufnehmen und abbauen; der Cholesterinanteil der Plasmalipoproteine wird entweder verestert (Cholesterinoleat) und damit in der Zelle deponiert oder in die Extrazellulärflüssigkeit abgegeben. Es sind mehrere Rezeptorsysteme beschrieben worden, die eine spezifische Aufnahme von Lipoprotein-Cholesterin in die Zelle vermitteln und letztlich eine Cholesterinester-Deposition und Schaumzellenbildung bewirken [60–66].

Bezüglich der schaumzelligen Veränderungen der Makrophagen als Teilprozeß der Atherosklerose sind insbesondere die Rezeptoren für β-VLDL [63], Malondialdehyd-modifiziertes LDL (=MDA-LDL) [62], Endothelzell-modifiziertes LDL [67] und Dextransulfat-komplexiertes LDL [61] von Bedeutung. β-VLDL ist ein dominierendes Lipoprotein im Plasma von Cholesterin-gefütterten Tieren (Hund, Schwein, Kaninchen, Primaten) und kann auch beim Menschen nach hoher Cholesterinzufuhr (3–5 Eier pro Tag über 14 Tage) nachgewiesen werden. Diese nach cholesterinreicher Diät auftretenden Lipoproteine sind entweder hepatischen Ursprungs (Hund, Ratte) oder Stoffwechselprodukte von Chylomikronen (Kaninchen). Es sind cholesterinreiche, Apo B und Apo E enthaltende Partikel, die von spezifischen Rezeptoren der Makrophagen erkannt werden und eine Cholesterinester-Deposition und schaumzellige Veränderung dieser Zellen bewirken. Die β-VLDL sind als atherogene Lipoproteine zu betrachten, deren spezifische Eigenschaft, Makrophagen infolge Cholesterinester-Deposition in Schaumzellen umzuwandeln, molekularbiologisch weitgehend aufgeklärt ist. Die Bedeutung des β-VLDL für die Pathogenese der menschlichen Atherosklerose ist nicht hoch genug einzuschätzen. Die Analogie zur familiären Typ III-Hyperlipoproteinämie, die durch das Auftreten von β-VLDL im Plasma und eine schwere Atherosklerose mit Bevorzugung der Koronararterien und peripheren Gefäße (Claudicatio intermittens) charakterisiert ist, zeigt eindrucksvoll, daß die zunächst in Tierexperimenten erarbeiteten pathophysiologischen Kenntnisse unter Umständen direkt auf die Pathogenese der menschlichen Atherosklerose übertragbar sind.

Malondialdehyd-modifiziertes LDL führt ebenfalls zur spezifischen Cholesterinester-Deposition in Makrophagen. Malondialdehyd wird sowohl bei der Prostaglandin-Biosynthese als Stoffwechselprodukt der Arachidonsäure aus Thrombozyten freigesetzt [68] als auch im Rahmen der Lipid-Peroxidation gebildet. Da diese Prozesse potentiell im Bereich von Gefäßintima-Läsionen ablaufen, ist zumindest hypothetisch ein direkter Zusammenhang zwischen biologischer Modifikation von LDL und Induktion von Cholesterinester-Deposition in Makrophagen gegeben. Ebenso ist die neuere Beobachtung, derzufolge LDL, welche mit Endothelzellen (Aorta, Nabelschnurvene) vorinkubiert wurden, über einen Makrophagenrezeptor aufgenommen werden und intrazellular eine Zunahme der Cholesterinkonzentration bedingen, wahrscheinlich von biologischer Bedeutung als Teilprozeß der Atherosklerose.

Schließlich suggeriert die experimentelle Beobachtung, derzufolge Dextransulfat-komplexiertes LDL in Makrophagen durch adsorptive Endozytose eingeschleust wird, daß Glykosaminoglykane im interstitiellen Gewebe der Arterienwand möglicherweise LDL komplexieren und eine spezifische Aufnahme solcher Komplexe in die Makrophagen eine schaumzellige Umwandlung mit Cholesterinester-Deposition bewirken können.

Die exakten biochemischen Prozesse, die der ubiquitären Makrophagen-Cholesterinester-Deposition bei der familiären Typ III-Hyperlipoproteinämie sowie der homozygoten Form der familiären Hypercholesterinämie zugrunde liegen, sind bisher unbekannt. Beide Erkrankungen sind klinisch durch eine generalisierte Xanthomatose sowie schwerste Atherosklerose charakterisiert. Es muß postuliert werden, daß die infolge gestörten Katabolismus im Plasma angereicherten Lipoproteine im Sinne eines „scavenger-pathway" verstoffwechselt werden und ursächlich eine Cholesterinester-Deposition in den Makrophagen einleiten.

Inwieweit andere Stoffwechselkrankheiten das Konzept eines Kausalzusammenhanges zwischen der Aufnahme nativer und modifizierter Lipoproteine in Makrophagen, nachfolgender Cholesterinester-Deposition und Atherosklerose unterstützen bzw. modifizieren, muß abgewartet werden. Autoimmunerkrankungen mit Xanthomatose, lysosomale Speicherkrankheiten (Wolmansche Erkrankung, Cholesterinester-Speicherkrankheit) und die Tangier-Krankheit (angeborene Analphalipoproteinämie) sind in diesem Zusammenhang von besonderem Interesse, letztere auch deshalb, da HDL als besonders effektive Akzeptoren von Makrophagen-Cholesterin beschrieben sind [60] und bei der Tangier-Krankheit eine ubiquitäre Speicherung von Cholesterinestern in Gewebshistiozyten, jedoch keine frühzeitige Atherosklerose vorliegt [69].

Ein Abtransport der Cholesterinester aus den Makrophagen ist nach den derzeit gültigen Vorstellungen in erster Linie über den Transportweg der HDL möglich [60]. Dies setzt einen genügend hohen HDL-Spiegel im perizellulären Milieu mit ungestörter, transportaktiver Perfusion voraus. Die notwendige Durchflutung der Intimazone ist bei atherosklerotischer Fibrosierung (Kollagen-, Elastin- und Proteoglykan-Vermehrung) unter Umständen nicht gewährleistet. Sind die Plasma-HDL-Konzentrationen zusätzlich niedrig, kann es zu einer Überschreitung kritischer Zellkonzentrationen von Cholesterinestern in Makrophagen kommen, die letztlich den Zelluntergang bedingen.

Insgesamt sind damit die Makrophagen bezüglich der zellulären Cholesterinhämoiostase kritisch vom Äquilibrium Cholesterineinstrom-Cholesterinausstrom abhängig. Eine Verschiebung des Gleichgewichtes, bedingt durch erhöhten Einstrom oder verminderten Ausstrom, führt zur Cholesterinester-Deposition. Der direkte Zusammenhang solcher zellulären Veränderungen mit der Atherosklerose ist evident.

Cholesterin und koronares Risiko

Ohne den Stellenwert anderer Risikofaktoren zu mindern, soll die enge Beziehung zwischen Hypercholesterinämie und Atherosklerose besonders hervorgehoben werden. Gestützt auf epidemiologische Untersuchungen, klinische und biochemische Befunde sowie tierexperimentelle Studien besteht an der Rolle des Cholesterins in der Pathogenese der koronaren Herzkrankheit kein Zweifel.

Ein wesentlicher Aspekt dieser Betrachtungsweise ist die in verschiedenen epidemiologischen Studien gesicherte Dosis-Wirkungs-Beziehung zwischen dem Cholesterinspiegel und dem Koronarkrankheitsrisiko. Im sogenannten „Pooling-Project", dem größten zur Verfügung stehenden Kollektiv, ist diese Beziehung im wesentlichen linear [19].

Es wird weitgehend die Ansicht vertreten, daß die koronare Herzkrankheit unter 160 mg/dl Gesamtcholesterin selten vorkommt und daß mit 220 mg/dl ein Schwellenwert erreicht wird, jenseits dessen das Krankheitsrisiko linear ansteigt. Allerdings haben die Ergebnisse der Framingham-Studie eindeutig ergeben, daß die individuelle Vorhersagekraft des Gesamtcholesterinspiegels bezüglich des koronaren Risikos sehr gering ist. Nur in Extrembereichen (unter 160 mg/dl; über 320 mg/dl) ist der Gesamtcholesterinspiegel von prognostischer Bedeutung [18]. Diese Limitation epidemiologischer Befunde bezüglich der Voraussage des Individualrisikos wird teilweise durch den Umstand erklärt, daß die wesentlichen Transportvehikel des Cholesterins, d.h. LDL und HDL, von gegensätzlicher Bedeutung im atherosklerotischen Geschehen sind. Generell werden die LDL als ausschlaggebender Faktor für die Entstehung der Koronarkrankheit betrachtet,

Tabelle 3. Koronarkrankheit: Voraussagekraft von Gesamt- und HDL-Cholesterin (Inzidenz pro 1000 in 10 Jahren bei Männern, Alter 45–59 Jahre; Pooling Project und Framingham-Daten [26])

		HDL-Colesterin (mg/dl)	
		< 40	> 50
Gesamtcholesterin	< 220	100	40
(mg/dl)	> 270	240	100

während den HDL eher eine protektive Bedeutung zukommt. Es ist allgemein anerkannt, daß eine Konzentrationserhöhung des LDL-Cholesterins (> 190 mg/dl) ein obligates atherogenes Risiko darstellt. Eine medikamentöse Therapie sollte auf eine diesbezügliche mögliche Nebenwirkung überwacht werden. Im Falle der antihypertensiven Behandlung mit Beta-Blockern ist jedoch eine LDL-Cholesterin-Erhöhung eine Komplikation. Obwohl derzeit nur wenige epidemiologische Daten mit differenzierender Analytik von LDL-Cholesterin und HDL-Cholesterin vorliegen, kann angenommen werden, daß unter Einbeziehung dieser Parameter die individuelle Voraussagekraft des koronaren Risikos wesentlich verbessert wird [20]. Unter Berücksichtigung der Daten des „Pooling-Project" und der Framingham-Daten wurden nach Berechnungen von Epstein unter Einbeziehung von Gesamt-Cholesterin und HDL-Cholesterin die in Tabelle 3 angegebenen Inzidenzzahlen für den Myokardinfarkt und Herztod ermittelt [21].

Solche Berechnungen, obwohl bezüglich der Absolutdaten nicht ohne weiteres auf andere Bevölkerungsgruppen übertragbar, zeigen, daß ein hohes Gesamtcholesterin (über 270 mg/dl) kombiniert mit einem niedrigen HDL-Cholesterin (unter 40 mg/dl) mit einem deutlich höheren Koronarrisiko (6fach) einhergeht als ein niedriges Gesamtcholesterin (unter 220 mg/dl) kombiniert mit einem hohen HDL-Cholesterin (über 50 mg/dl); es ist offensichtlich, daß die Kenntnis des HDL-Cholesterins die individuelle Voraussagekraft eines Krankheitsrisikos verbessert.

Bedeutung des Quotienten Gesamtcholesterin/HDL-Cholesterin

Aufgrund der Ergebnisse der Framingham-Studie [18, 74, 75], der Israel-Studie [76] und verschiedener Studien bei koronarangiographierten Patienten [77–79] ist der Quotient Gesamtcholesterin/HDL-Cholesterin ein wichtiger diagnostischer Parameter, der besser zwischen Koronargesunden und Koronarkranken differenziert als die jeweiligen Einzelparameter. In der „Framingham Offspring"-Studie [74] war der durchschnittliche Gesamtcholesterin/HDL-Cholesterin-Quotient bei Männern mit koronarer Herzkrankheit 6,36, bei Männern ohne koronare Herzkrankheit 5,12 ($p < 0,001$). Ca. 65% der Männer mit koronarer Herzkrankheit hatten einen Gesamtcholesterin/HDL-Cholesterin-Quotienten von > 5,5, während ein solcher Quotient nur bei 35% der Koronargesunden gemessen wurde. In der Multivarianzanalyse zeigte der Quotient einen signifikanten Bezug zur Prävalenz der koronaren Herzkrankheit (einschließlich Herzinfarkt). Aufgrund der Inzidenzdaten der Framingham-Studie [80] kommen Kannel et al. [18] zu dem Schluß, daß die Bestimmung des Quotienten „Gesamtcholesterin/HDL-Cholesterin" besonders nützliche Informationen bei Patienten mit mäßiger Gesamtcholesterinerhöhung (z. B. 240 bis 280 mg/dl) gibt, da in diesem Bereich zwischen koronargefährdeten Patienten (HDL-Cholesterin < 35 mg/dl) und weniger Gefährdeten (HDL-Cholesterin > 65 mg/dl) differenziert werden kann. Die Bedeutung des Cholesterin/HDL-Cholesterin-Quotienten in der Erkennung des koronaren Risikos wird eindrucksvoll durch andere epidemiologische und klinische Untersuchungen untermauert. So wurde entsprechend den Ergebnissen der Israel-Studie der koronare Herztod bei männlichen Personen 7,5mal häufiger bei einem Quotienten von > 7,14 als bei einem Quotienten von < 4,34 beobachtet [76]. Bei koronarangiographierten Patienten (Männern) wurde in eigenen Untersuchungen [79] bei normalem Koronarangiogramm ein durchschnittlicher Gesamtcholesterin/HDL-Cholesterin-Quotient von 4,84 gefunden, bei Patienten mit Ein-Gefäß-Erkrankung (Gefäß > 50% stenosiert) hingegen ein durchschnittlicher Quotient von 6,27 ($p < 0,001$).

In Vorsorgeuntersuchungen bei Betriebsangehörigen im Raum Westfalen wurde die Verteilungshäufigkeit des Quotienten Gesamtcholesterin/HDL-Cholesterin ermittelt. Es wurde ein Häufigkeitsmaximum des Quotienten zwischen 4 und 5 sowie des 95. Perzentil bei Männern mit 7,8 und bei Frauen mit 6,3 bestimmt. Dieser Unterschied zwischen Männern und Frauen basiert auf den deutlich höheren HDL-Cholesterin-Werten bei Frauen, während der durchschnittliche Gesamtcholesterinspiegel bei beiden Geschlechtern nur gering differiert. Diese günstigere Verteilung der Lipoproteine bei Frauen ist bei der Beurteilung einer Hypercholesterinämie außerordentlich wichtig. Immerhin lag der prozentuale Anteil mit prognostisch günstigen HDL-Cholesterinwerten (> 65 mg/dl) bei hypercholesterinämischen Frauen (> 260 mg/dl) bei 32,6% (40 bis 59 Jahre).

Tabelle 4. Verteilung des Cholesterin/HDL-Cholesterin-Quotienten bei Betriebsangehörigen im Raum Westfalen (Vorsorgeuntersuchungen)

	Frauen (n = 3232)	Männer (n = 6838)
Mittelwert	3,978	4,987
Standardabweichung	1,234	1,639
Minimum	1,41	1,56
5. Percentil	2,44	2,85
10. Percentil	2,68	3,19
25. Percentil	3,12	3,86
Median	3,72	4,76
75. Percentil	4,59	5,87
95. Percentil	6,29	7,80
Maximum	15,33	40,71

Legt man die 95. Perzentile des Quotienten „Gesamtcholesterin/HDL-Cholesterin" entsprechend den Daten aus eigenen Vorsorgeuntersuchungen (Tabelle 4) als Grenzwert zur Abtrennung des Kollektivs der Koronargefährdeten fest, so liegt der Wert mit 7,8 (männliche Betriebsangehörige Westfalen) bereits deutlich oberhalb der Werte, die aufgrund der Ergebnisse verschiedener epidemiologischer und klinischer Untersuchungen [18, 76, 77, 78, 81] mit einem hohen Koronarrisiko behaftet sind.

Es kann gefolgert werden, daß in der Präventivmedizin die Berechnung des Gesamtcholesterin/HDL-Cholesterin-Quotienten eine wichtige Kenngröße zur Erkennung der koronaren Risikopatienten ist und – insbesondere im Kollektiv der Probanden mit mäßig erhöhten Gesamtcholesterinwerten (z. B. 240 bis 280 mg/dl) – Rückschlüsse erlaubt, die ohne Einbeziehung der HDL-Cholesterinbestimmung nicht möglich wären. Ein Gesamtcholesterin/HDL-Cholesterin-Quotient von > 7 sollte bei Männern als Risikoparameter bewertet werden, der eine Intervention unbedingt erforderlich macht. Für Frauen kann, da bisher keine ausreichenden epidemiologischen Erfahrungen vorliegen, noch kein Grenzwert festgelegt werden.

Triglyzeride und koronares Risiko

Epidemiologische Untersuchungen

Verschiedene Prospektivstudien bezüglich des Stellenwertes der Hypertriglyzeridämie als Risikofaktor der koronaren Herzkrankheit haben bisher entweder zu negativen [82–86], zu eingeschränkt positiven [12, 87] oder zu positiven Ergebnissen [88–90] geführt und sind Anlaß gegenwärtiger kontroverser Diskussionen [91, 92].

Negative bzw. eingeschränkt positive Versuchsergebnisse epidemiologischer Untersuchungen: In der „Cooperative Lipoprotein Phenotyping Study" [86] wurde kein signifikanter Unterschied in der Prävalenz der koronaren Herzkrankheit abhängig vom Serumtriglyzeridspiegel gefunden. Bei Einteilung der Triglyzeridwerte in drei Kategorien (< 89 mg/dl; 89 bis 206 mg/dl; > 207 mg/dl) wurde hingegen in jeder Kategorie eine inverse Beziehung zwischen HDL-Cholesterin und der Prävalenz der koronaren Herzkrankheit festgestellt. Wilhelmsen u. Mitarb. fanden in einer in Göteborg durchgeführten prospektiven Studie bei 50jährigen Männern und multivariater Auswertung der untersuchten Faktoren (u. a. Gesamtcholesterin, Triglyzeride, Rauchen, systolischer Blutdruck) keinen zusätzlichen Einfluß der Hypertriglyzeridämie auf die Inzidenz der koronaren Herzkrankheit (Herzinfarkt oder plötzlicher Herztod [83]).

Entsprechend den Ergebnissen der Framingham-Studie konnte zwar bei 49–82jährigen weiblichen Probanden in der univariaten Analyse der Meßdaten eine Korrelation zwischen Hypertriglyzeridämie und der Inzidenz der koronaren Herzkrankheit nachgewiesen werden [93]. Diese Korrelation war aber bei Berücksichtigung weiterer Risikofaktoren wie LDL-Cholesterin, systolischer Blutdruck, relatives Körpergewicht, Diabetes mellitus und EKG-Veränderungen nicht mehr zu beobachten. Auch Avogaro u. Mitarb. [94] konnten durch Messung von Gesamttriglyzeriden, VLDL-Triglyzeriden oder VLDL-Cholesterin nicht zwischen überlebenden Herzinfarktpatienten und Kontrollpersonen diskriminieren.

Deutlich positive Ergebnisse epidemiologischer Untersuchungen: Eine in Finnland bei 50–53jährigen Männern durchgeführte prospektive Studie ergab, daß Serumtriglyzeride, Serumcholesterin und Zigarettenrauchen unabhängig voneinander mit der kardiovaskulären Mortalität assoziiert waren [88]. Probanden mit Triglyzeridspiegeln > 150 mg/dl wiesen ein höheres kardiovaskuläres Risiko auf als Probanden mit geringeren Triglyzeridwerten. Ein noch höheres kardiovaskuläres Risiko resultierte aus der Kombination Hypertriglyzeridämie und Zigarettenrauchen oder der Kombination Hypertriglyzeridämie und Adipositas.

Auch in der Tromsø-Studie wurden bei Patienten, die während einer 4jährigen Beobachtungszeit einen Herzinfarkt erlitten, signifikant höhere Triglyzeridwerte als bei Kontrollpersonen ermittelt [95].

In der Colestipol-Interventionsstudie fand man in der Plazebogruppe bei Männern mit Triglyzeridwerten > 150 mg/dl eine deutlich höhere Sterblichkeitsquote an koronarer Herzkrankheit als bei Männern mit Triglyzeridwerten < 150 mg/dl [96]. Scott u. Mitarb. [89] fanden im Rahmen einer koronarangiographischen Vergleichsuntersuchung bei Probanden mit gleichen Cholesterin-, aber steigenden Triglyzeridwerten ein erhöhtes Risiko einer koronaren Herzerkrankung.

Auch eine im Cardiovascular Center in Houston durchgeführte Studie ergab eine eindeutige Korrelation zwischen der Triglyzeridkonzentration im Blutserum und der Prävalenz einer koronarangiographisch nachgewiesenen Koronararterienstenose > 25% [97]. Allerdings schien die Assoziation von Hypertriglyzeridämie und koronarer Herzkrankheit von einer gleichzeitig vorliegenden Hypercholesterinämie abhängig zu sein; nur bei Probanden mit Serumcholesterinwerten > 250 mg/dl bestand eine deutliche Zunahme des Verhältnisses der prozentualen Häufigkeit von Koronarkranken und Koronargesunden zu steigenden Triglyzeridwerten.

Eindeutige Beziehungen zwischen Hypertriglyzeridämie und der koronaren Herzkrankheit wurden schließlich in einer langjährig durchgeführten prospektiven Studie in Stockholm beobachtet [98] und nach mehrjähriger weiterer Untersuchung bestätigt [90]. Entsprechend den jüngsten Ergebnissen dieser Studie [99] bestand zwischen der Triglyzeridverteilung in Quintilen und der Todesrate an ischämischen Erkrankungen (ischämische Herz- und vaskuläre Erkrankungen) eine engere Beziehung als zwischen der Cholesterinverteilung in Quintilen (oder der Verteilung anderer Risikofaktoren) und der Mortalitätsrate an ischämischen Erkrankungen. Die multiple logistische Analyse der Triglyzeride zu den Risikofaktoren Alter, systolischer Blutdruck und Rauchen zeigte eine höhere Korrelation des zusätzlich berücksichtigten Faktors (Triglyzeride) zur Todesrate der ischämischen Erkrankungen als die zusätzliche Berücksichtigung von Cholesterin. Bei einer Vergleichsuntersuchung der Städte Edinburgh und Stockholm fand man bei Männern in Edinburgh signifikant höhere Serumtriglyzeridspiegel, höhere Blutdruckwerte, eine höhere Insulinproduktion sowie einen höheren Zigarettenkonsum als bei Männern in Stockholm [100]. Die Todesrate an koronarer Herzkrankheit war in Edinburgh dreimal höher als in Stockholm.

Zusammengefaßt deuten die meisten epidemiologischen Untersuchungen auf eine Beziehung zwischen koronarer Herzkrankheit und Triglyzeridspiegel hin, wenn die statistische Auswertung der Untersuchungsergebnisse in der univariaten Analyse erfolgt. Werden jedoch in der statistischen Auswertung gleichzeitig weitere Risikofaktoren berücksichtigt, persistiert die Beziehung zwischen Triglyzeridspiegel und koronarer Herzkrankheit nur in der in Stockholm durchgeführten Studie und ist in den anderen Studien nicht mehr nachweisbar. In der Stockholm-Studie bleibt jedoch, in Abweichung von den meisten anderen Untersuchungen, der HDL-Cholesterinspiegel unberücksichtigt. Da zwischen HDL-Cholesterin und Triglyzeriden eine inverse Korrelation besteht und ein erniedrigter HDL-Cholesterinspiegel ein Risikoindikator der koronaren Herzkrankheit ist, kann auch aus der in Stockholm durchgeführten Untersuchung keine unabhängige Beziehung zwischen erhöhtem Triglyzeridspiegel und koronarer Herzkrankheit abgeleitet werden.

Ursachen der Hypertriglyzeridämie

Die Beziehung von Hypertriglyzeridämie und koronarem Risiko dürfte u. a. von der Ursache der Hypertriglyzeridämie abhängig sein. Im einzelnen sind ernährungsbedingte, sekundäre und genetisch bedingte Hypertriglyzeridämien zu unterscheiden.

Ernährungsbedingte Hypertriglyzeridämien: Ernährungsbedingte Hypertriglyzeridämien (Kohlenhydrat-induzierte bzw. Alkohol-induzierte Hypertriglyzeridämie) sind meist mit einer Adipositas, einer gestörten Glukosetoleranz und/oder einer Hyperurikämie verknüpft. Die konsequente Korrektur der Fehl- bzw. Überernährung dieser Patienten führt so gut wie immer zu einer gleichzeitigen Normalisierung der Laborbefunde. Das atherogene Risiko der Patienten ist wahrscheinlich vom Hinzukommen weiterer Risikofaktoren wie Hypercholesterinämie, Hypertonie und Nikotinabusus abhängig.

Sekundäre Hypertriglyzeridämien: Von den in Tabelle 5 aufgeführten Ursachen sekundärer Hypertriglyzeridämien kommt der Verknüpfung von Diabetes mellitus und Hypertriglyzeridämie eine besondere Bedeutung zu [101]. Einerseits findet man bei 50–60% aller Patienten mit einer isolierten Hypertriglyzeridämie einen latenten oder manifesten Diabetes mellitus, andererseits weisen Diabetiker besonders häufig eine Hypertriglyzeridämie auf. Vorkommen und Schweregrad der Hypertriglyzeridämie beim Diabetes mellitus hängen von der Form, dem

Tabelle 5. Ursachen sekundärer Hypertriglyzeridämien

Diabetes mellitus	Nephrotisches Syndrom
Hypothyreoidismus	Niereninsuffizienz
Hypopituitarismus	Urämie
Schwangerschaft	Dialysepatienten
Kontrazeptiva	Speicherkrankheiten (Niemann-
Steroidhormon-Therapie	Pick'sche Erkrankung, Morbus
Gicht	Gaucher, Glykogenosen)
Lipodystrophie	Maligne Erkrankungen (Paraproteinämie, Hepatom)
Pankreatitis	
Progerie	
Werner-Syndrom	

Stadium und der Stoffwechseleinstellung des Diabetes mellitus ab. Bei Probanden mit subklinischem Diabetes mellitus (gestörte Glukosetoleranz) findet man eine Hypertriglyzeridämie bevorzugt bei Patienten mit gleichzeitiger Adipositas, während Normalgewichtige mit gestörter Glukosetoleranz in der Regel normotriglyzeridämisch sind. Bei Patienten mit manifestem Diabetes mellitus vom Erwachsenentyp ist der Grad der Hypertriglyzeridämie in der Regel vom Körpergewicht sowie von der Diabeteseinstellung abhängig. Jugendliche Diabetiker ohne Stoffwechseldekompensation weisen in der Regel normale Triglyzeridspiegel auf. Patienten mit dekompensierter ketoazidotischer Stoffwechsellage entwickeln dagegen nahezu regelmäßig eine Hypertriglyzeridämie. Wenn man berücksichtigt, daß ca. 50% aller Diabetiker an den Komplikationen atherosklerotischer Gefäßkrankheiten sterben und eine Vielzahl von Diabetikern abnorme Lipoproteinkonstellationen (z. B. Hypertriglyzeridämie, niedriges HDL-Cholesterin) aufweist, muß der Einstellung des Diabetes mellitus, d.h. insbesondere der Normalisierung von Körpergewicht und Triglyzeridstoffwechsel, eine vorrangige Bedeutung beigemessen werden.

Eine sekundäre Hypertriglyzeridämie kann auch bei Patienten beobachtet werden, die über längere Zeit Diuretika oder β-Rezeptorenblocker einnehmen, besonders bei gleichzeitiger Zunahme des Körpergewichtes [102]. Ob die so bedingte Hypertriglyzeridämie das koronare Risiko vermehrt, ist bisher nicht bekannt. Epidemiologische Untersuchungen in Norwegen im Rahmen einer multizentrischen Doppelblindstudie haben gezeigt, daß die Behandlung von Herzinfarktpatienten mit dem β-Rezeptoren-Blocker Timolol deutlich die Todesrate an Reinfarkten vermindert [103]. Die kumulative Reinfarktrate bei mit Timolol behandelten Patienten betrug 14,4%, bei mit einem Plazebo behandelten Patienten 20,1%. Eine Hypertriglyzeridämie als potentielle Nebenwirkung der Timolol-Behandlung wird in der Studie allerdings nicht erwähnt.

Genetisch bedingte Hypertriglyzeridämien [104]: Bei Ausschluß einer ernährungsbedingten bzw. sekundären Hypertriglyzeridämie sollte konsequent nach einem familiären Defekt gefahndet werden. Bei Vorliegen einer familiären kombinierten Hyperlipidämie oder einer familiären Typ III-Hyperlipoproteinämie ist das koronare Risiko deutlich höher als in der Durchschnittspopulation. Hingegen ist bei der familiären Hypertriglyzeridämie das koronare Risiko nicht erhöht.

Assoziation von Hypertriglyzeridämie mit koexistierenden koronaren Risikofaktoren

Die Ergebnisse der bisher publizierten epidemiologischen Studien deuten darauf hin, daß ein erhöhter Triglyzerid- bzw. VLDL-Spiegel kein unabhängiger Risikofaktor ist, sondern eher die Existenz weiterer Risikofaktoren reflektiert. Bei männlichen und weiblichen Betriebsangehörigen in Westfalen („Prospektive epidemiologische Studie bei Betriebsangehörigen in Westfalen zur Verbesserung der Frühdiagnostik der koronaren Herzkrankheit") bestand eine signifikante positive Korrelation von Triglyzeriden zu Alter, Körpergewicht, Blutdruck, Blutzucker, Harnsäure, Gesamtcholesterin und LDL-Cholesterin und eine signifikant negative Korrelation von Triglyzeriden und HDL-Cholesterin [22]. Bei den in

Tabelle 6. Prospektive epidemiologische Untersuchungen bei männlichen Betriebsangehörigen der Ruhrkohle AG

	Korrelationskoeffizienten			
	HDL-Cholesterin (n = 44 677)	LDL-Cholesterin (n = 43 661)	Cholesterin (n = 44 677)	Triglyzeride (n = 44 677)
HDL-Cholesterin	–	0,033	0,156	– 0,314
LDL-Cholesterin	0,033	–	0,952	0,159
Cholesterin	0,156	0,952	–	0,396
Triglyzeride	– 0,314	0,159	0,369	–
Alter	0,106	0,472	0,508	0,207
Glucose	– 0,006	0,134	0,164	0,155
Harnsäure	0,032	0,101	0,181	0,262

dieser Studie untersuchten Männern mit einem Triglyzeridspiegel > 200 mg/dl waren die Risikofaktoren Rauchen, Übergewicht, erniedrigter HDL-Cholesterinspiegel und Hypertonie, bei Frauen die Risikofaktoren Übergewicht, erniedrigtes HDL-Cholesterin, Hypertonie und Hypercholesterinämie am häufigsten vertreten. Die negative Korrelation zwischen HDL-Cholesterin und Triglyzeriden ist besonders hervorzuheben und wird durch neuere eigene Untersuchungsergebnisse (Vorsorgeuntersuchungen bei männlichen Betriebsangehörigen der Ruhrkohle AG) voll bestätigt [25] (Tabelle 6).

Stoffwechselbeziehungen zwischen Triglyzeriden und HDL-Cholesterin

Neuere Untersuchungen haben gezeigt, daß die Konzentrationserhöhung von Triglyzeriden und die Konzentrationserniedrigung von HDL-Cholesterin im Blutserum pathophysiologisch verschiedene Ursachen haben können. Hierbei sind folgende Konstellationen möglich:

Die Hypertriglyzeridämie ist Folge des gestörten Abbaus triglyzeridreicher Lipoproteine und bedingt eine Erniedrigung des HDL-Cholesterinspiegels

Personen mit hoher intravasaler Lipolyseaktivität (z.B. körperlich Trainierte) haben in der Regel relativ hohe HDL-Cholesterinspiegel [105]. Diese Beobachtung kann durch neuerdings erhobene Befunde hinsichtlich des Zusammenhangs von Lipolyse der triglyzeridreichen Lipoproteine und der Biosynthese der HDL-Partikel erklärt werden; Vorstufen der zirkulierenden sphärischen HDL-Partikel sind bimolekulare, mit Apolipoproteinen und Cholesterin assoziierte diskoidale Phospholipidpartikel [106]. In Gewebekulturexperimenten konnte gezeigt werden, daß diese Partikel unverestertes Cholesterin aufnehmen [107, 108] und somit möglicherweise im zellulären Cholesterinefflux eine Schlüsselrolle spielen. Diese diskoidalen Phospholipidpartikel werden durch Veresterung des Cholesterins in die zirkulierenden sphärischen HDL-Partikel umgewandelt [109]. Ein Teil dieser diskoidalen Phospholipid-Apolipoprotein-Partikel stammt aus dem Darm oder der Leber, ein weiterer Teil wird während der Lipolyse der triglyzeridreichen Lipoproteine gebildet („Oberflächen-Remnants") [110].

Durch präparative Ultrazentrifugation im Zonalrotor lassen sich die HDL in die Unterfraktionen HDL-1, HDL-2 und HDL-3 auftrennen. Es konnte gezeigt werden, daß während der Lipolyse Phospholipide, Cholesterin und Apolipoprotein C von VLDL auf HDL-3 Partikel übertragen werden und diese in HDL-2-ähnliche Partikel umwandeln [111]. Das HDL-2/HDL-3-Verhältnis scheint somit ein wichtiger Indikator für die Lipolyse der triglyzeridreichen Lipoproteine zu sein. Diese Hypothese wird durch Beobachtungen gestützt, daß Patienten mit Hyperlipoproteinämie Typ I (familiärer Lipoproteinlipasemangel) praktisch keine HDL-2 haben [112] und daß bei Probanden mit primär niedrigen HDL-2-Werten nach Zufuhr einer definierten Fettmenge eine postprandiale Hypertriglyzeridämie gefunden wird [113].

Die Hypertriglyzeridämie ist Folge einer primären Erniedrigung des HDL-Cholesterinspiegels

Die Lipolyse der triglyzeridreichen Lipoproteine wird durch die Lipoproteinlipase und deren Aktivatorprotein Apolipoprotein C-II katalysiert (s. o.). Im Nüchternplasma sind C-Apolipoproteine hauptsächlich an HDL-2 gebunden; nach Fettzufuhr werden Apolipoprotein C-II und andere C-Apolipoproteine von HDL-2 auf triglyzeridreiche Lipoproteine übertragen [114, 115]; im Verlauf der intravasalen Lipolyse findet wieder eine Bindung der C-Apolipoproteine an HDL statt [116]. Die Lipolyse der triglyzeridreichen Lipoproteine ist somit von der Bereitstellung des Aktivator-Apolipoproteins C-II abhängig, eine Verminderung intakter HDL führt zu einer Abnahme des Reservoirs an C-Apolipoproteinen und kann so sekundär die intravasale Lipolyse beeinträchtigen. So haben Patienten mit primärer Hypo- oder Analphalipoproteinämie (Tangier-Krankheit) häufig erhöhte Triglyzeridspiegel [117].

Die Hypertriglyzeridämie und die Erniedrigung von HDL-Cholesterin sind unabhängig voneinander

Die Hauptursache einer Hypertriglyzeridämie ist in der Regel nicht ein gestörter Katabolismus der triglyzeridreichen Lipoproteine, sondern eine Überproduktion von VLDL infolge erhöhter Zufuhr von niedermolekularen Kohlenhydraten und/oder Alkohol [118] (= Kohlenhydrat- bzw. Alkohol-induzierte Hyperlipoproteinämie). Auch unter diesen Bedingungen findet man häufig eine Konzentrationserniedrigung von HDL-Cholesterin [119]. Möglicherweise sind unter diesen Bedingungen Hypertriglyzeridämie und die Erniedrigung von HDL-Cholesterin relativ unabhängig voneinander. Ein Hinweis hierfür scheint die neuerdings erhobene Beobachtung zu sein, daß die Reduktion der Hypertriglyzeridämie und des Körpergewichtes bei Patienten mit Hyperlipoproteinämie Typ IV durch Diätbehandlung (Kalorienreduktion, Alkoholkarenz) nicht zu einer Erhöhung des primär niedrigen HDL-Cholesterins führt [120].

Es muß allerdings berücksichtigt werden, daß bei allen Formen von Hypertriglyzeridämie der Cholesterinanteil der HDL relativ ab- und der Triglyzeridanteil der HDL relativ zunimmt [121]. Diese Tatsache limitiert die Möglichkeit, bei Hypertriglyzeridämien aus der HDL-Cholesterinbestimmung allein auf die HDL-Masse schließen zu können; d. h., niedrige HDL-Cholesterin-Konzentrationen bei Hypertriglyzeridämie bedeuten nicht notwendigerweise auch eine niedrige HDL-Masse. Die relative Konzentration der HDL-Subfraktionen bei den verschiedenen Formen der Hypertriglyzeridämie und deren diätetische sowie medikamentöse Beeinflußbarkeit sind bisher wenig untersucht.

Hypertriglyzeridämie und Atherogenese

Wie bereits ausgeführt, besteht kein Zweifel, daß eine Vielzahl von Herzinfarktpatienten mäßig oder deutlich erhöhte Serumtriglyzeridspiegel aufweist (s. o.). Dies wirft die Frage auf, ob triglyzeridreiche Lipoproteine direkt oder indirekt an der Pathogenese der koronaren Herzkrankheit beteiligt sind. Hinsichtlich der Beziehung von Hypertriglyzeridämie und Atherogenese sind zwei Pathomechanismen denkbar:
Die eine Hypothese geht davon aus, daß ein kausaler Zusammenhang zwischen der eingeschränkten Lipolyse der triglyzeridreichen Lipoproteine und der Atherogenese besteht [122]. Da eine eingeschränkte Lipolyse der triglyzeridreichen Lipoproteine die HDL-Konzentration infolge verminderter Bildung der naszierenden HDL-Partikel beeinträchtigt und die neusynthetisierten HDL-Partikel als wichtige Cholesterinakzeptoren an der Regulation des zellulären Cholesterinäquilibriums beteiligt sind, kann es bei eingeschränkter Bildung dieser Partikel zu einer Verschiebung des zellulären Gleichgewichtes zwischen Cholesterineinstrom und Cholesterinausstrom und somit zu einer zellulären Cholesterinretention kommen.
In letzter Zeit gewinnt die Alternativhypothese Bedeutung, daß die postprandiale Hyperlipoproteinämie bei einer cholesterinreichen Kost eine wichtige Rolle in der Atherogenese spielt [123, 124]. Die dieser Hypothese zugrunde liegenden Pathomechanismen werden neuerdings eingehend untersucht. Einerseits wird vermutet, daß Chylomikronen durch Kontakt mit der Intimaoberfläche größerer Arterien durch hier lokalisierte Lipoproteinlipasen abgebaut und als „Chylomikronen-Remnants" durch Filtration oder Endozytose in die Arterienwand aufgenommen werden [21]. Andererseits gibt es eine Reihe tierexperimenteller Hinweise dafür, daß nach cholesterinreicher Fütterung vermehrt Chylomikronen-Remnants im Serum vorhanden sind, die offenbar mit den atherogenen β-VLDL identisch sind (s. o.). Nach Aufnahme der β-VLDL in die Makrophagen (z. B. der Arterienwand) wird der Cholesterinesteranteil der β-VLDL durch lysosomale Enzyme hydrolysiert und das freigesetzte Cholesterin im Zytoplasma zu Cholesterinestern resynthetisiert [54, 63, 125–127]. Es wurde gefunden, daß die Inkubation von β-VLDL mit Peritonealmakrophagen der Maus eine 20- bis 160fache Steigerung der Cholesterinablagerung in den isolierten Makrophagen bewirkt. Auch die Inkubation von β-VLDL mit kultivierten menschlichen Monozyten bewirkte eine Stimulierung der Cholesterinesterbildung in diesen Zellen

[63]. Neuerdings konnte gezeigt werden, daß auch menschliche „Chylomikronen-Remnants" über den B,E-Rezeptor in menschliche Makrophagen aufgenommen werden [128]. Allerdings ist die klinische Relevanz dieser Beobachtungen noch weitgehend unklar. Insbesondere muß untersucht werden, ob unter der Bedingung einer cholesterinreichen Ernährung des Menschen – ähnlich wie bei verschiedenen Versuchstieren – im Postprandialplasma atherogene β-VLDL vorhanden sind, die in die Arterienwand aufgenommen werden und dort zur schaumzelligen Umwandlung von Makrophagen führen. Solche Befunde könnten die Diskussion, ob und warum eine cholesterinreiche Nahrung beim Menschen potentiell atherogen ist, auf eine neue Grundlage stellen. Es ist bisher unbekannt, ob unter Medikation mit Diuretika und Betablockern, sofern eine Hypertriglyzeridämie auftritt, β-VLDL im Serum nachweisbar werden.

Betablocker und Fettstoffwechsel

Die nachfolgenden Beiträge geben eine Bewertung der Bedeutung von Fettstoffwechselanomalien, wie sie bei der Medikation mit Betablockern auftreten können, aus der Sicht des Pharmakologen, des Klinikers und des Epidemiologen. Aus biochemischer Sicht kann festgestellt werden, daß eine Hypertriglyzeridämie per se oder eine Erniedrigung des HDL-Cholesterins per se nicht notwendigerweise mit einer Erhöhung des koronaren Risikos einhergehen. Nur aus der Kenntnis der exakten pathophysiologischen Zusammenhänge (z. B. Beeinträchtigung der Lipolyse, HDL-2/HDL-3 Verhältnis, HDL-Masse, β-VLDL etc.), und ergänzt durch klinische und epidemiologische Erfahrungen können Aussagen zum koronaren Risiko abgeleitet werden. Voreilige Schlüsse, die z.B. aus dem Befund „Hypertriglyzeridämie" gezogen werden können, werden der Komplexität des Zusammenhangs zwischen Fettstoffwechselanomalien und Atherosklerose nicht gerecht.

Literatur

1. Statistisches Jahrbuch, Fachserie 12 (Gesundheitswesen), Reihe 4 (Todesursachen). Hrsg.: Statistisches Bundesamt, Wiesbaden. Kohlhammer, Stuttgart, Mainz 1980
2. Eigene Schätzungen nach Angaben von a) Verband Deutscher Rentenversicherungsträger, Frankfurt am Main, Statistik Band 52, b) Bundesarbeitsblatt 3/79, c) Statistisches Jahrbuch 1980. Hrsg.: Statistisches Bundesamt Wiesbaden. Kohlhammer, Stuttgart, Mainz 1980
3. Pooling Project Research Group: Relationship of blood pressure, serum cholesterol, smoking habits, relative weight and ECG abnormalities to incidence of major coronary events: Final report of the Pooling Project. J. Chron. Dis. 31:201 (1978)
4. Schettler, G. Atherosclerosis, the main problem of the industrial societies. In: Schettler, G., Goto, Y., Hata, Y., Klose, G. (Hrsg.): Atherosclerosis IV. Springer, Berlin, Heidelberg, New York 21, 1977
5. Schettler, G., Nüssel, E., Buchholz, L. Epidemiological research in Western Europe. Atherosclerosis Rev. 3, Paoletti R, Gotto A. M. Jr. (Hrsg). Raven Press, New York, 201, 1978
6. Stamler, J. Research related to risk factors. Circulation 60:1575 (1979)
7. Blackburn, H. Risk factors and cardiovascular disease. In: The American Heart Association Heart Book. Dutton E. P. New York, 1, 1980

8. Epstein, F. H. How much coronary heart disease is "explained" by currently known risk factors and therefore preventable? In: "Changes of the medical panorama". Proceedings of the International Kronberg Symposium. Schettler, G., Drews, J., Greten, H. (Hrsg.). Thieme, Stuttgart, 84, 1978
9. Epstein, F. H., Gutzweiler, F., Howald, H., Junod, B., Schweizer, W. Prävention der Atherosklerose: Grundlagen heute. Schweiz. med. Wschr. 109:1171 (1979)
10. Epstein, F. H. Epidemiologie des Herzinfarktes. Therapiewoche 29:7564 (1979)
11. Epstein, F. H. Highlights of epidemiological research in Western countries. In: Atherosclerosis IV, Schettler, G., Gotto, Y., Klose, G. (Hrsg.). Springer, Berlin, Heidelberg, New York, 471, 1977
12. Kannel, W. B., Castelli, W. P., Gordon, T., McNamara, P. M. Serum cholesterol, lipoproteins and the risk of coronary heart disease. The Framingham study. Ann. Intern. med. 74:1 (1971)
13. Levy, R. I. Progress toward prevention of cardiovascular disease. A 30-year retrospective. Circulation 60:1555 (1979)
14. Logan, R. L., Riemersma, R. A., Thompson, M., Oliver, M. F., Olsson, A. G., Walidius, G., Rössner, S., Kaijser, L., Callmer, E., Carlson, L. A., Lockerbie, L., Lutz, W. Risk factors for ischaemic heart disease in normal men aged 40. Lancet 1:949 (1978)
15. Oliver, M. T., Nimmo, I. A., Cooke, M., Carlson, L. A., Olsson, A. G. Ischaemic heart disease and associated risk factors in 40-year-old men in Edinburgh and Stockholm. Eur. J. Clin. Invest. 5:507 (1975)
16. Hopkins, P. N., Williams, R. R. A survey of 246 suggested coronary risk factors. Atherosclerosis 40:1 (1981)
17. Schettler, G. Pathophysiologie, Klinik und prognostische Bedeutung der Hyperlipoproteinämien. Dtsch. Ärzteblatt 77:661 (1980)
18. Kannel, W. B., Castelli, W. P., Gordon, T. Cholesterol in the prediction of atherosclerotic disease. New perspective based on Framingham study. Ann. Intern. Med. 90:85 (1979)
19. Epstein, F. H. Estimating the effectiveness of preventive measures to reduce coronary heart risk. In: International Conference on Atherosclerosis. Carlsson, L. A. et al. (Hrsg.). Raven Press, New York, 351, 1978
20. Epstein, F. H. Role of HDL in individual prediction and community prevention of coronary heart disease. In: Atherosclerosis V, Gotto, A. M. Jr., Smith, L. C., Allen, B. (Hrsg.). Springer, New York, Berlin, Heidelberg, 484, 1980
21. Epstein, F. H. Die Lipidtheorie: Epidemiologische Evidenz. Therapeutische Umschau 37:947 (1980)
22. Assmann, G. Eigene Untersuchungen in Zusammenarbeit mit dem Institut für Arterioskleroseforschung an der Universität Münster und dem sozialmedizinischen Dienst der Bundesknappschaft, Moers
23. Assmann, G., Oberwittler, W., Schulte, H., Schriewer, H., Funke, H., Epping, P. H., Hauss, W. H. Prädiktion und Früherkennung der koronaren Herzkrankheit. Prospektive epidemiologische Studie bei Betriebsangehörigen im Raum Westfalen. Internist 221:446 (1980)
24. Assmann, G., Schulte, H. Prediction and early detection of coronary heart disease. In: Second Münster International Arteriosclerosis Symposium. Clinical implications of recent research results in atherosclerosis (Hrsg. Hauss W. H.). Abhandlungen der Rheinisch-Westfälischen Akademie der Wissenschaften. Westdeutscher Verlag, Opladen (1983)
25. Assmann, G., Schriewer, H., Juchem, K. H. Zur Rolle des HDL-Cholesterin in der Präventivmedizin. Therapiewoche 31:5563 (1981)
26. Bettinger, H., Bergdolt, H., Büchler, G., Buchholz, L., Erbschner, A. J., Nüssel, E., Rotzler, A., Schlesiger, H., Weiss, G. Zwischenbericht des WHO-Kreislaufvorsorgeprojektes in Eberbach/Wiesloch, 1978 und Nüssel, E., Buchholz, L., Bergdolt, H., Erbschner, H. J., Kurz, E. Übergewicht und Risikofaktoren bei 30- bis 60jährigen Männern und Frauen. Lab. med. 3:III (1979)
27. Small, D. M. Summary of concepts concerning the arterial wall and its atherosclerosis lesions. In: Atherosclerosis V., Gotto, A. M. et al. (Hrsg.). New York, Heidelberg, Berlin, 520, 1980

28. Ross, R., Harker, L. Hyperlipidemia and atherosclerosis. Science 193:1094 (1976)
29. Gibson, J. B., Carson, N. A. J., Neill, D. W. Pathologic findings in homocystinuria. J. Clin. Path. 17:427 (1964)
30. Hüttner, I., Boutet, M., More, R. H. Studies on protein passage through arterial endothelium. I. Structural correlates of permeability in rat arterial endothelium. Lab. Invest. 288:627 (1973)
31. Simionescu, N., Simionescu, M., Palade, G. E. Permeability of muscle capillaries to small heme-peptides; evidence for the existence of patent transendothelial channels. J. Cell. Biol. 64:5886 (1975)
32. Simionescu, M., Simionescu, N., Palade, G. E. Segmental differentiations of intercellular junctions in the vascular endothelium: Arteries and veins. J. Cell. Biol. Supp. 67
33. Schwartz, C. G., Gerrity, R. G., Lewis, I. J. Arterial endothelial structure and function with particular reference to permeability. In: Atherosclerosis Reviews 3, Paoletti, R., Gotto, A. M. Jr. (Hrsg.). Raven Press, New York, 109, 1976
34. Stein, Y., Stein, O. Lipid synthesis and degradation and lipoprotein transport in mammalian aorta. Ciba Found. Symp. 12:165 (1976)
35. Stein, O., Stein, Y., Eisenberg, S. A radioautographic study of the transport of 126-I-labelled serum lipoproteins in rat aorta. Z. Zellfor. 138:223 (1973)
36. Ross, R., Glomset, J. A. The pathogenesis of atherosclerosis. New Engl. J. Med. 295:369 (1976)
37. Furster, V., Bowie, E. J., Lewis, J. C., Fass, D. N., Owen, C. A., Brown, A. L. Resistance to arteriosclerosis in pigs with von Willebrand's disease. Spontaneous and high cholesterol diet-induced arteriosclerosis. J. Clin. Invest. 61:722 (1978)
38. Silver, J., Cronberg, S., Nilsson, I. M. Occurence of arteriosclerosis in von Willebrand's disease. Acta med. scand. 180:475 (1966)
39. Ross, R., Glomset, J. A. Atherosclerosis and the arterial smooth muscle cell. Proliferation of smooth muscle is a key event in the genesis of the lesions of atherosclerosis. Science 180:1332 (1973)
40. Titus, J. L., Weilbaecher, D. G. Smooth muscle cells in atherosclerosis. In: Atherosclerosis V., Gotto, A. M. et al. (Hrsg.). Springer, New York, 126, 1980
41. Wissler, R. W. The arterial medical cell, smooth muscle or multifunctional mesenchyme? J. Atherosclerosis Res. 8:201 (1968)
42. Wissler, R. W. The artery wall and the pathogenesis of progressive atherosclerosis. In: Atherosclerosis V., Gotto, A. M. et al. (Hrsg.). Springer, New York, 126, 1980
43. Tikes, J. L., Weilbaecher, D. G. Smooth muscle cells in atherosclerosis. In: Gotto et al. (Hrsg.).: Atherosclerosis V. Springer, New York, 126, 1980
44. Baumgartner, H.-R. Zur Pathogenese der Atherosklerose. Beitrag aus zellbiologischer Sicht. Schweiz. Med. Wschr. 107:717 (1977)
45. Baumgartner, H.-R., Studer, A. Smooth muscle cell proliferation and migration after removal of arterial endothelium in rabbits. In: G. Schettler et al. (Hrsg.): Atherosclerosis is it reversible? Springer, Berlin 1978
46. McCullagh, K. G., Duance, C. C., Bishop, K. A. The distribution of collagen types I, III and V (AB) in normal and atherosclerotic human aorta. J. Path. 130:45 (1980)
47. Feigl, W. Reaktionsformen der glatten Muskelzelle der menschlichen Arterienwand – ihre Bedeutung für die Atherosklerose. Wien. med. Wschr. 87:574 (1975)
48. Feigl, W., Loser, U., Puffer, P., Sinzinger, H., Weisskirchner, R. Zur Frage der Genese und weiteren Ausbildung einer arteriellen Neointima im Tierexperiment. Atherogenese 4:41 (1979)
49. Smith, E. B., Slater, R. S. Relationship between low-density lipoprotein in aortic intima and serum lipid levels. Lancet I:463 (1972)
50. Goldstein, J. L., Brown, M. S. Binding and degradation of low density lipoproteins by cultured human fibroblasts: Comparison of cells from a normal subject and from a patient with homozygous familial hypercholesterolemia. J. Bio. Chem. 249:5153 (1974)
51. Brown, M. S., Faust, J. R., Goldstein, J. L. Role of low density lipoprotein receptor in regulating the content of free and esterified cholesterol in human fibroblasts. J. clin. Invest. 55:783 (1975)

52. Goldstein, J. L., Anderson, R. G. W., Buja, L. M., Basu, S. K., Brown, M. S. Overloading human aortic smooth muscle cells with low density lipoprotein-cholesteryl esters reproduces features of atherosclerosis in vitro. J. clin. Invest. 59:1196 (1977)
53. Basu, S. A., Anderson, R. G. W., Goldstein, J. L., Brown, M. S. Metabolism of cationized lipoproteins by human fibroblasts. J. Cell. Biol. 74:119 (1977)
54. Schaefer, H.-E., Assmann, G. Bedeutung der Makrophagen für die Genese der Arteriosklerose. Münch. med. Wschr. 122:228 (1980)
55. Gaton, E., Wolman, W. The role of smooth muscle cells and hematogenous macrophages in atheroma. J. Path. 123:123 (1977)
56. Mahley, R. W. Atherogenic hyperlipoproteinemia: The cellular and molecular biology of plasma lipoproteins altered by dietary fat and cholesterol. In: Hebel, R. H. (Hrsg.): Medical Clinics of North America: Lipid Disorders. Academic Press, New York, im Druck
57. Mahley, R. W., Innerarity, T. L., Weisgraber, K. H., Fry, D. L. Canine hyperlipoproteinemia and atherosclerosis. Accumulation of lipid by aortic medical cells in vivo and in vitro. Amer. J. Pathol. 87:205 (1977)
58. Mahley, R. W., Hohnson, D. K., Pucak, G. J., Fry, D. L. Atherosclerosis in the erythrocebus patas, an old world monkey. Amer. J. Pathol. 98:401 (1980)
59. Schaffner, R., Taylor, K., Vartucci, E. J., Fischer-Dzoga, K., Beeson, J. H., Glasgov, S., Wissler, R. W. Arterial foam cells with distinctive morphologic and histochemical features of macrophages. Amer. J. Pathol. 100:57 (1980)
60. Ho, Y. K., Brown, M. S., Ho, Y. K., Goldstein, J. L. Hydrolysis and excretion of cytoplasmic cholesteryl esters by macrophages: Stimulation by high density lipoprotein and other agents. J. Lipid. Res. 21:391 (1980)
61. Basu, S. K., Brown, M. S., Ho, Y. K., Goldstein, J. L. Degradation of low density lipoprotein-dextran sulfate complexes associated with deposition of cholesteryl esters in mouse macrophages. J. Biol. Chem. 254:7141 (1979)
62. Fogelman, A. M., Schechter, I., Seager, J., Hokom, M., Child, J. S., Edwards, P. A. Malonaldehyde alteration of low density lipoproteins leads to cholesteryl ester accumulation in human monocyte macrophages. Proc. Natl. Acad. Sci. (USA) 77:2214 (1980)
63. Mahley, R. W., Innerarity, T. L., Brown, M. S., Ho, Y. K., Goldstein, J. L. Cholesteryl ester synthesis in macrophages: Stimulation by β-very low densitiy lipoproteins from cholesterol-fed animals of several species. J. Lipid Res. 21:970 (1980)
64. Shechter, I., Fogelman, A. M., Haberland, M. W., Seager, J., Hokom, M., Edwards, P. A. The metabolism of native and malondialdehyde-altered low density lipoproteins by human monocyte-macrophages. J. Lipid Res. 22:63 (1981)
65. Mistry, P. M., Miller, N. E., Laker, M., Hazzard, W. R., Lewis, B. Individual variation in the effects of dietary cholesterol in plasma lipoproteins and cellular cholesterol homeostasis in man – studies on low density lipoproteins receptor activity and 3-hydroxy-3-methylglutaryl coenzyme A reductase activity in blood mononuclear cells. J. Clin. Invest. 67:493 (1981)
66. Pitas, R. W., Innerarity, T. L., Weinstein, J. N., Mahley, R. W. Acetoacetylated lipoproteins used to distinguish fibroblasts from macrophages in vitro by fluorescence microscopy. Arteriosclerosis I:177 (1981)
67. Henrikson, T., Mahoney, E. M., Steinberg, S. Enhanced macrophage degradation of biologically modified low density lipoproteins. Arteriosclerosis 3:149 (1983)
68. Smith, J. B., Ingerman, C. M., Silver, M. J. Malondialdehyde formation as an indicator of prostaglandin production of human platelets. J. Lab. clin. Med. 88:167 (1976)
69. Assmann, G. Tangier disease and the possible role of high density lipoproteins in atherosclerosis. In: Paoletti, R., Gotto, A. M. Jr. (Hrsg.): Atherosclerosis Rev. 6, Raven Press, New York, 1, 1978
70. Hauss, W. H. Pathogenese und medikamentöse Therapie der Koronarinsuffizienz. Internist. Prax. 22:15 (1982)
71. Hauss, W. H. Über die Rolle des Mesenchyms in der Genese der Arteriosklerose. Virchows Archiv Abt. A. Path. Anat. 359:135 (1973)
72. Benditt, E. P. Implications of the monoclonal character of human atherosclerotic plaques. Amer. J. Pathol. 86:693 (1977)

73. Benditt, E. P., Benditt, J. M. Evidence for a monoclonal origin of human atherosclerotic plaques. Proc. Nat. Acad. Sci. (USA) 70:1753 (1973)
74. Wilson, P. W., Garrison, R. J., Castelli, W. P., Feinleib, M., McNamara, P. M., Kannel, W. B. Prevalence of coronary heart disease in the Framingham offspring study: role of lipoprotein cholesterol. Am. J. Epidem. 46:649–654 (1980)
75. Gordon, T., Castelli, W. P., Hjortland, M. C., Kannel, W. B. The prediction of coronary heart disease by high density and other lipoproteins: an historical perspective. In: Rifkind B. M, Levy R. J. (eds.): Hyperlipidemia, Diagnosis and Therapy, 71–78. Grune & Stratton, New York 1977
76. Yaari, S., Goldbourt, U., Even-Zohar, S., Neufeld, H. N. Association of serum high density lipoproteins and serum cholesterol with total, cardiovascular, and cancer mortality in a 7-year prospective study of 10 000 men. Lancet I:1011–1015 (1981)
77. Pearson, T. A., Bulkley, B. H., Achuff, S. C., Kwiterowitch, P. O., Gords, L. The association of low levels of HDL-cholesterol and arteriographically defined artery disease. Am. J. Epidem. 109:285–295 (1979)
78. Barboriak, J. H., Anderson, A. J., Hoffmann, R. G. Interrelationship between coronary artery occlusion, high density cholesterol and alcohol intake. J. Lab. clin. Med. 94:348–353 (1979)
79. Kladetzky, H. G., Assmann, G., Walgenbach, S., Tauchert, P. Lipid and apoprotein values in coronary angiography patients. Artery 7:191–205 (1980)
80. Gordon, T., Castelli, W. P., Hjortland, M. C., Kannel, W. B., Dawber, T. R. High density lipoprotein as a prospective factor against coronary heart dissease. Am. J. Med. 62:707–714 (1977)
81. Assmann, G., Schriewer, H., Funke, H. Zur Richtigkeit der HDL-Cholesterin- und HDL-Apolipoprotein-A-I-Bestimmung nach Phosphorwolframsäure/MgCl-2-Präzipitation Apolipoprotein-B-haltiger Lipoproteine. J. clin. Chem. Clin. Biochem. 19:273–278 (1981)
82. Brown, D. F., Knich, S. H., Doyle, J. T. Serum triglycerides in health and ischaemic disease. New Engl. J. Med. 273:947–952 (1975)
83. Wilhelmsen, L., Wedel, H., Tibblin, G. Multivariate analysis of risk factors for coronary heart disease. Circulation 48:950–958 (1973)
84. Rhoads, G. G., Gulbrandson, C. L., Kagan, A. Serum lipoproteins and coronary heart disease in a population study of Hawaii Japanese men. New Engl. J. Med. 294:293–298 (1976)
85. Roseman, R. H., Brand, R. J., Sholtz, R. J., Friedman, M. Multivariate prediction of coronary heart disease during 8.5 years follow-up in the Western Collaborative Group Study. Amer. J. Card. 37:903–910 (1976)
86. Castelli, W. P., Doyle, J. T., Gordon, T., Hames, C. G., Hjortland, M. C., Hully, S. B., Kagan, A., Zukel, W. J. HDL-cholesterol and other lipids in coronary heart disease. The cooperative lipoprotein phenotyping study. Circulation 55:767–772 (1977)
87. Heyden, S., Heiss, G., Bartel, A., Hames, C. G. Fasting triglycerides as predictors of total and CHD mortality in Evans County. Georgia. J. chron. Dis. 33:275–284 (1980)
88. Pelkonen, R., Nikkilä, E. A., Koskinen, S., Penttinen, K., Sarna, S. Association of serum lipids and obesity with cardiovascular mortality. Brit. med. J. 2:1185–1187 (1977)
89. Scott, D. W., Gotto, A. M., Cole, J. S., Gorry, G. A. Plasma lipids as collateral risk factors in coronary artery disease. A study of 371 males with chest pain. J. chron. Dis. 34:337–345 (1978)
90. Carlson, L. A., Bottiger, L. E., Ahfeld, P.-E. Risk factors for myocardial infarction in the Stockholm prospective study. A 14-year follow-up focussing on the role of plasma triglycerides and cholesterol. Acta Med. Scand. 206:351–360 (1979)
91. Hully, S. B., Roseman, R. H., Bawol, R. D., Brand, R. J. Epidemiology as a guide to clinical decisions. The association between triglycerides and coronary heart disease. New Engl. J. Med. 302:1383–1389 (1980)
92. Bailor, J. C. III. Cause and effect in epidemiology. What do we know about hypertriglyceridemia? New Engl. J. Med. 302:1417–1418 (1980)
93. Gordon, T., Castelli, W. P., Hjortland, M. C., Kannel, W. B., Dawber, T. R. Diabetes, blood lipids and the role of obesity in coronary heart disease risk for women. Ann. intern. Med. 87:393–397 (1977)

94. Avogaro, P., Bon, G. B., Cazzalato, G., Rorai, E. Relationship between apolipoproteins and chemical components of lipoproteins in survivors of myocardial infarction. Atherosclerosis 37:69–76 (1980)
95. Vik, T., Try, K., Thelle, D. S., Forde, O. H. Tromsø Heart Study: Vitamin D metabolism and myocardial infarction. Brit. med. J. 2:176 (1979)
96. Dorr, A. W., Gundersen, K., Schneider, J. C. Jr., Spencer, T. W., Martin, W. B. Cholestipol hydrochloride in hypercholesterolemic patients – effect on serum cholesterol and mortality. J. chron. Dis. 31:5–14 (1978)
97. Gotto, A. M. Jr. Status report: plasma lipids, lipoproteins and coronary heart disease. In: Paoletti, R., Gotto, A. M. Jr. (eds.): Atherosclerosis Reviews Vol. 4, 17–28. Raven Press, New York 1978
98. Carlson, L. A., Böttiger, L. E. Ischaemic heart disease in relation to fasting values of plasma triglycerides and cholesterol. Stockholm prospective study. Lancet 1:865–868 (1972)
99. Böttiger, L.-E., Carlson, L. A. Risk factors for ischaemic vascular death for men in the Stockholm prospective study. Atherosclerosis 36:389–408 (1980)
100. Logan, R. L., Riemersma, R. A., Oliver, M. F., Olsson, A. G., Rossner, S., Walldius, G., Kaijser, L., Carlson, L. A., Locherbie, L., Lutz, W. In: Kritchewsky, D., Paoletti, P., Holmes (eds.) The Edinburgh-Stockholm-Study of coronary heart disease risk factors: a summary in drugs, lipid metabolism and atherosclerosis, 287–294 Plenum Press, New York – London 1978
101. Schlierf, G., Hyperlipidämien (Hyperlipoproteinämien) bei Diabetes mellitus. In: Schettler, G., Greten, H., Schlierf, G., Seidel, D. (Hrsg.): Handbuch der Inneren Medizin, Bd. 7: Stoffwechselkrankheiten. 4. Teil: Fettstoffwechsel, 363–376. Springer, Heidelberg – New York 1976
102. Kuller, L., Neaton, J., Caggiula, A., Talvo-Gerard, L. Primary prevention of heart attacks: The Multiple Risk Factor Intervention Trial. Amer.J.Epidemiol. 112:185–199 (1980)
103. The Norwegian Multicenter Study Group. Timolol-induced reduction in mortality and reinfarction in patients surviving acute myocardial infarction. New Engl. J. Med. 304:801–807 (1981)
104. Fredrickson, D. S., Goldstein, J. L., Brown, M. S. Familial hyperlipoproteinemia. In: Stanbury, J. B., Wyngaarden, J. B., Fredrickson, D. S. (eds.): The metabolic basis of inherited disease, 604–655 McGraw-Hill, New York 1978
105. Nikkilä, E. A. Metabolic regulation of plasma high density lipoprotein concentration. Europ. J. clin. Invest. 8:111–113 (1978)
106. Hamilton, R. L., Williams, M. C., Fielding, C. J., Havel, R. J. Discoidal bilayer structure of nascent high density lipoproteins from perfused rat liver. J. clin. Invest. 58:667–680 (1976)
107. Stein, Y., Glangeaud, M. C., Fainaru, M., Stein, O. The removal of cholesterol from aortic muscle cells and Landschütz Ascites cells by fractions of human high density. Biochem. biophys. Acta 380:106–118 (1975)
108. Jackson, R. L., Gotto, A. M., Stein, O., Stein, Y. A comparative study on the removal of cellular lipids from Landschütz Ascites cells by human plasma lipoproteins. J. biol. Chem. 250:7204–7209 (1975)
109. Hamilton, R. L. Hepatic secretion and metabolism of high density lipoproteins. In: Dietschy, J. M., Gotto, A. M. Jr., Ontko, J. A. (eds.): Disturbances in lipid and lipoprotein metabolism. American Physiological Society Bethesda, Maryland 155–171 (1978)
110. Schaefer, E. J., Eisenberg, S., Levy, R. I. Lipoprotein apoprotein metabolism. J. Lipid Res. 19:667–687 (1978)
111. Patsch, J. R., Gotto, A. M., Oilivecrona, T., Eisenberg, S. Formation of high density lipoprotein 2-like particels during lipolysis of very low density lipoprotein in vitro. Proc. Natl. Acad. Sci. 75:4519–4529 (1978)
112. Fredrickson, D. S., Levy, R. I. Familiar hyperlipoproteinemia. In: Stanburg, J. B., Wyngaarden, J. B., Fredrickson, D. S. (eds.): The Metabolic Basis of Inherited Disease. McGraw Hill, New York 545–614 (1972)
113. Patsch, J. R., Gotto, A. M. Jr. Die Rolle von High density Lipoproteinen (HDL) im Katabolismus triglyzeridreicher Lipoproteine. In: Greten, H., Lang, P. D., Schettler, G. (Hrsg.): Lipoproteine und Herzinfarkt, Neue Aspekte in Diagnostik und Therapie von Hyperlipoproteinämien. Witzstrock G, Baden-Baden, Köln, New York, 17–22 (1979)

114. LaRosa, J. C., Levy, R. I., Hevert, P. N., Luc, S. E., Fredrickson, D. S. A specific apoprotein activator for lipoprotein lipase. Biochem. biophys. Res. Commun. 41:57–62 (1970)
115. Havel, R. J., Shore, V. G., Shore, B., Biou, D. M. Role of specific glycopeptides of human serum lipoproteins in the activation of lipoprotein lipase. Circ. Res. 27:595–600 (1970)
116. Eisenberg, S., Bilheimer, D. W., Lindgren, F. T., Levy, R. I. On the metabolic conversion of human plasma very low density lipoprotein to low density lipoprotein. Biochem. biophys. Acta 326:361–377 (1973)
117. Sabesin, S. J., Hawkind, H. L., Kuiken, L., Ragland, J. B. Abnormal plasma lipoproteins and lecithin cholesterol acyltransferase deficiency in alcoholic liver disease. Gastroenterology 72:510–518 (1977)
118. Ruderman, N. B., Jones, A. I., Krauss, R. M., Shafrir, E. A biochemical and morphological study of very low density lipoprotein in carbohydrate induced hypertriglyceridemia. J. clin. Invest. 50:1355–1368 (1971)
119. Schonfeld, G., Weidman, S. E., Witzum, J. L., Bowen, R. M. Alteration in levels and interrelation of plasma apolipoproteins induced by diet. Metabolism 25:261–275 (1976)
120. Witzum, J. L., Dillingham, M. A., Giese, W., Bateman, J., Diekman, E., Kammeyer-Blaufuss, E., Weidman, S., Schonfeld, G. Normalization of triglycerides in type IV hyperlipoproteinemia fails for correct low levels of high density lipoprotein cholesterol. New Engl. J. Med. 3003:907–914 (1980)
121. Schonfeld, G., Baily, A., Steelman, R. Plasma-apolipoprotein A-I and A-II levels in hyperlipidemia. Lipids 13:951–959 (1979)
122. Assmann, G., Schriewer, H., Oberwittler, W. Klinik und Pathobiochemie der high density Lipoproteine. Klin. Wschr. 58:757–765 (1980)
123. Zilversmit, D. B. Atherogenesis: a postprandial phenomenon. Circulation 60:473–485 (1979)
124. Zilversmit, D. B. Role of chylomicrons in atherogenesis. In: Gotto, A. M. Jr., Smith, L. C., Allen, B. (eds.): Atherosclerosis V, Proceedings of the Fifth International Symposium. Springer, Berlin, Heidelberg, New York, 600–602 (1980)
125. Goldstein, J. L., Ho, Y. K., Brown, M. S., Innerarity, T. L., Mahley, R. W. Cholesteryl ester accumulation in macrophages resulting from receptor mediated uptake and degradation of hypercholesterolemic canine β-very low density lipoproteins. J. biol. Chem. 225:1839–1848 (1980)
126. Mahley, R. W. Cellular metabolism of plasma lipoproteins. Atherogenicity of cholesterol-induced β-VLDL. Münch.med.Wschr. 122: (Suppl. 5) 223–227 (1980)
127. Mahley, R. W. Dietary fat, cholesterol, and accelerated atherosclerosis. In: Paoletti, R., Gotto, A. M. Jr. (eds.): Atherosclerosis Review. Vorl. 5 Raven Press, New York, 1–35 (1979)
128. Floren, C. H., Chait, A. Uptake of chylomicron remnants by the nature LDL receptor in human monocyte-derived macrophages. Biochem. Biophys. Acta. 665:608–611 (1981)

Pharmakologische Betrachtungen zu verschiedenen Beta-Rezeptorenblockern

E. Mutschler

Unterscheiden sich die im Handel befindlichen β-Rezeptorenblocker, die ja sämtlich durch kompetitive Verdrängung von Catecholaminen an β-adrenergen Rezeptoren wirken, in ihren Eigenschaften so deutlich, daß für den Therapeuten in Abhängigkeit vom jeweiligen Patienten eine rationale Auswahl einer bestimmten Substanz möglich ist?

Man sollte meinen, daß diese Frage, die schon oft gestellt wurde und noch immer gestellt wird, aufgrund der Fülle von Publikationen über β-Rezeptorenblocker eindeutig beantwortet werden könnte. Je mehr man sich jedoch mit der Literatur befaßt, um so mehr werden unterschiedliche Auffassungen deutlich, und das zunächst klar erscheinende Bild erscheint zumindest teilweise wieder verschwommen. Einige Beispiele mögen dies belegen: Während lange Zeit angenommen wurde, daß alle β-Rezeptorenblocker gleich stark antihypertensiv wirken, wurde durch die Arbeitsgruppe Vetter gezeigt, daß die Responderrate von Pindolol, einem β-Rezeptorenblocker mit intrinsischer sympathomimetischer Aktivität, signifikant niedriger liegt als bei Atenolol oder Propranolol, die keine ISA besitzen. Dieses Ergebnis ist besonders bemerkenswert, da β-Blocker mit ISA aufgrund der geringeren Erhöhung des peripheren Widerstandes beim Hochdruckpatienten als besonders günstig angesehen wurden.

Ein zweites Beispiel: Beim Einsatz von ISA-Blockern wird in einer Reihe von Publikationen hervorgehoben, daß diese im Gegensatz zu anderen β-Blockern die Ruhefrequenz wesentlich weniger stark senken und daher bei Patienten mit Neigung zu bradykarden Rhythmusstörungen deutliche Vorteile aufweisen (Abb. 1). Dieser Auffassung steht jedoch entgegen, daß auch unter einer Pindololbehandlung bedrohliche Bradykardien beobachtet wurden und somit sowohl β-Blocker mit als auch solche ohne ISA gefährliche Bradykardien hervorrufen können. Wie, so muß gefragt werden, ist dann die Bedeutung der ISA bezüglich einer bradykardisierenden Wirkung von β-Blockern zu beurteilen?

Ein weiteres Beispiel: Es ist allgemein anerkannt, daß die β-Blockerwirkung fast ausschließlich den linksdrehenden Enantiomeren zukommt. Dieser Auffassung stehen jedoch – zumindest was Teilwirkungen anbetrifft – einige neuere Arbeiten entgegen. So zeigten Saruta und Mitarbeiter, daß das in Bezug auf die β-Rezeptorenblockade wesentlich geringer wirksame d-Propranolol die Renin-Freisetzung praktisch gleich stark unterdrückt wie l-Propranolol, und die Autoren schließen hieraus, daß für die reduzierte Renin-Freisetzung wohl eher eine membranstabilisierende Wirkung als eine β-Blockade in Betracht käme. Nakazawa und Mitarbeiter erzielten bei Untersuchungen zur Stoffwechselbeeinflussung im ischämischen Myokard bei Meerschweinchen ähnliche Ergebnisse. Sie

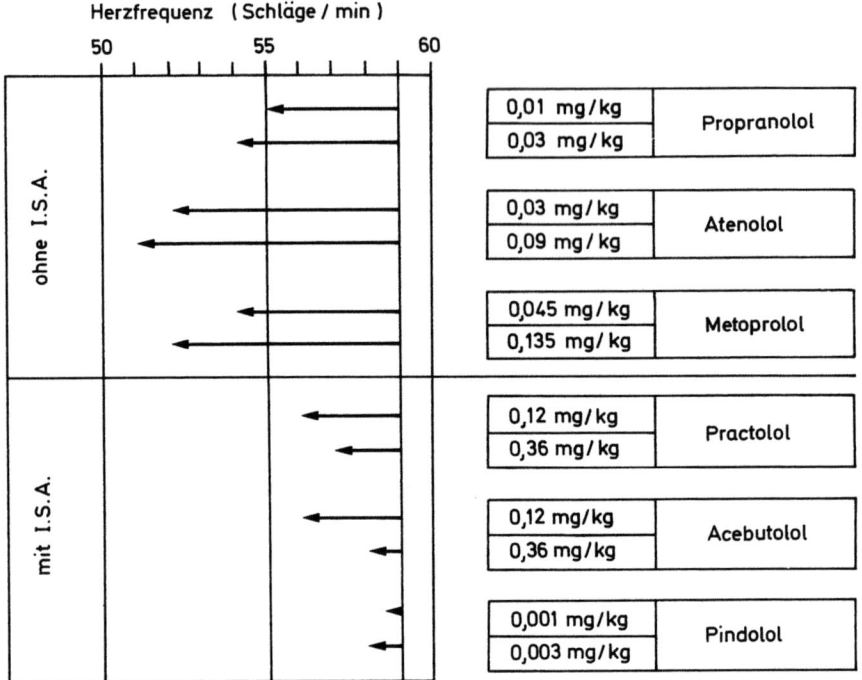

Abb. 1. Senkung der Herzfrequenz in Ruhe mit Betablockern ohne bzw. mit ISA. (Nach Harms)

fanden, daß d-Propranolol annähernd gleich stark wie l-Propranolol den Abfall an energiereichen Phosphaten und den Azidosegrad verringerte. Auch bei der Anwendung von β-Blockern beim Glaukom ist es nicht mehr absolut sicher, ob die Drucksenkung allein oder zumindest vorwiegend durch das l-Isomer bedingt ist. Nachdem schon 1970 Vale und Philipps im Tierversuch und auch bei Patienten einen antiglaukomatösen Effekt von dl-Propranolol und d-Propranolol gefunden hatten, mehren sich nunmehr die Hinweise für die Wirksamkeit beider Enantiomere. Kommt somit der membranstabilisierenden Wirkung, die wir bei Applikation üblicher therapeutischer Dosen als irrelevant zu bezeichnen pflegen, unter bestimmten Bedingungen doch eine gewisse Bedeutung zu?

Im Zusammenhang mit der Wirksamkeit optischer Antipoden von β-Blockern ist noch ein weiterer Punkt erwähnenswert. Labetalol (Abb. 2) wird in Übersichtsarbeiten und auch in pharmakologischen Lehrbüchern als eine Substanz bezeichnet, die sowohl α- als auch β-blockierende Eigenschaften in einem Wirkstoff vereint. Dabei wird jedoch außer acht gelassen, daß es sich bei dem ursprünglich untersuchten Wirkstoff und auch bei dem im Handel befindlichen Präparat um ein Gemisch von nicht weniger als 4 Stereoisomeren handelt, die durch die zwei chiralen Zentren im Molekül bedingt sind. Von diesen Stereoisomeren kommt dem RR-Isomer vorwiegend die β-blockierende, dem SR-Isomer vorwiegend die α-blockierende Wirkung zu. Es ist somit falsch davon zu sprechen, daß Labetalol als ein Wirkstoff beide Rezeptortypen, α- und β-Rezeptoren, blockiert.

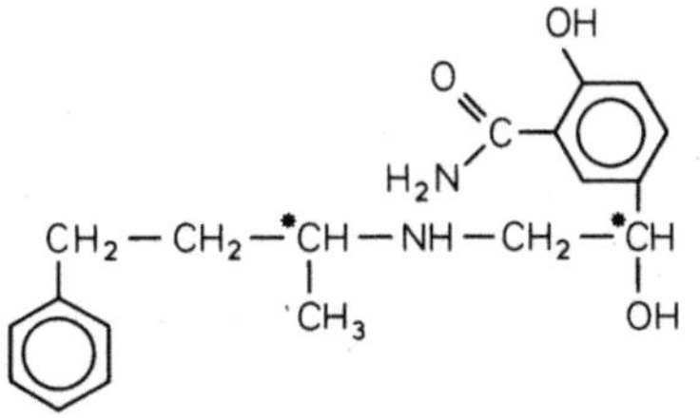

Abb. 2. Labetalol

Doch kehren wir zur eingangs gestellten Frage nach rationalen Auswahlkriterien bei β-Rezeptorenblockern zurück. Kardioselektivität oder besser formuliert β_1-Selektivität, obwohl im strengen Sinn nicht vorhanden und stets nur relativ und nie absolut, ist für die meisten Indikationen eine wünschenswerte Eigenschaft. Abbildung 3 belegt dies am Beispiel der Begleittherapie bei einer tokolytischen Behandlung. Die Abbildung, einer Arbeit von Irmer entnommen, zeigt den günstigen Effekt von Metoprolol auf die Inotropie des linken Ventrikels während einer Behandlung mit Fenoterol. Während mit dem Calciumantagonisten Verapamil eine Kardioprotektion nicht möglich ist, und nichtselektive β-Blocker den tokolytischen Effekt des Fenoterol aufheben und die utero-plazentare Durchblutung verringern, wurde mit Metoprolol der Tokolyseerfolg nicht beeinträchtigt und ein kardioprotektiver Effekt erreicht. Auch im Zusammenhang mit dem eigentlichen Thema dieses Symposiums, β-Rezeptorenblocker und Lipidstoffwechsel, ist Kardioselektivität von Bedeutung, da Stoffwechselreaktionen, wie z. B. die Insulinfreisetzung aus dem Pankreas, die Stimulierung der Lipolyse und der Glykogenolyse, überwiegend über β_2-Rezeptoren vermittelt werden.

Der Stellenwert der ISA erscheint mir dagegen trotz der zahlreichen Publikationen und trotz speziell dazu abgehaltener Symposien noch immer nicht absolut klar zu sein. Wegen der kurzen zur Verfügung stehenden Zeit kann dieser Teilaspekt leider nicht eingehender besprochen werden.

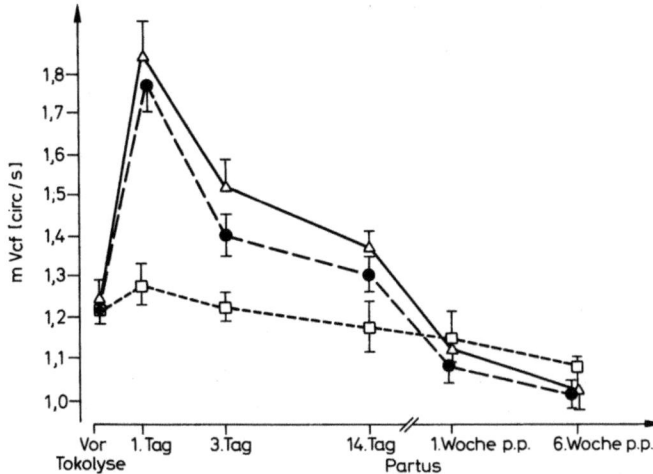

Abb. 3. Effekt von Metoprolol auf die Inotropie des linken Ventrikels (Fenoterol)

Das Problem der rationalen Auswahl eines β-Blockers wird jedoch noch weiter dadurch kompliziert, daß beim therapeutischen Einsatz – und das wird häufig vernachlässigt – das Wirkprofil der Substanz stets im Kontext mit ihren pharmakokinetischen Eigenschaften gesehen werden sollte. In Tabelle 1 sind die verschiedenen β-Blocker unter dem gemeinsamen Gesichtspunkt von Wirkprofil und pharmakokinetischen Eigenschaften zusammengestellt. Dabei wurde angenommen, daß für die Pharmakokinetik die Lipophilie bzw. Hydrophilie den entscheidenden Parameter darstellt, d. h. ganz wesentlich den Grad der Resorption, die Biotransformation, die Organverteilung und schließlich die Elimination bestimmt.

Tabelle 1. Lipophilität und Hydrophilität kardioselektiver und nicht-selektiver Betablocker

	„Kardioselektiv"		Nicht „Kardioselektiv"	
	Ohne ISA	Mit ISA	Ohne ISA	Mit ISA
Lipophil	Metoprolol	Acebutolol	Propranolol	Oxprenolol Pindolol
Hydrophil	Atenolol	Practolol	Nadolol	Carteolol

Aus der Tabelle geht hervor, daß es für jede der bei einer solchen Einteilung entstehenden Untergruppe einen typischen Vertreter gibt. Propranolol, die am meisten verbreitete und wohl auch am besten untersuchte Substanz, ist nicht kardioselektiv, hat keine ISA und weist eine hohe Lipophilie auf. Ebenfalls nicht kardioselektiv und ohne sympathomimetische Restaktivität ist Nadolol, doch besitzt es im Gegensatz zu Propranolol hydrophile Eigenschaften. In der Gruppe der nicht-kardioselektiven Stoffe mit ISA ist Oxprenolol der lipophile Vertreter, Pindolol nimmt mit einer etwas weniger ausgeprägten Lipophilie eine Mittelstellung ein. Carteolol schließlich ist die Substanz mit der höchsten ISA und der stärksten Hydrophilie.

Die letztgenannten Eigenschaften lassen sich aus der chemischen Struktur leicht ableiten (Abb. 4). Die ringständigen NH-Gruppen von Pindolol und Carteolol entsprechen mit ihrem aziden Wasserstoffatom der phenolischen OH-Gruppe des Isoprenalins in meta-Stellung und sind an der ISA maßgeblich beteiligt. Im 8-Hydroxy-carteolol, einem wirksamen Carteolol-Metaboliten, ist durch die Einführung einer weiteren OH-Gruppe am Aromaten, die der para-ständigen OH-Gruppe im Isoprenalin entspricht, die ISA weiter erhöht. Die Amidgruppe des Carteolols bedingt die im Vergleich zu Pindolol größere Wasserlöslichkeit.

Bei den kardioselektiven Blockern ohne ISA ist Metoprolol mäßig lipophil, Atenolol hydrophil (Tabelle 1). Bei Acebutolol sind weder die Kardioselektivität noch die ISA stark ausgeprägt, aus diesem Grund wurde es in Klammern gesetzt. Der bisher einzige hydrophile kardioselektive β-Blocker mit ISA, das Practolol, mußte wegen der bisher nur bei dieser Stubstanz beobachteten Nebenwirkungen, dem Practolol-Syndrom, wieder aus dem Handel gezogen werden. Daß es für die Auswahl eines β-Blockers sinnvoll ist, Wirkprofil und Kinetik gemeinsam zu betrachten, wird aus der Tabelle 2 deutlich, in der Befunde der Arbeitsgruppe von

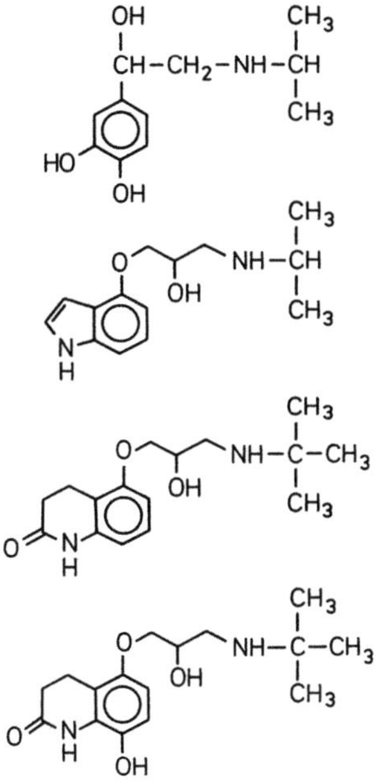

Abb. 4. Strukturformeln

Tabelle 2. Gewebeplasmaspiegelquotienten verschiedener Beta-Rezeptorenblocker nach einmaliger i.v.-Gabe von 6 μmol/kg an Ratten. (Nach Lemmer)

	Propranolol	Metoprolol	Atenolol
Lunge	57	17	4,3
Gehirn	27	5,9	0,008

Lemmer zusammengestellt sind. Lemmer untersuchte bei Tag-Nacht-synchronisierten Ratten die Gewebekonzentrationen im Vergleich zu den Plasmaspiegeln verschiedener β-Rezeptorenblocker nach einmaliger intravenöser Gabe.

In der Abbildung sind die Gewebe-Plasmaspiegel-Quotienten, berechnet aus c_0 der β-Phase, dargestellt. Während bei Propranolol die Konzentrationen in der Lunge fast 60mal höher liegen als im Plasma, findet man bei Metoprolol 17fach, bei Atenolol nur noch vierfach höhere Lungen- als Plasmaspiegel. Auch im Gehirn wird Propranolol stark, Metoprolol wesentlich weniger stark angereichert und bei Atenolol liegt die Konzentration im Gehirn deutlich unter der im Plasma. Diese in Tierversuchen erhobenen Befunde finden ihre Entsprechung in klinischen Beobachtungen, z.B. von Lawrence und Mitarbeitern, die fanden, daß bei Asthmatikern durch Gabe von Atenolol der Zustand sich deutlich weniger verschlechterte als durch Gabe von Metoprolol und außerdem $β_2$-Sympathomimetika bei einer Atenololtherapie deutlich stärker wirkten als bei einer Metoprololbehandlung.

Das Löslichkeitsverhalten bestimmt auch die Halbwertszeit und damit die Wirkdauer. Stark lipophile β-Blocker besitzen eine kurze, hydrophile β-Blocker eine lange Halbwertszeit.

Im Zusammenhang mit der Kinetik ist auch die Frage zu diskutieren wie sich eine Störung der Nierenfunktion auf die β-Blockertherapie auswirkt und welche Konsequenzen daraus zu ziehen sind. Man kann immer wieder in Publikationen lesen, daß β-Blocker mit vorwiegend metabolischer Elimination ohne Dosisveränderung beim Nierenkranken eingesetzt werden könnten und daher renal eliminierten β-Blockern vorzuziehen seien.

Diese Auffassung ist revisionsbedürftig. Zwar trifft es zu, daß die Pharmakokinetik der Muttersubstanz stark metabolisierter β-Blocker bei Patienten mit terminaler Niereninsuffizienz gegenüber derjenigen einer Kontrollgruppe mit normaler Nierenfunktion weitgehend unverändert bleibt. Bei der Beurteilung der Kinetik vorwiegend hepatisch eliminierter Substanzen ist jedoch auch das Verhalten der Metaboliten zu beachten. So wurde für Propranolol eine massive Veränderung der Ausscheidung seiner Metaboliten bei Niereninsuffizienz beschrieben. Verabfolgt man Hämodialyse-Patienten eine übliche Propranoloidosis von 80–400 mg pro Tag, so übersteigt die Konzentration der Metabolite diejenige an unverändertem Propranolol 240fach. Die pharmakodynamischen Eigenschaften dieser Metabolite sind bislang weitgehend unbekannt.

Klare Verhältnisse bekommt man dagegen bei Verwendung hydrophiler β-Rezeptorenblocker. In einer von uns zusammen mit Kirch und Köhler durchgeführten Studie stellten wir fest, wie sich das pharmakokinetische Verhalten von Atenolol in Abhängigkeit von der Nierenfunktion ändert. Die Plasmahalbwertszeit nimmt von etwa 9 Stunden beim Nierengesunden auf etwa 36 Stunden beim Nierenkranken zu. Eine Anpassung der Dosis an die Nierenfunktion ist daher erforderlich und zwar entweder durch Verlängerung des Dosisintervalls oder durch Dosisreduktion. Da Atenolol normalerweise einmal täglich angewandt wird, ziehen wir die Dosisreduktion vor und empfehlen folgende Dosisanpassung: Bis zu einer Kreatinin-Clearance von 30 ml/min entsprechend einem Plasmakreatinin von 2,5 mg % kann die Normdosierung beibehalten werden. Bei Patienten mit einer GFR zwischen 10 und 30 ml/min entsprechend einem Plasmakreatinin von 2,5–5 mg % ist die Dosis zu halbieren und bei < 10 ml/min auf ein Viertel zu senken. Eine solche Empfehlung ist leicht zu realisieren, und das gesamte Problem der Metaboliten entfällt. Es versteht sich nahezu von selbst, daß hydrophile, nicht metabolisierte β-Blocker auch bei Leberpatienten, insbesondere bei solchen mit ausgeprägter Leberinsuffizienz, Vorteile besitzen.

Ein letzter Gesichtspunkt zu Hydrophilie und Lipophilie: Diese physikochemischen Eigenschaften spielen auch eine bedeutsame Rolle bei eventuellen Interaktionen von β-Blockern mit anderen Pharmaka. Dies soll stellvertretend für andere Studien wiederum eine Untersuchung, die wir zusammen mit Herrn Kirch durchgeführt haben, darlegen. Cimetidin ist ein Wirkstoff, der die hepatische Clearance anderer Stoffe stark herabsetzen kann.

Die gleichzeitige Gabe von Propranolol und Cimetidin führt dazu, daß die Propranolol-Blutspiegel sich annähernd verdoppeln (Abb. 5). Der Einfluß von Cimetidin auf die Kinetik von Metoprolol, das nicht so stark hepatisch eliminiert wird wie Propranolol, ist dagegen weniger stark ausgeprägt (Abb. 6). Bei dem rein renal eliminierten Atenolol konnten wir erwartungsgemäß keine Interaktion mit Cimetidin feststellen.

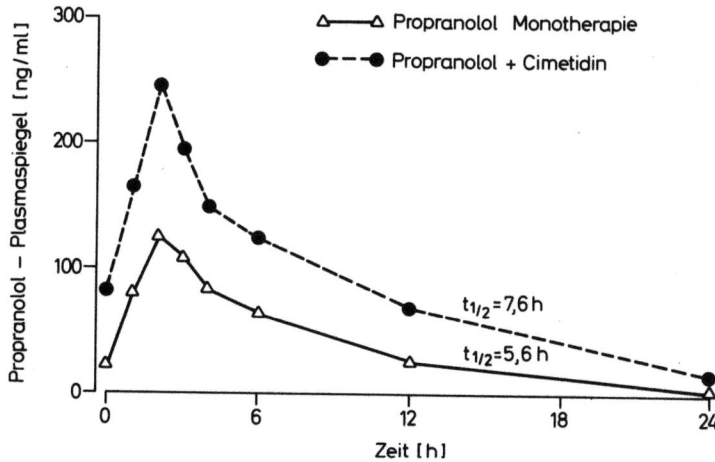

Abb. 5. Auswirkung von Cimetidin auf den Blutspiegel von Propranolol

Wann also welcher β-Blocker? Die wichtigste Regel scheint mir noch immer die zu sein, daß man sich auf wenige Präparate beschränken und gerade dadurch sie gut kennenlernen sollte. Mit Ausnahme einer Tremorbehandlung, die einen nichtkardioselektiven β-Blocker erfordert, weisen kardioselektive, hydrophile und deswegen langwirkende β-Blocker Vorteile auf.

Lassen Sie mich schließen mit einem Zitat von Franz Gross anläßlich eines β-Blockersymposiums in Rottach-Egern vor einigen Jahren: „Alles, was zu Anfang einfach aussieht, wird immer komplizierter, je länger man sich damit beschäftigt. Das gilt auch für die β-Rezeptoren. Aber wenn ich auf die Therapie zurückkommen darf, so müssen wir versuchen, einfache Wege zu gehen, und wir sollten uns bemühen, die Dinge für den Arzt und für den Patienten so einfach, aber auch so effektiv wie möglich darzustellen." Ich hoffe, daß es mir wenigstens einigermaßen gelungen ist, der Forderung von Franz Gross nachzukommen.

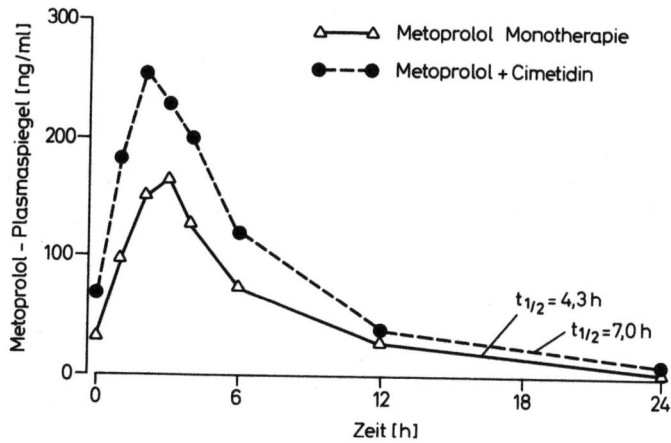

Abb. 6. Auswirkung von Cimetidin auf den Blutspiegel von Metoprolol

Veränderung und Anpassungsfähigkeit der adrenergen Regulation

H. Kather

Einleitung

Die Rezeptorentheorie ist ein mechanistisches Konzept, das entwickelt wurde, um die Reaktionen des Gewebes und der Organe auf Arzneimittel und Hormone erklären zu können. Das Rezeptorkonzept hat zu der Entwicklung vieler klinisch nützlicher Medikamente geführt, darunter der Betablocker, die hochspezifisch in pharmakologischem Sinne sind (Abb. 1).

Die biologische Wirkung der Katecholamine und Sympathomimetika wird aber oft kaum verstanden. Hypertonie z. B. kann wirksam durch Betarezeptorenblockade, durch Stimulation der zentralen alpha$_2$-Rezeptoren oder durch Verabreichung von alpha$_1$-Antagonisten wie Prazosin, behandelt werden. Obwohl diese Substanzen pharmakologisch spezifisch wirken (Abb. 1), sind die wichtigen Mechanismen, die für ihre antihypertensive Wirkung verantwortlich sind, unklar, wenngleich verschiedene Theorien vorgeschlagen wurden.

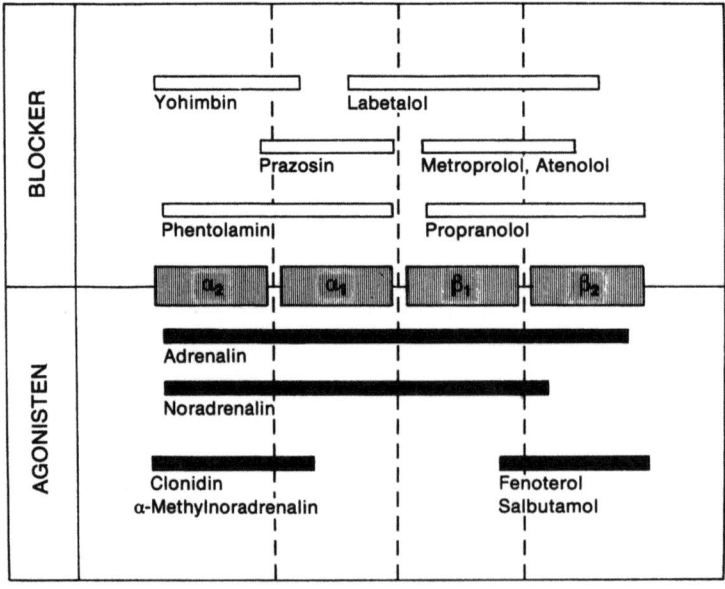

Abb. 1. Schematische Darstellung der pharmakologischen Besonderheiten einiger Agonisten und Antagonisten an Adrenozeptoren. (Kather und Schröder, 1982)

Einer der Gründe für den scheinbaren Widerspruch zwischen der pharmakologischen Spezifität der hypotensiven adrenergen Pharmaka und der mangelnden Einsicht in die physiologisch relevanten Mechanismen ist in der Vielfalt der Katecholaminwirkungen auf der zellulären und molekularen Ebene zu suchen. Ein anderer Grund ist die faszinierende Fähigkeit von Geweben, ihre Antworten auf Adrenalin, Noradrenalin und adrenerge Substanzen flexibel zu verändern. Deshalb kann vielleicht das Verständnis der zugrunde liegenden Mechanismen der Veränderung und Anpassungsfähigkeit der adrenergen Regulation dazu beitragen, einen besseren Einblick in gewisse Krankheitsabläufe zu vermitteln und dadurch zu einem rationaleren therapeutischen Weg zu gelangen.

Vielfalt der Katecholaminwirkungen

Rezeptoren sind Bindungsproteine, die zur Zelloberfläche hin orientiert sind (Abb. 2). Man unterscheidet bei den Adrenozeptoren Alpha- und Betatypen, die ihrerseits in $alpha_1$- und $alpha_2$- oder $beta_1$- und $beta_2$-Subtypen weiter unterteilt werden (Abb. 3). Alpha- und Betarezeptoren können in einem einzelnen Organ gemeinsam vorkommen, sogar in derselben Zelle. Alpha- und betaadrenerge Agonisten haben oft entgegengesetzte Wirkungen (Abb. 3). Die glatte Gefäß- und Bronchialmuskulatur gehört zu den Geweben, die antagonistische alpha- und betaadrenerge Rezeptoren enthalten. Betaadrenerge Stimulation ist mit Entspannung verbunden, während $alpha_1$-adrenerge Stimulation eine Kontraktion zur Folge hat. Das gleiche trifft für die Regulierung der Insulinsekretion und für die Mobilisierung von gespeicherten Triglyzeriden aus dem Fettgewebe zu [Starke, 1981; Kather et al., 1981]. Beide Vorgänge werden durch betaadrenerge Mechanismen in Gang gesetzt. Die $alpha_2$-adrenerge Aktivierung hat die Hemmung beider Prozesse zur Folge.

Die jeweilige Reaktion einer Zelle oder eines Gewebes wird auch durch andere interzelluläre Transmitter beeinflußt. Die glatte Bronchialmuskulatur z. B. wird auch durch vagale (cholinerge) Stimuli, durch Histamin, Prostaglandine und

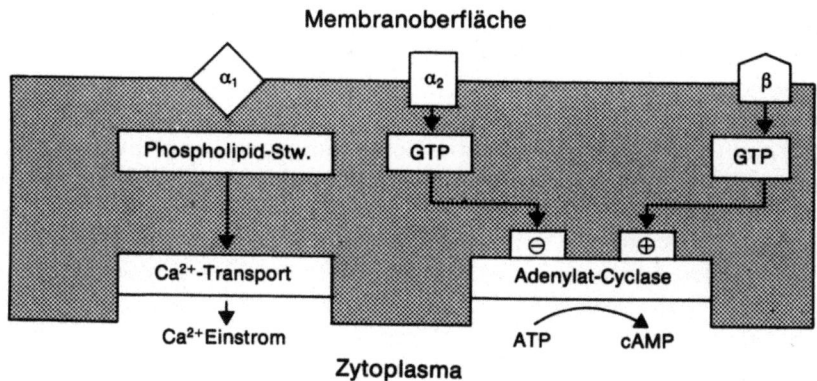

Abb. 2. Übertragung der adrenergen Reize durch verschiedene Mechanismen. (Kather et al., 1981)

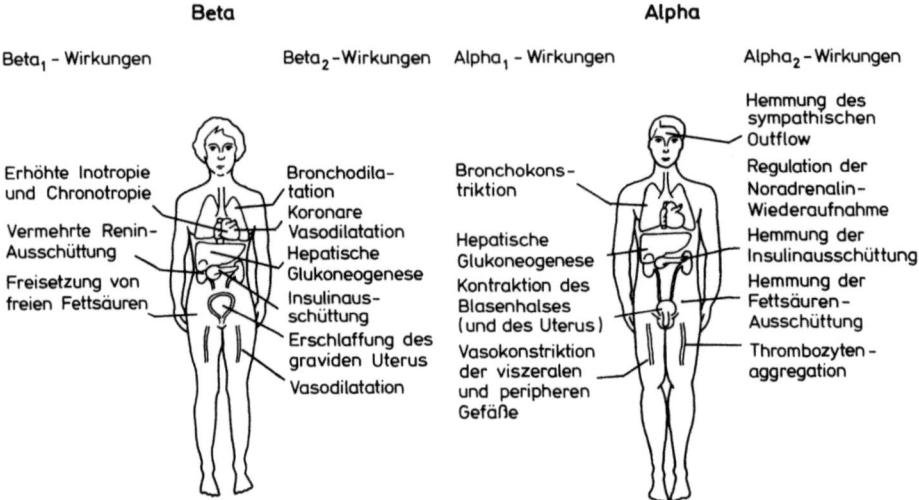

Abb. 3. Rolle der Adrenozeptor-Subtypen in der Regulation der Zell- und Organfunktion. (Nach Feeley et al., 1983)

Leukotriene beeinflußt [Samuelson, 1983]. Jede Änderung ihrer Empfindlichkeit oder Reaktionsbereitschaft auf einen dieser regulatorischen Einflüsse zieht eine tiefe Veränderung des Gleichgewichtes zwischen den gegensätzlichen alpha- und betaadrenergen Komponenten der Katecholaminwirkung mit sich.

Übertragung von adrenergen Reizen

Die Katecholaminbindung an den Rezeptor genügt nicht, um eine spezifische zelluläre Antwort auszulösen [Rodbell, 1980]. Zusätzlich zu den Rezeptoren gibt es noch Mechanismen, um die ankommende Information in die eigene Sprache der Zelle zu übersetzen. Der größte Teil dieser Übersetzung findet in der Zellmembran statt, die für die Synthese von „second messenger"-Molekülen wie cAMP verantwortlich ist. Betarezeptoren sind an die Adenylzyklase gebunden und stimulieren diese (Abb. 3). Im Gegensatz dazu scheinen alpha$_1$- und alpha$_2$-Rezeptoren verschiedene Reizübertragungsmodi zu haben. Alpha$_2$-Rezeptoren sind in den meisten Geweben, einschließlich dem menschlichen Fettgewebe, an die Adenylzyklase gebunden und hemmen sie [Kather, 1981; Kather et al., 1981]. Alpha$_1$-Rezeptoren sind nicht an die Adenylzyklase gebunden, und der intrazelluläre Übertragungsmodus zur alpha$_1$-adrenergen Aktivierung ist immer noch unbekannt. Es weisen jedoch viele Informationen darauf hin, daß eine Erhöhung der Kalziumkonzentration im Zytosol möglicherweise als intrazelluläre Transmitter oder als Bindungsfaktor dienen könnte [Exton, 1982].

Betaadrenerge und andere auf Hormone reagierende Adenylzyklasesysteme scheinen aus mindestens drei verschiedenen Komponenten zu bestehen (Abb. 4). Zusätzlich zum Hormonrezeptor, der die biologisch aktiven Agonisten und Antagonisten erkennt und bindet, und zum katalytischen Teil, der ATP in cAMP

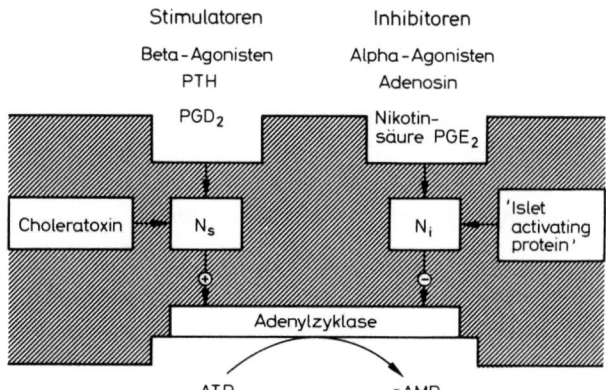

Abb. 4. Molekularer Aufbau des Adenylzyklasesystems und Wirkungsweise der bakteriellen Toxine. (Kather und Aktories, 1983)

überführt, gibt es noch regulatorische Proteine, die Guaninnukleotide enthalten und den Hormonrezeptor funktionell mit dem katalytischen Teil verbinden (Abb. 4). Die Kopplungsproteine binden und hydrolysieren GTP. Jüngere Ergebnisse lassen vermuten, daß es zwei verschiedene Kopplungsproteine gibt. Das eine vermittelt die stimulierende Wirkung (N_s), das andere ist an der Verbreitung der durch Hormone induzierten Hemmung beteiligt (N_i).

Regulation der Katecholaminreaktion

Die Katecholaminreaktion kann durch Störungen jeder der drei Komponenten des Rezeptor-Zyklasekomplexes, d. h. des Rezeptors, der Kopplungsproteine oder der katalytischen Untereinheit verändert werden. So wurde bereits gezeigt, daß in der Pathogenese bestimmter Krankheiten und unter physiologischen Bedingungen Veränderungen auf Rezeptorenebene oder im Grad der Verbindung zwischen Hormonrezeptor und Effektorsystem wichtig sind.

Adrenozeptorenantikörper

Es ist schon lange bekannt, daß zwischen Asthma bronchiale sowie Allergien und einer Unausgewogenheit der alpha- und beta-adrenergen Rezeptoren ein Zusammenhang besteht [Szentivanyi, 1968]. Mehrere Studien haben eine verminderte Anzahl von Betarezeptoren in verschiedenen Geweben und eine abgeschwächte betaadrenerge Ansprechbarkeit in diesen Fällen nachgewiesen. Ein kürzlich veröffentlichter Bericht von Fraser et al. (1981) legt den Schluß nahe, daß die Unausgewogenheit der $Beta_2$-Rezeptoren auf eine Autoimmunreaktion zurückzuführen sei. Sie wiesen nach, daß einige an allergischem Asthma erkrankten Patienten Antikörper gegen $Beta_2$-Rezeptoren besitzen. Diese Patienten benötigten die annähernd doppelte Isoproteronoldosis, um eine vorgegebene Erhöhung der Pulsfrequenz zu erzeugen, wie Patienten ohne Antikörper. Die Rolle, die Antikörper in der Pathogenese des allergischen Asthmas spielen, ist noch zu klären. Dieser

Autoimmunmechanismus ist jedoch gut mit einer bei Asthma vorhandenen Verschiebung des Gleichgewichts zwischen bronchodilatatorischen Betarezeptoren und bronchokonstriktorischen Alpharezeptoren in Einklang zu bringen. Zusätzlich ist dies das erste Beispiel einer „physiologischen" Blockade der Adrenozeptoren beim Menschen.

Veränderungen in der Zahl der Rezeptoren

Katecholamine regulieren die Konzentration ihrer Rezeptoren selbst. Eine Erhöhung der Katecholaminkonzentration vermindert die Zahl der Adrenozeptoren („down-regulation"), und umgekehrt erhöht eine Verminderung der Agonistenkonzentration die Dichte der Rezeptoren. Erniedrigte oder erhöhte Reagibilität kann auf pharmakologischem Wege erreicht werden, z. B. durch Katecholamininfusionen oder durch chemische und chirurgische Blockade der Hormonsekretion. Betaadrenerge agonistische Bronchodilatatoren wie Salbutamol und Terbutalin rufen eine Verminderung der lymphozytären Betarezeptordichte hervor. Die bei Asthma beobachtete abgeschwächte Antwort auf Betaagonisten ist zum Teil durch die vorausgegangene adrenerge Therapie bedingt [Galant et al., 1978]. Das Absetzen von Clonidin kann ein Reboundphänomen hervorrufen und könnte ein klinisches Beispiel für eine alpha$_2$-Rezeptor Down-Regulation sein [Geyskes et al., 1978]. Umgekehrt erhöht eine chronische Besetzung der Betarezeptoren mit Betablockern die Dichte der leukozytären Betaadrenozeptoren [Aarons et al., 1980]. Dies könnte die Überempfindlichkeit von Betarezeptoren gesteuerten Vorgängen erklären, die zu einer Rebound-Angina führt, wenn Betablocker abgesetzt werden.

Down-Regulation und Überempfindlichkeit werden auch physiologisch und bei gewissen Krankheitszuständen beobachtet. Es ist wiederholt gezeigt worden, daß die Reagibilität des kardiovaskulären Systems mit zunehmendem Alter abnimmt. Schocken und Roth (1977) haben berichtet, daß die Dichte der Betarezeptoren von menschlichen mononukleären Zellen im umgekehrten Verhältnis zum Alter steht. Obwohl die Ergebnisse der Autoren angefochten wurden [Abrass und Scarpace, 1981], scheint doch ziemlich sicher, daß die Betarezeptoren-Aktivität des kardiovaskulären Systems mit zunehmendem Alter abnimmt. Veränderungen in der Bindung an den Rezeptor können zusätzlich zu der Verminderung der Rezeptorenzahl für die Abschwächung der betaadrenergen Antwortbereitschaft im Alter verantwortlich gemacht werden [Krall et al., 1981]. Beide Phänomene (Veränderungen der Rezeptorenzahl und der Bindungsstärke) können vielleicht erklären, warum Betablocker oft weniger effektiv bei älteren Patienten sind. Körperliche Bewegung ist auch mit Betarezeptoren-Down-Regulation verbunden [Butler et al., 1982].

Phäochromozytom und autonome Funktionsstörungen werden auch mit Veränderung in der Betaadrenozeptorendichte in Verbindung gebracht [Sjöström et al., 1977; Hui und Conolly, 1981]. Die Gewebe, in denen Katecholamine wirken, zeigen eine verminderte Antwortbereitschaft bei Phäochromozytompatienten [Sjöström et al., 1977]. Bei hypotonen Patienten mit autonomen Funktionsstörungen wurde eine Zunahme der Zahl der Betarezeptoren beobachtet [Hui und Conolly, 1981].

Veränderungen in der Rezeptor-Zyklase-Bindung

Änderungen der Bindung zwischen dem Hormonrezeptor und dem jeweiligen Effektorsystem können angeboren oder erworben sein. Erworbene Änderungen des Bindungsprozesses werden oft durch andere Hormone als die Katecholamine, wie z. B. Schilddrüsenhormone oder Steroide, hervorgerufen. Dieser letztere Prozeß wird oft als heterologe Regulation bezeichnet. Sie kann, muß aber nicht, im Zusammenhang mit Veränderungen der Rezeptorenzahl stehen. In letzter Zeit wurde festgestellt, daß bakterielle Exotoxine wie Cholera-Toxin und eines der Bordetella pertussis-Toxine die Bindung irreversibel schädigen können.

Pseudohypoparathyreoidismus (Typ 1 a) ist ein Beispiel für einen angeborenen Defekt des Adenylzyklase-Komplexes [Farfel et al., 1980]. Bei Pseudohypoparathyreoidismus, einer Krankheit mit überschüssigem aber ineffektivem PTH, scheint das stimulierende Bindungsprotein (N_S) in verschiedenen Geweben vermindert zu sein [Motulsky und Insel, 1982; Farfel et al., 1980]. Dieser N_S-Mangel ist wahrscheinlich die molekulare Basis für die hormonelle Resistenz bei dieser Krankheit. Interessanterweise scheint der angeborene Defekt auf N_S beschränkt zu sein. Die Hemmung der Adenylzyklase durch $alpha_2$-Agonisten ist bei dieser Krankheit unverändert [Motulsky et al., 1982].

Kortikosteroide und Schilddrüsenhormone üben eine permissive Wirkung auf die Antwortbereitschaft verschiedener Gewebe auf Hormone aus. Es wurde gezeigt, daß Kortikosteroide die betaadrenerge Reagibilität in vitro erhöhen [Mobley und Sulser, 1980; Davies et al., 1981]. Die nach längerer Verabreichung verminderte Reaktionsbereitschaft bei gesunden Probanden auf inhalierte Betaagonisten kann durch Hydrokortison i. v. rückgängig gemacht werden [Holgate et al., 1977].

Die Hyperthyreose ist charakterisiert durch übermäßigen sympathischen Antrieb trotz normaler Serumkatecholaminkonzentration. Das Fettgewebe hyperthyreotischer Patienten zeigt eine vermehrte betaadrenerge Reaktionsbereitschaft [Arner et al., 1979]. Im Fettgewebe hypothyreotischer Patienten wurde eine Umkehr der lipolytischen Wirkung des Adrenalins beobachtet. Dies ist durch das Überwiegen der antilipolytisch wirkenden $alpha_2$-adrenergen Komponente der Katecholamine bedingt [Rosenquist und Hylander, 1982]. Die Zunahme der betaadrenergen Reagibilität bei Hyperthyreose scheint nicht auf einer erhöhten Betarezeptorendichte zu beruhen, mit Ausnahme eventuell des Herzmuskels. Die Schilddrüsenhormone wirken wahrscheinlich hauptsächlich auf die Bindung zwischen Adenylzyklase und den Hormonrezeptoren [Malbon, 1980].

Unter den Bakterientoxinen, die die Reaktion von Geweben auf Hormone beeinflussen, seien die Enterotoxine von E. coli, Vibrio cholerae und eines der Pertussistoxine, das sogenannte „islet-activating protein (IAP)", besonders erwähnt. Diese Toxine haben mehrere strukturelle und funktionelle Merkmale gemeinsam [Gill, 1978; Murayama und Ui, 1983]. Die drei Toxine bestehen aus zwei funktionell getrennten Bestandteilen, einer B-Komponente, die sich mit Rezeptoren an der Oberfläche von Zellen verbindet, und einer A-Komponente, die enzymatisch wirksam ist. Wenn diese Toxine auf unversehrte Zellen einwirken, wird der Erstkontakt durch die B-Komponente eingeleitet und erst danach dringt die A-Komponente in die Zelle ein und katalysiert die ADP-Ribosylierung von Bindungsproteinen des Adenylzyklasekomplexes. Die A-Komponenten des

Choleratoxins und das hitzelabile E. coli-Enterotoxin sind gegen das stimulierende Bindungsprotein gerichtet (Abb. 4). Das „islet-activating protein" verändert das inhibitorische Bindungsprotein (N_i) und bewirkt dadurch die Aufhebung der hemmenden Wirkung der alpha$_2$-Agonisten und anderer hemmender Hormone der Säugetier-Adenylzyklasesysteme (Abb. 4).

Hunger ist die lipolytische Situation par excellence. Während des Fastens wird die Empfindlichkeit des Fettgewebes für die lipolytische Wirkung der betaadrenergen Amine erhöht [Arner et al., 1981]. Ergebnisse jüngeren Datums lassen vermuten, daß diese Empfindlichkeitserhöhung in erster Linie auf eine engere Bindung der Betarezeptoren an die Adenylzyklase zurückzuführen ist [Dax et al., 1981].

Klinische Bedeutung

Die Empfänglichkeit von Geweben für Katecholamine wird durch verschiedene physiologische Faktoren und durch Krankheiten verändert. In den letzten Jahren zeichnete sich eine rasante Entwicklung des Erkenntnisstandes ab. Die volle Bedeutung dieser Ergebnisfülle für die Klinik ist jedoch schwer zu überblicken. Zum Beispiel sind die Mechanismen der antihypertensiven Wirkung der Betablocker noch immer unklar.

Dennoch haben die neueren Fortschritte zu einem besseren Verständnis einiger Krankheitsprozesse und zu einer rationaleren Basis für die Betablockertherapie geführt. Die Behandlung von Asthmatikern mit beta$_2$-Agonisten und die Verabreichung von Betablockern bei Hyperthyreose helfen z. B. die Unausgewogenheit zwischen alpha- und beta-Reaktionsbereitschaft zu korrigieren. Die klinische Beobachtung, daß Betablocker bei älteren Menschen weniger effektiv sind, wird durch die Tatsache erklärt, daß Gewebe im Alter weniger empfindlich auf betaadrenerge Amine werden.

Zusätzlich können jetzt die negativen Wirkungen von Betablockern auf mechanischer Basis erklärt werden. Eine Betablockertherapie kann bedenklich sein unter Bedingungen, die mit einer Verschiebung des Gleichgewichts zwischen alpha- und betaadrenerger Reaktionsbereitschaft zusammenhängen, und die dann zu einem Überwiegen der alphaadrenergen Empfänglichkeit führen. Auch können Betablocker bei Patienten mit funktionellen Störungen, die durch betaadrenerge Mechanismen kompensiert sind, kontraindiziert sein.

Asthma bronchiale und chronisch obstruktive Bronchitis, Prinzmetal-Angina und wahrscheinlich Raynaud-Krankheit sind verbunden mit einer bestehenden Unausgewogenheit zwischen alpha- und betaadrenerger Reaktionsbereitschaft, die noch durch eine betaadrenerge Blockade verschlimmert wird. Die erhöhten Serumlipidwerte, die während einer Betablockertherapie, besonders in Kombination mit Thiaziden, beobachtet werden, sind möglicherweise auf eine ungehemmte alphaadrenerge Stimulation zurückzuführen [Leren et al., 1980; Day et al., 1982].

AV-Block, Bradykardie und Herzinsuffizienz werden durch betaadrenerge Mechanismen kompensiert. Das gleiche gilt bei Diabetikern, die, mehr als Gesunde, auf die gegenregulatorische Wirkung der Katecholamine angewiesen sind. Die beta$_2$-Rezeptorenblockade verzögert bei ihnen die Beseitigung der Hypoglykämie, indem sie die Glukoneogenese verhindert [Popp et al., 1982].

Viele der unerwünschten Wirkungen der Betablocker sind also voraussehbare, aber dennoch unwillkommene pharmakologische Effekte. Alpha- und Betarezeptoren bewirken oft gegensätzliche Katecholaminreaktionen. Es ist daher nicht erstaunlich, daß alpha$_1$-Blocker, wie z. B. Prazosin, fast keine der Nebenwirkungen der Betablocker aufweisen. Im Gegensatz zu den Betarezeptorenblockern sind die alpha$_1$-Antagonisten möglicherweise nicht nur antihypertensiv wirksam, sondern könnten auch die Bronchialobstruktion reduzieren, indem sie die bronchokonstriktorischen alpha$_1$-Rezeptoren blockieren (Abb. 2, Tabelle 1). Marlin et al. (1981) haben berichtet, daß Prazosin die Bronchospasmen bei zwei Asthmatikern milderte, die mit keinen anderen Medikamenten behandelt worden waren. Man kann also dort, wo Betablocker schlecht vertragen werden oder kontraindiziert sind, Prazosin als geeignetes Medikament in Erwägung ziehen.

Literatur

1. Aarons RD, Nies AS, Gal J, Hegstrand LR, Molinoff PB (1980) Elevation of β-adrenergic receptor density in human lymphocytes after propranolol administration. J Clin Invest 65:949–957
2. Abrass I B, Scarpace PJ (1981) Human lymphocyte beta-adrenergic receptors are unaltered with age. J Gerontol. 36:298–301
3. Arner P, Wennlund A, Östman J (1979) Regulation of lipolysis by human adipose tissue in hyperthyroidism. J Endocrinol Metab. 48:415
4. Arner P, Engfeldt P, Nowak J (1981) In vivo observations on the lipolytic effect of noradrenaline during therapeutic fasting. J Clin Endocrinol Metab 53:1207–1212
5. Butler J, O'Brian M, O'Malley K, Kelly J G (1982) Relationship of β-adrenoceptor density to fitness in athletes. Nature 298:60–63
6. Dax EM, Partilla JS, Gregerman RI (1981) Increased sensitivity to epinephrine stimulated lipolysis during starvation: tighter coupling of the adenylate cyclase complex. Biochem Biophys Res Comm 31:1186–1192
7. Davies AO, De Lean A, Lefkowitz RJ (1981) Myocardial beta-adrenergic receptors from adrenalectomized rats: Impaired formation of high affinity agonist-receptor complexes. Endocrinology 108:720–722
8. Day JL, Metcalfe J, Simpson CN (1982) Adrenergic mechanism in control of plasma lipid concentrations. Br Med J 284:1145–1148
9. Exton JH (1982) Molecular mechanisms involved in alpha-adrenergic responses. Molecular and Cellular Endocrinology 23:233–264
10. Farfel Z, Brickman AS, Kaslow HR, Brothers VM, Bourne HR (1980) Defect of receptor-cyclase coupling protein in pseudohypoparathyroidism. N Engl J Med 303:237–242
11. Feely J, De Vane PJ, Maclean D (1983) New Drugs: beta-blockers and sympathomimetics. Br J Med 286:1043–1047
12. Fraser CM, Venters CJ, Kaliner M (1981) Autonomic abnormalities and autoantibodies to β-adrenergic receptors. N Engl J Med 305:1165–1170
13. Galant SP, Duriseti L, Underwood S, Insel PA (1978) Decreased beta-adrenergic receptors on polymorphnuclear leucocytes after adrenergic therapy. N Engl J Med 299:933–936
14. Geyskes GG, Boer P, Dorhout Mees EJ (1978) Clinidine withdrawal mechanisms and frequency of hypertension. Br J Clin Pharmacol 7:55–62
15. Gill DM (1978) Mechanisms of action of cholera toxin. Adv Cyclic Nucl Res 8:85–118
16. Holgate ST, Baldwin CJ, Tattersfield AE (1977) Beta-adrenergic agonist resistance in normal human airways. Lancet II:375–377
17. Hui KKP, Conolly ME (1981) Increased numbers of beta receptors in orthostatic hypotension due to autonomic dysfunction. N Engl J Med 304:1473–1476

18. Kather H (1981) Hormonal regulation of adipose tissue lipolysis in man: implications for the pathogenesis of obesity. Triangle 20:131–143
19. Kather H, Simon B (1981) Adrenoceptors of the alpha$_2$-subtype mediating inhibition of the human fat cell adenylate cyclase. Europ J Clin Invest 11:111–114
20. Kather H, Rittinghausen R, Müller P, Simon B (1981) Klassifizierung der Alpharezeptoren. Med Klinik 76:416–418
21. Kather H, Schröder F (1982) Adrenerge Therapie der arteriellen Hypertension: Mechanismen, Indikationen und Kontraindikationen. Deutsches Ärzteblatt 79:50–54
22. Kather H, Aktories K (1983) Adenylat-Cyclase/cAMP-System und bakterielle Toxine. Klin Wschr submitted
23. Krall F, Connelly M, Weisbart R, Tuck ML (1981) Age-related elevation of plasma catecholamine concentration and reduced responsiveness of lymphocyte adenylate cyclase. J Clin Endocrinol Metab 52:863–867
24. Leren P, Foss PO, Helgeland A, Hjerman I, Holme I, Lund-Larsen P G (1980) Effect of propranolol and prazosin on blood lipids. The Oslo study. Lancet I:4–6
25. Malbon CC (1980) Liver cell adenylate cyclase and β-adrenergic receptors; increased β-adrenergic receptor number and responsiveness in the hypothyroid rat. J Biol Chem 255:8692–8699 (1980)
26. Marlin GE, Thompson PJ, Chow CM, Reddel HK, Cheng S (1981) Bronchodilator action of prazosin. Lancet I:225
27. Mobley PL, Sulser F (1980) Adrenal corticoids regulate sensitivity of noradrenaline receptor-coupled adenylate cyclase in brain. Nature 286:608–609
28. Motulsky HJ, Insel PA (1982) Adrenergic receptors in man; direct identification, physiologic regulation and clinical alterations. N Engl J Med 307:18–29
29. Motulsky HJ, Hughes RJ, Brickman AS, Farfel Z, Bourne HR, Insel PA (1982) Platelets of pseudohypoparathyroid patients: evidence that distinct receptor-cyclase coupling proteins mediate stimulation and inhibition of adenylate cyclase. Proc Natl Acad Sci USA 79:4193–4197
30. Murayama T, Ui M (1983) Loss of inhibitory function of the guanine nucleotide regulatory component of adenylate cyclase due to its ADP-ribosylation by islet-activating protein, pertussis toxin, in adipocyte membranes. J Biol Chem 258:3319–3326
31. Popp DA, Shah SD, Cryer PE (1982) Role of epinephrine-mediated β-adrenergic mechanisms in hypoglycemic counterregulation and posthypoglycemic hyperglycemia in insulin-dependent diabetes mellitus. J Clin Invest 67:315–326
32. Rodbell M (1980) The role of hormone receptors and GTP-regulatory proteins in membrane transduction. Nature 284:17–22
33. Rosenquist U, Hylander B (1982) Lipolytic and circulatory responses to noradrenaline infusion in hypothyreoid subjects before and during thyroxin substitution. Life Sciences 30:641–650
34. Samuelson B (1983) Leukotrienes: mediators of imediate hypersensitivity reactions and inflammation. Science 220:568–575
35. Schocken DD, Roth GS (1977) Reduced β-adrenergic receptor concentration in ageing man. Nature 267:856–858 (1977)
36. Smith U, Sjöström L, Stenström G, Isaksson O, Jacobsson B (1977) Studies on the catecholamine resistance in fat cells from patients with phaeochromocytoma. Europ J Clin Invest 7:355–361
37. Starke K (1981) Alpha-adrenoceptor subclassification. Rev Physiol Biochem Pharmacol 88:199–236
38. Szentivanyi A (1968) The β-adrenergic theory of the atopic abnormality in bronchial asthma. J Allergy 42:203–232

Klinische Bedeutung von durch Betablocker induzierten Änderungen des Lipoproteinstoffwechsels

J. M. Cruickshank

Einführung

Seit vor über einem Jahrhundert entdeckt wurde, daß Cholesterin eine wesentliche Komponente der atherosklerotischen Plaques darstellt, und daß diese Substanz auch im Blut vorhanden ist, wurde ein hoher Forschungsaufwand betrieben, um ein besseres Verständnis der genauen Art der Beziehung der Lipide zur Atherogenese zu bekommen. Während eine hohe Plasmacholesterinkonzentration offenkundig mit einer hohen Inzidenz an Myokardinfarkten zusammenhängt [Kannel, 1971], bleibt die Bedeutung hoher Serumtriglyzeridwerte noch umstritten [Hulley, 1980].

Sowohl Cholesterin als auch die Triglyzeride sind an Transport-Lipoproteine im Plasma gebunden, und es wird behauptet, daß das eine oder andere Trägerlipoprotein spezifischer für die Atherogenese sei als Cholesterin. Während Cholesterin hauptsächlich an Lipoproteine hoher Dichte (HDL) und Lipoproteine niedriger Dichte (LDL) gebunden ist, sind die Triglyzeride an Lipoproteine sehr niedriger Dichte (VLDL), die Vorstufe der LDL, gekoppelt.

Lipid- und Lipoproteinstudien in der Vergangenheit haben meistens die direkte Beziehung von Cholesterin, LDL und VLDL zum KHK-Risiko betont [Gordon, 1977]. Je höher die Konzentration einer dieser Faktoren, desto höher das Risiko einer koronaren Herzerkrankung. 60 bis 80% des Gesamtcholesterins liegt als LDL vor [WHO Bericht, 1982], hauptsächlich diese Fraktion ist für die Unterschiede im Gesamtcholesterin der Populationen und für die Relation der Gesamtcholesterinwerte zum individuellen Risiko verantwortlich.

Der Schwerpunkt der Aufmerksamkeit liegt heute bei den Lipoproteinen hoher Dichte (HDL), die 20–30% des Gesamtcholesterins enthalten [WHO Bericht, 1982]. Alle Daten, die durch verschiedene Methoden in sehr unterschiedlichen Kollektiven erhoben wurden, weisen auf eine inverse Beziehung zwischen Plasma HDL-Cholesterinwerten und koronarem Risiko hin [Miller, 1977; Gordon, 1977; Goldbourt, 1979; Hulley, 1980]. HDL stellt ebenfalls einen wichtigen Risikofaktor in der Postinfarkt-Periode dar [Berge, 1982]. Das Vorhandensein von HDL sagt jedoch wenig über die Unterschiede des Risikos zwischen Populationen aus [WHO Bericht, 1982].

Die genaue Art der inversen Beziehung zwischen HDL-Cholesterin und koronarer Herzkrankheit ist noch nicht geklärt. Es wurde vermutet [Editorial, 1978a], daß die Lipoproteine niedriger Dichte das Cholesterin durch das Endothel der Gefäße transportieren, während die Lipoproteine hoher Dichter (HDL) dies verhindern.

Präzisere Risikovoraussagen können vielleicht erstellt werden durch Hinzuziehung weiterer Lipidfraktionen [Gordon, 1977] oder durch das Verhältnis HDL:LDL+VLDL [Rössner, 1982].

Der Bericht von Tanaka (1976) über eine gestörte Lipoproteinzusammensetzung während der Langzeitpropranololtherapie, der seitdem durch andere Arbeitsgruppen bestätigt wurde, gab Anlaß zur Sorge über mögliche klinische Auswirkungen dieser Veränderungen.

Im folgenden soll nun versucht werden, die klinischen Konsequenzen der durch Betablocker induzierten Veränderungen des Lipoproteinmusters zu bewerten, indem die Effekte der Betablockade auf die Atherogenese an tierexperimentellen Modellen, die Langzeitwirkungen einer solchen Therapie auf die Entwicklung einer koronaren Herzkrankheit beim Menschen und die Beweise für eine kardioprotektive Wirkung sorgfältig überprüft werden.

Wirkung der Beta-Adrenozeptorenblocker auf die Lipoproteinzusammensetzung

Die meisten Berichte weisen darauf hin, daß Betablocker einen theoretisch nachteiligen Effekt auf das Lipoproteinmuster haben, indem sie HDL und den „Cholesterinquotienten" (d. h. das Verhältnis von HDL-Cholesterin zur Summe von VLDL- plus LDL-Cholesterin) senken [Day, 1982; Leren, 1980; Lowenstein, 1982]. Der Hauptrisikofaktor, LDL-Cholesterin, wird jedoch kaum von der Betablockade beeinflußt, sondern bleibt meistens unverändert [Day, 1982]. Die Serumtriglyzeridkonzentration ist fast immer erhöht [Day, 1982]. Kardioselektive Betablocker wie Atenolol und Metoprolol scheinen einen geringen Effekt auf diese Parameter zu haben [Day, 1979; Rössner, 1983], besonders in niedriger Dosierung. Die Mechanismen, durch die diese Pharmaka die Plasmalipoproteine verändern, sind bei weitem noch nicht geklärt und wurden von Day (1982) diskutiert.

Wirkung der Betablockade auf die Atherogenese im Tiermodell

Die drei folgenden experimentellen Studien weisen darauf hin, daß Betablocker sogar einen positiven Einfluß auf die Atherogenese ausüben, trotz der „nachteiligen" Änderungen der Serumcholesterin- und Triglyzeridwerte.

Wirkung von Propranolol auf Cholesterin-induzierte atheromatöse Läsionen bei Kaninchen [Whittington-Colemann, 1973]

Es wurden 36 Kaninchen in drei Gruppen behandelt. Bei Zugabe von Propranolol zu einer cholesterinreichen Diät wurde das Serumcholesterin signifikant erhöht. Trotzdem unterdrückte Propranolol die Bildung von atheromatösen Plaques in der Aortenintima. Es wurden keine Läsionen in der Gruppe festgestellt, die Propranolol mit einer normalen Diät bekamen.

Wirkungen von Propranolol auf die Cholesterin-induzierte Atherosklerose bei Kurzschwanz-Makaken [Pick, 1977]

Vier Gruppen von je 5 Affen wurden entweder mit einer atherogenen Diät allein oder zusätzlich mit Propranolol, Minoxidil bzw. Clofibrat 6 Monate lang behandelt. Propranolol zeigte eine leichte aber nicht signifikante Schutzwirkung gegen die Cholesterin-induzierte koronare Atherosklerose. Dies ist in Abb. 1 als die Reduktion des Koronarindexes (das Produkt des Prozentsatzes der angegriffenen Koronargefäße und des Schweregrades, d. h. des Verengungsgrades der beteiligten Gefäße) dargestellt. Interessant ist, daß in dieser Studie der Vasodilatator Minoxidil dazu neigte, einen negativen Effekt auf die Atherombildung zu haben. In einer kleinen Pilotstudie derselben Arbeitsgruppe, wobei schwerwiegendere Läsionen in der Kontrollgruppe auftraten, zeigte Propranolol eine signifikante Schutzwirkung.

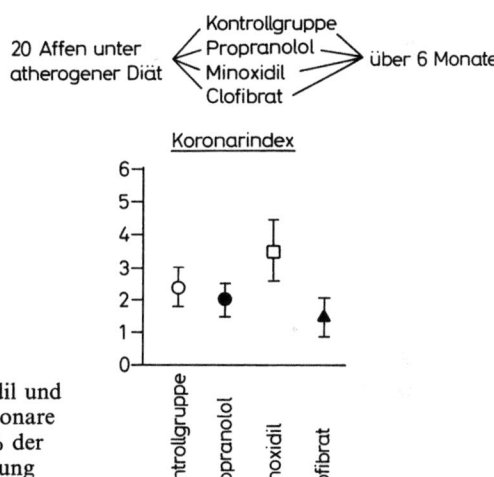

Abb. 1. Wirkung von Propranolol, Minoxidil und Clofibrat auf die Cholesterin-induzierte koronare Atherosklerose bei Affen. Koronarindex: % der Gefäße mit Läsionen x % der Gefäßverengung (Mittelwert). (Pick, 1977. Atherosclerosis 27 71)

Wirkung von Propranolol auf die experimentelle Atherosklerose bei Hähnen [Reinis, 1976]

Versuche mit Hähnen zeigten, daß eine Langzeitapplikation von Propranolol eine signifikante Erhöhung der Serumtriglyzeride bewirkte und die durch eine stark cholesterinhaltige Diät erhöhten Cholesterin- und Triglyzeridwerte noch steigerte. Trotzdem nahm unter Propranolol die Inzidenz Cholesterin-induzierter atheromatöser Plaques und Koronargefäßverschlüsse ab (Tabelle 1). Die Autoren meinen, daß der protektive Effekt auf einer verminderten Permeabilität der Gefäßwand für das atherogene Lipoprotein infolge der Katecholaminhemmung beruht.

Diese Vermutung wird von Shimamoto (1972) unterstützt. Er zeigte, daß sowohl Adrenalin als auch Angiotensin die Permeabilität des Gefäßendothels für Lipoproteine erhöhte.

Tabelle 1. Wirkung von Propranolol auf die experimentelle Atherosklerose bei Hähnen. (Reinis, 1976. Rev Czech Med *22* 117)

Morphologische Veränderungen in Koronargefäßen
Grad der durch Propranolol verminderten Atherosklerose

	Durchschnittliche Beteiligung der Koronararterien		
	Cholesterin (%)	Cholesterin + Propranolol (%)	
Lipoidinfiltration	29,3	23,4	NS
Atherosklerotische Plaques	15,8	6,1	p < 0,05
Atherosklerotische Obliterationen der Koronararterien	9,2	3,6	p < 0,05

Wirkung der Betablockade auf das Risiko einer Koronargefäßkrankheit beim Menschen

Obwohl prospektive randomisierte Studien noch fehlen, gibt es Hinweise darauf, daß die Dauerbehandlung von Angina pectoris oder Hypertonie mit Betablockern die Inzidenz von Erkrankungen der Koronararterien vermindert. Tatsächlich könnten Betablocker darin effektiver sein als andere Formen der antihypertensiven Therapie. Die Nachbeobachtungszeit betrug in diesen Studien nur ungefähr 5 Jahre, und es werden längere Beobachtungszeiten nötig sein, um festzustellen, ob diese Tendenz weiterbestehen bleibt. Auf jeden Fall sind die Hinweise ermutigend und werden im weiteren Verlauf diskutiert.

Stewart, 1976

169 Patienten mit schwerer unkomplizierter essentieller Hypertonie wurden in Gruppen aufgeteilt, je nachdem, ob sie eine Langzeitpropranololtherapie (121 Patienten) oder eine Therapie ohne jeglichen Betablocker bekommen hatten (48 Patienten). Die Risikofaktoren für die Entstehung eines Myokardinfarktes waren für beide Gruppen nicht signifikant verschieden. Nach einer (im Durchschnitt) 5,25jährigen Beobachtungszeit hatten 9 (7,25%) der Patienten in der Propranololgruppe einen ersten Infarkt erlitten, im Vergleich mit 15 (31%) Patienten in der Gruppe ohne Betablocker (p < 0,01).

Lambert, 1977

Eine retrospektive Analyse wurde bei 217 Patienten vorgenommen, die eine Angina pectoris mit oder ohne Hypertonie vorwiesen. 91 dieser Patienten hatten im

Tabelle 2. Retrospektive Studie über die Effekte einer Betablockade auf Morbidität und Mortalität bei Angina pectoris-Patienten (Infarkte und Todesfälle innerhalb von 3 Jahren). (Lambert, 1977. Cardiovasc Med 2 253)

Behandlung	Zahl	Infarkte		Tödliche Infarkte		% der tödlichen Infarkte
		Zahl	%/Jahr	Zahl	%/Jahr	
Betablocker	91	14	5,8	6	2,5	43
Andere	126	55	19,3	27	9,5	49

Infarktrate: $p < 0,001$; Mortalität: $p < 0,005$

Gegensatz zu den restlichen 126 einen Betablocker als Bestandteil ihrer Therapie erhalten. Die Gruppen waren gleich in Bezug auf Alter, Geschlecht, Blutdruck, Verlauf und Schweregrad der ischämischen Herzkrankheit. In den drei Jahren der Untersuchungsperiode betrug die jährliche Infarktrate der Gruppe, die keine Betablocker einnahm, mehr als das Dreifache der Infarktrate der Betablocker-Gruppe ($p < 0,001$) (Tabelle 2). Die Mortalität war viermal größer in der nicht Betablocker-behandelten Gruppe ($p < 0,005$).

Trafford, 1981

Es wurde eine fünfjährige Studie über die Effekte einer Therapie bei Patienten mit milder und mäßiger Hypertonie durchgeführt. Insgesamt 961 Patienten wurden in 4 Gruppen eingeteilt:

1. Normotensive Kontrollen, bzgl. Alter und Geschlecht gleiche Verteilung wie bei den Hypertonikern (n = 382)
2. Gut eingestellte Hypertoniker (n = 392)
3. Weniger gut eingestellte Hypertoniker (n = 111)
4. Unbehandelte Kontrollen (n = 76)

In 98% der Fälle handelte es sich bei den Antihypertonika um Betablocker. Sowohl Mortalität als auch Morbidität waren bei den unbehandelten Patienten bedeutend höher als bei den normalen Probanden. Die gut eingestellten Patienten zeigten keinen Unterschied in Mortalität oder Morbidität im Vergleich zu den normalen Probanden. Die Patienten der Gruppe III wiesen eine signifikant höhere kardiovaskuläre Morbidität, aber keine erhöhte Mortalität gegenüber den Gruppen I und II auf (Tabelle 3). Diese Ergebnisse bestätigen, daß eine gute Einstellung der Hypertonie (bei Behandlung von 98% der Patienten mit Betablockern) sich positiv auf eine Reduktion der kardiovaskulären Morbidität und Mortalität auswirkt.

Berglund, 1978

Die Mortalität und die Inzidenz nicht-tödlicher Infarkte und Schlaganfälle wurden bei behandelten und nicht behandelten hypertonen Männern verglichen.

Tabelle 3. Fünfjährige Follow Up-Studie über die Wirkung der Behandlung von milder und mäßiger Hypertonie. (Trafford BMJ 1981 282 1111)

Gruppe I	Normotensive Kontrollgruppe (n = 382)			
Gruppe II	Gut eingestellte Hypertoniker (n = 392)			
Gruppe III	Weniger gut eingestellte Hypertoniker (n = 111)			
Gruppe IV	Unbehandelte Probanden (n = 76)			

	I	II	II	IV
5jährige kumulative Mortalität (%)	2,3	0,5	3,6	17,1[a]
5jährige Morbidität und Mortalität an zerebrovaskulärer Krankheit:				
Morbidität (%)		0,5	10,8[a]	1,3[b]
Mortalität (%)	0,3			9,2[a]
5jährige Morbidität und Mortalität an ischämischer Herzkrankheit:				
Morbidität (%)	0,8	0,5	2,7	7,9[a]
Mortalität (%)	0,5	0,5	2,7[b]	7,9[b]

98% der Patienten wurden mit Betablockern behandelt.

[a] $p < 0,001$
[b] $p < 0,05$ im Vergleich zu Gruppe I

78% der behandelten Patienten bekamen im Verlauf der Untersuchungsperiode Betablocker. Die Kontrollgruppe, die in der Hauptsache unbehandelt blieb, bestand aus 391 Männern mit Blutdruckwerten unter 175/115 mm Hg. Die behandelte Gruppe bestand aus 635 Männern mit Blutdruckwerten über diesem Grenzwert. Die Gesamtsterblichkeit während der Untersuchungszeit war bei der behandelten Gruppe bedeutend niedriger (3,3% vs 6,1%). Der Unterschied in der Sterblichkeitsrate lag bei der koronaren Herzkrankheit ungefähr in derselben Größenordnung (0,8% vs 1,5%) wie die Inzidenz von nicht-letalen Myokardinfarkten (2,8% vs 5,4%). Der Unterschied in der Gesamtinzidenz von letaler und nicht-letaler koronarer Herzkrankheit war signifikant (3,6% vs 6,9%) (Abb. 2). Diese Ergebnisse weisen darauf hin, daß eine antihypertensive Therapie (bei der Mehrzahl der Patienten mit Betablockern) eine koronare Herzkrankheit bei Männern im mittleren Lebensalter verhindern oder verzögern kann.

Beevers, 1983

Es wurde eine Analyse der Ergebnisse bei der antihypertensiven Behandlung von 920 Patienten erstellt. Betablocker (hauptsächlich Oxprenolol und Propranolol) wurden alleine oder in Kombination mit anderen Arzneimitteln bei 416 Patienten angewandt, während 504 Patienten keine Betablocker bekamen. Männer wie auch Frauen, die mit Betablocker behandelt wurden, erlitten hochsignifikant weniger Herzinfarkte und Schlaganfälle als Patienten unter anderer Therapie. Die Gruppen waren hinsichtlich dem Schweregrad der Hypertonie oder der Kontrolle des Hochdrucks gleich (Abb. 3).

Durch Betablocker induzierte Änderungen des Lipoproteinstoffwechsels 49

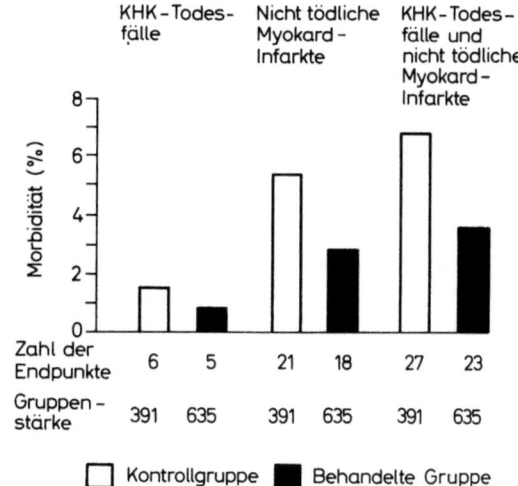

Abb. 2. Inzidenz von letaler und nichtletaler koronarer Herzkrankheit. (Berglund, 1978. Lancet *1* 1–5)

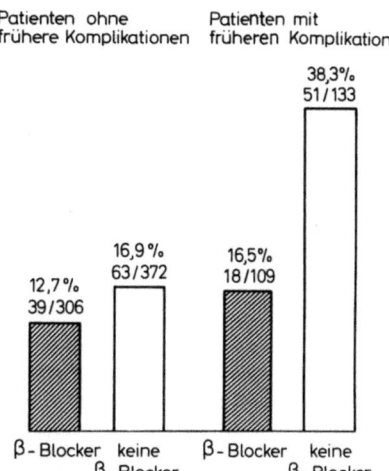

Abb. 3. Antihypertensive Medikation. Retrospektive Studie. (Beevers, 1983. Drugs 25, Suppl *2* 236)

Die Autoren schließen aus dieser nicht kontrollierten Studie, daß Betaadrenozeptorenblocker Vorteile gegenüber anderen Antihypertensiva zu haben scheinen. Dies muß durch kontrollierte Untersuchungen noch bestätigt werden.

Die kardioprotektive Wirkung der Betaadrenozeptorenblocker

Zwei weitere Aspekte der Betablockerwirkung auf das Herz sollten berücksichtigt werden, da hierbei eine kardioprotektive Wirkung klar bewiesen wurde.

Zustand nach Myokardinfarkt

Obwohl HDL als ein starker inverser Risikofaktor für Patienten, die einen Myokardinfarkt schon erlitten haben, erkannt wurde [Berge, 1982], wurde ohne Zweifel bewiesen, daß der Beginn einer Langzeittherapie mit einem Betablocker in der Postinfarkt-Phase zu einer signifikanten Verbesserung der Prognose in Bezug auf Mortalität und Morbidität führen kann. In Abb. 4 sind die Ergebnisse von 8 „late-entry" Postinfarkt-Studien wiedergegeben, (das sind Versuche, bei denen die Behandlung mehr als 48 Stunden nach dem akuten Ereignis beginnt). Sie zeigen für jede der Studien den Prozentsatz der Mortalitätssenkung sowie die 95%-Vertrauensgrenze [Lewis, 1982].

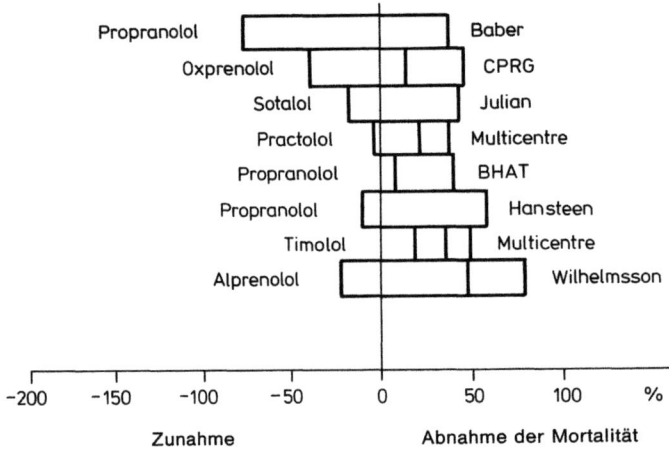

Abb. 4. Die 8 „late-entry" Studien. 95%iges Vertrauensintervall

Weiterhin wurde gezeigt, daß das kardioselektive Atenolol, wenn es akut innerhalb der ersten 12 Stunden nach Schmerzbeginn appliziert wird (5 mg i.v. sofort, 30 min später 50 mg oral und dann 100 mg/die oral 10 Tage lang oder bis zur Entlassung), sowohl die Größe des Infarktes (gemessen am Prozentsatz der erhaltenen R-Zacken im EKG und an der Ausschüttung des Herzmuskel-Isoenzyms CK MB) (Tabelle 4) als auch die Entwicklung eines manifesten Infarktes bei Patienten mit einem drohenden Infarkt bei Einlieferung verringert (Tabelle 5). Auch wurden Schmerz und Rhythmusstörungen durch die Behandlung vermindert, die Morbidität in der Postinfarkt-Periode nahm nicht zu [Yusuf, 1983].

Zustand nach Subarachnoidalblutung

Nach einer subarachnoidalen Hämorrhagie (SAH) findet eine starke Katecholaminausschüttung statt, die manchmal die Höhe der beim Phäochromozytom beobachteten Freisetzung erreichen kann [Walter, 1982]. Die SAH ist also ein perfektes „Streßmodell" in Bezug auf erhöhte Katecholamine, die wahrscheinlich

Tabelle 4. Oxford/Wythenshawe Post-Myokardinfarkt-Studie. (Yusuf, 1982)

Manifester Infarkt (Myokardinfarkt durch EKG bei Aufnahme in der Studie nachgewiesen)

	Manifest bei Aufnahme	Manifest am Ende der Studie	CK MB% IU/L	R-Zacken Index (%)	Kein Infarkt bei Studienende
Kontrollgruppe	140	137	159 ± 14	32 ± 2	3 (2%)
Atenolol	167	158	106 ± 7	42 ± 2	9 (5,4%)
			$2p < 0,0001$	$2p < 0,0001$	$2p < 0,07$

Tabelle 5. Oxford/Wythenshawe Post-Myokardinfarkt-Studie. (Yusuf, 1982)

Drohender Infarkt (Myokardinfarkt durch EKG bei Aufnahme in die Studie nicht nachgewiesen)

	Zahl der drohenden Infarkte	Zahl der manifesten Infarkte bei Studienende
Kontrollgruppe	94	59 (63%)
Atenolol	78	34 (44%)
		$2p < 0,02$

Gesamtanzahl der Patienten: 479; Gesamtanzahl der behandelten Infarkte: 172

für die bizarren EKG-Veränderungen und subendokardialen Nekrosen, die bei der SAH vorkommen können, verantwortlich sind [Cruickshank, 1975; Neil-Dwyer, 1978]. Eine adrenerge Blockade kann diese Läsionen verhindern. Neil-Dwyer et al. (1978) fanden, daß 6 SAH-Patienten die unter einer Placebobehandlung gestorben waren, nekrotische Myokardläsionen aufwiesen, während bei den Herzen von 6 Patienten die unter einer aktiven Therapie (Propranolol 80 mg alle 8 Stunden plus Phentolamin 20 mg alle 3 Stunden) starben, keine Läsion gefunden wurde. Sie schlossen daraus, daß die nekrotischen Myokardläsionen durch Katecholamine verursacht waren, und daß Propranolol einen kardioprotektiven Einfluß ausübte.

Zusammenhang zwischen Lipoproteinmuster und koronarer Herzkrankheit

Obwohl, wie bereits besprochen, niedrige HDL Konzentrationen und ein niedriges HDL:VLDL+LDL Verhältnis als starke koronare Risikofaktoren angesehen wurden [Rössner, 1982; Gordon, 1977], ist die genaue Art des Zusammenhanges nicht simpel und noch unklar. Einige Ergebnisse deuten an, daß eine Änderung der HDL-Konzentration nicht unbedingt die erwarteten Konsequenzen hat.

Eine spezielle Gruppe von Patienten, bei denen die HDL-Konzentration im Plasma äußerst gering ist (Tangier-Krankheit), weist z. B. keine Prädisposition für eine atheromatöse Erkrankung auf [Editorial, 1978a]. Überdies erhöht auch Nahrungscholesterin den HDL_2-Spiegel [Mistry, 1976], der die am stärksten mit dem koronaren Risiko verbundenen HDL-Untergruppe darstellt [Hammett, 1979]. Bisher wurde jedoch noch von niemandem vorgeschlagen, Cholesterin der Nahrung zuzufügen, um eine Koronargefäßerkrankung zu verhindern [Editorial, 1978b].

Obwohl Östrogene das HDL-Cholesterin erhöhen, hat eine solche Therapie ein tatsächlich höheres Koronarrisiko bei Männern zur Folge, vermutlich durch die Wirkung auf die Thrombogenese [Coronary Drug Project Research Group, 1973]. Dies zeigt, wie andere Faktoren die erwarteten Effekte auf koronare Risikofaktoren ausgleichen können.

Bei der Langzeittherapie mit Betablockern können verschiedene Faktoren mehr Bedeutung als die erwarteten Konsequenzen von biochemischen Veränderungen haben. Wahrscheinlich nimmt die günstige Wirkung dieser Pharmaka auf die zu behandelnde Krankheit, z. B. Angina pectoris oder Hypertonie, die wichtigste Stellung ein. Es gibt auch Hinweise darauf, daß diese Arzneimittel einen kardioprotektiven Effekt per se ausüben. Die Möglichkeit, daß die Betablockade die Permeabilität der Gefäßwand für atherogene Lipoproteine [Reinis, 1976; Shimamoto, 1972] vermindert, sollte auch in Erwägung gezogen werden.

Zusammenfassung und Schlußfolgerungen

Es ist erwiesen, daß eine Therapie mit Betablockern zu einer Erhöhung des Triglyzeridspiegels und zu einer Senkung des HDL-Cholesterins und des HDL-Cholesterin: VLDL + LDL-Cholesterinverhältnisses führen kann. Die hochatherogene LDL-Cholesterinfraktion wird aber nicht konstant von der Betablockade beeinflußt. Die Veränderungen von HDL und VLDL durch einen kardioselektiven Betablocker sind gering, vorausgesetzt, die Dosierung wird niedrig gehalten.

Diese Veränderungen wären mit einem erhöhten atherogenen Risiko verbunden, wenn keine Betablockade vorhanden wäre. Die klinischen Konsequenzen der beobachteten Betablocker-induzierten biochemischen Veränderungen sind unbekannt. Der Zusammenhang zwischen Lipoproteinmuster und Atherogenese ist kompliziert und kann sicherlich durch andere Faktoren beeinflußt werden, so daß es unmöglich ist, die klinische Relevanz vorauszusagen. Sicherlich sind die durch Betablocker hervorgerufenen „ungünstigen" Veränderungen nicht mit einem erhöhten Risiko für koronare Herzkrankheit verbunden. Tatsächlich zeigen tierexperimentelle Modelle, daß Betablocker gegen den atherogenen Prozeß schützen können, möglicherweise durch eine Verminderung der durch Katecholamine beeinflußten Permeabilität des Gefäßendothels für Lipoproteine. Überdies zeigten verschiedene nicht-randomisierte Studien, daß Betablocker, die in der Therapie der Hypertonie und Angina pectoris eingesetzt wurden, in der Tat das kardiovaskuläre Morbidität- und Mortalitätsrisiko senkten, und daß sie vielleicht darin noch effektiver als andere antihypertensive Therapieformen sein könnten.

Die Betablocker haben zweifellos einen kardioprotektiven Effekt beim Einsatz nach einem Infarkt, obwohl gezeigt wurde, daß HDL ein starker inverser Risikofaktor für diese Patientenkategorie ist. Es gibt auch Hinweise dafür, daß die Betablocker eine kardioprotektive Wirkung ausüben, wenn sie in extremen Streßsituationen wie der Subarachnoidalblutung angewandt werden.

Obwohl weitere Beweise aus prospektiven randomisierten Studien mit langer Nachbeobachtungszeit nötig sind, weist die Mehrzahl der Ergebnisse darauf hin, daß Betablocker tatsächlich gegen die Entwicklung einer koronaren Ischämie schützen, ungeachtet der Tatsache, daß sie potentiell „ungünstige" Veränderungen im Lipoproteinmuster verursachen.

Literatur

Beevers DG, Johnston JH, Larkin H, Davies P (1983) Drugs, 25, Suppl 2, 326–330
Berglund G, Sannerstedt R, Andersson O et al. (1978) Lancet, i, 1–5
Coronary Drug Project Research Group (1973) J. Amer. Med. Assoc., 226, 652–657
Cruickshank JM, Neil-Dwyer G, Lane J (1975) Cardiovasc. Res., 9, 236–245
Day JL, Simpson N, Metcalfe J, Page RL (1979) Brit. Med. J., 1, 77–80
Day JL, Metcalfe J, Simpson CN (1982) Brit. Med. J., 284, 1145–1151
Editorial (1978a) Lancet, 2, 1291–1292
Editorial (1978b) Lancet, 1, 478–480
Berge KG, Canner PL, Hainline A (1982) Circulation, 66, (6), 1176–1178
Goldbourt U, Modalie JH (1979) Am. J. Epidemiol., 109, 296–308
Gordon T, Castelli WP, Hjortland MC, Kannel WB, Dawber TR (1977) Am. J. Med. 62, 707–714
Hammett F, Saltissi S, Miller N, Rao S, Van-Zeller H, Coltart J, Lewis B (1979) Circulation, 60, II, 167
Hulley SB, Rosenman RH, Bawol RD, Brand RJ (1980) New Engl. J. Med., 302, 1383–1389
Kannel WB, Castelli WP, Gordon T, McNamara PM (1971) Ann. Int. Med., 74, 1–12
Lambert D (1977) Cardiovasc. Med., 2, 253–260
Leren P, Helgeland A, Holme I et al. (1980) Lancet, 2, 4–6
Lewis JA (1982) Brit. J. Clin. Pharmac, 14, 15–24
Lowenstein J, Neusy A J (1982) J. Cardiovasc. Pharmacol., 4, Suppl 2, Raven Press, New York, 262–264
Miller NE, Forde OH, Thelle DS, Mjos UD (1977) Lancet, i, 965–968
Mistry P, Nicoll A, Niehaus C, Christie I, Janus E, Lewis B (1976) Circulation 1976, 54, II-178
Neil-Dwyer G, Walter P, Cruickshank JM, Doshi B, O'Gorman P (1978) Brit. Med. J., 2, 990–992
Pick R, Glick G (1977) Atherosclerosis, 27, 71–77
Reinis Z, Lojda Z, Heyrovsky A, Horakova D, Reisenauer R (1976) Rev. Czech. Med, 22, 117–126
Rossner S (1982) J. Cardiovas. Pharmacol., 4, Suppl 2, 201–205, Raven Press, New York
Rossner S, Weiner L (1983) Drugs, 25, Suppl 2, 322–325
Shimamoto T, Sunaga T (1972) Atherosclerosis II, Eds Shimamoto T, Numano F, Addison GM, Excerpta Med. 3
Stewart I McD G (1976) Clin. Sci. Molec. Med., 51, 509–511
Tanaka N, Sakaguchi S, Oshige K, Niimura J, Kanehisa T (1976) Metabolism – Clinical & Experimental, 25, (10), 1071–1075
Trafford JAP, Horn CR, O'Neal H, McGonigle R, Halford-Maw L, Evans R (1981) Brit. Med. J. 282, (6270), 1111–1113
Walter P, Neil-Dwyer G, Cruickshank JM (1982) Brit. Med. J., 284, 1661–1664
Whittington-Coleman PJ, Carrier O, Douglas BH (1973) Atherosclerosis, 18, 337–345
W.H.O. Report (1982) World Health Organisation Technical Report Series No. 678.
Yusuf S, Rossi P, Ramsdale D et al. (1983) Drugs, 25, Suppl 2, 303–307

Betablocker bei der Behandlung kardiovaskulärer Erkrankungen

F. Bender

Der Beitrag befaßt sich mit der klinischen Indikationsbreite der Betarezeptorenblocker bei kardiovaskulären Erkrankungen. Wir haben es mit sehr häufigen Krankheitsbildern zu tun und deshalb haben die Betarezeptorenblocker für uns eine große Bedeutung in der täglichen Praxis.

An der Spitze steht die koronare Herzkrankheit in ihren verschiedenen Erscheinungsformen, der Angina pectoris, dem Herzinfarkt und der Myokardprotektion. Auf den frischen Herzinfarkt und die Myokardprotektion wurde schon von Herrn Cruickshank eingegangen, und der Beitrag von Herrn Wilhelmsson befaßt sich mit der Kardioprotektion. Sein Name ist ja mit den ersten Arbeiten über dieses wichtige Problem verbunden.

Bei der Angina pectoris stehen uns außer den Betarezeptorenblockern besonders die Nitrate und die Kalziumantagonisten zur Verfügung, so daß differenzialtherapeutische Überlegungen stattfinden müssen. Der ideale Patient für die Betarezeptorenblockade ist ein Patient, der zu erhöhter Herzfrequenz und zu erhöhtem Blutdruck neigt, die beide die Sauerstoffbilanz des Herzmuskels auf der Verbrauchsseite belasten und durch Betarezeptorenblocker korrigiert werden können. Außerdem wird die Kontraktilität des Herzmuskels verringert, wodurch ebenfalls Sauerstoff am Herzmuskel gespart wird. Die Belastungsangina stellt deshalb unumstritten die beste Indikation für Betarezeptorenblocker dar, während die Sauerstoffbilanz des Herzmuskels auf der Zufuhrseite durch Betablocker nicht zu bessern ist. Hier, vor allen Dingen bei Koronarspasmen, dominieren heute die Kalziumantagonisten. Die ungünstige Reflextachykardie nach Nitraten fehlt bei der Kombinationstherapie mit einem Betarezeptorenblocker, die deshalb häufig durchgeführt wird. In Deutschland sind fixe Kombinationen aus Nitraten und Betarezeptorenblockern im Handel.

Bei frischem Herzinfarkt kommt es regelmäßig zu einer Noradrenalin-Überproduktion, und damit zu einer deutlich erkennbaren Wirkung auch der Betarezeptorenblocker.

Das hyperkinetische Herzsyndrom, das wir bei Jugendlichen antreffen, ist eine ideale Indikation für die Betarezeptorenblocker. Das Streßsyndrom ist natürlich ebenfalls eine Indikation wegen der Frequenzsteigerung und Blutdrucksteigerung. Für die Sinustachykardie haben wir keine einzige andere Substanz, die in der Lage ist, wirklich genauso effektiv die Frequenz zu verringern wie die Betarezeptorenblocker. Bei Vorhof-Extrasystolen und -Tachykardien, bei ventrikulären Extrasystolen und -Tachykardien ist die Diskussion der Effektivität und der Anwendungsmöglichkeiten der Betarezeptoren in vollem Gange, besonders auch zur Verhinderung des Kammerflimmerns bei der Nachbehandlung des Herzinfarkts, wie wir aus Studien wissen, die in der ganzen Welt durchgeführt worden sind. Das Mitralklappen-Prolaps-Snydrom möchte ich nur kurz streifen. Wir wissen, daß bei dieser eigenartigen systolischen Vorbeugung der Mitralklappe in den linken Vorhof hinein eine zweifache Störung der autonomen Versorgung vorkommt, einmal durch eine Dysregulation des Vagus und zweitens auch des Sympathicus. Häufig findet man auch erhöhte Plasmakatecholaminspiegel und bei tachykarden Reaktionsformen lebensbedrohliche Herzrhythmusstörungen. Hier sind Betarezeptorenblocker indiziert.

Tabelle 1. Classification of Betablockers associated properties

Drug	Cardio-selectivity	ISA	Membrane stabilizing activity
Propranolol	0	0	+ +
Acebutolol	+	+	+
Alprenolol	0	+ +	+
Atenolol	+	0	0
Metoprolol	+	0	±
Oxprenolol	0	+ +	+
Pindolol	0	+ + +	0
Sotalol	0	0	0
Timolol	0	0	0

Tabelle 1 zeigt eine Zusammenstellung verschiedener Betablocker. Wir sind in der Klinik wohl der Meinung, daß die ISA eine bestimmte Indikationsbreite hat und von Bedeutung ist, zum Beispiel bei der Beachtung der einzelnen Teilfunktionen des Herzens, wenn sie auf verschiedene Art und Weise gestört sind. Bei völlig normaler autonomer Regulation meinen wir jedoch, daß man auf die ISA keinen Wert zu legen braucht. Z. B. wollen wir eine Kontraktilitätsverringerung bei Angina pectoris des Herzmuskels bewirken, haben aber eine Bradykardie vorliegen, dann sehen wir zum Beispiel mit Pindolol, Oxprenolol, Alprenolol eine nicht so starke Frequenzsenkung wie nach anderen Präparaten. Am stärksten sehen wir sie bei Sotalol. Bei vielen Patienten, die Sotalol erhalten haben, mußten wir wegen der Bradykardie, die gefährliche Bereiche erlangte, die Therapie absetzen und auf ein anderes Präparat übergehen. Andererseits ist Sotalol das beste Präparat bei starker, sonst therapierefraktärer Sinustachykardie, zum Beispiel bei Hyperthyreose. Wir legen keinen besonders großen Wert auf die membranstabilisierende Eigenschaft mancher Präparate. Die meisten Autoren, die darüber gearbeitet haben, sind heute der Auffassung, daß die antiarrhythmische Wirkung eine spezifisch beta-adrenerge Wirkung dieser Substanzen ist. Über die Kardioselektivität ist auf diesem Symposium auch schon gesprochen worden. Eine gewisse Bedeutung hat sie, aber sie ist nicht sehr hoch. Bei Patienten mit Asthma bronchiale sind Betarezeptorenblocker nach wie vor kontraindiziert, trotz der Kardioselektivität, die ja nicht 100%ig sondern nur relativ ist.

Zwei Beispiele zur ISA: Herr Gülker hat an unserer Klinik Experimente am reserpinisierten Hundeherz durchgeführt, und man sieht in Abb. 1, daß die PQ-

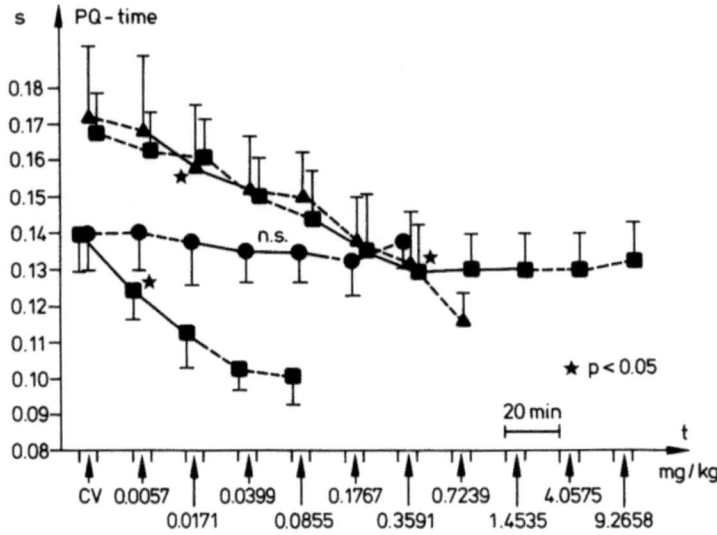

Fig. 1. Changes in PQ-time with cumulative doses of acebutolol ■, oxprenolol ▲, pindolol ■, and propranolol ● in the chronically reserpinized dog heart (each n=5, x̄±SEM, —— = therapeutic dose range; CV=control value; n.s.=not significant). (H. Gülker et al., Drug Res. 31, 1416, 1981)

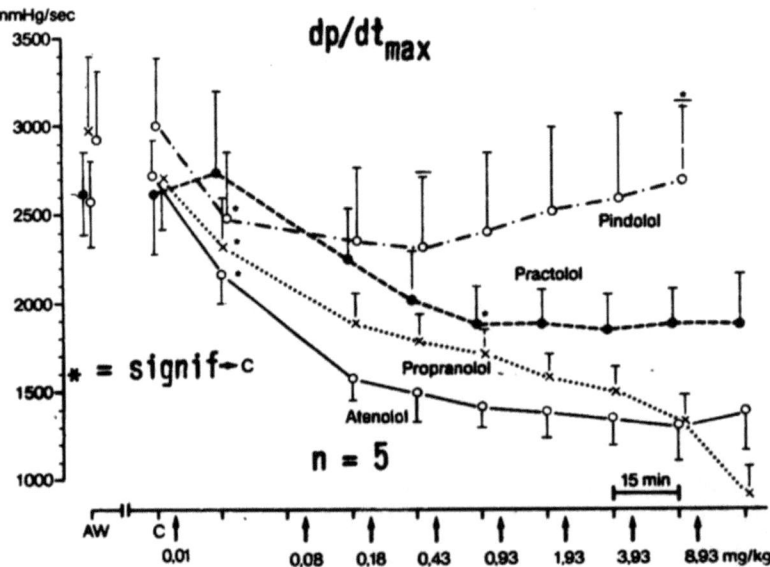

Fig. 2. Contractility of the heart in experimental myocardial infarction (dogs). (W. Meesmann et al. In: Beta-adrenerge Blocker und Hochdruck, Ganten et al. (eds.). Thieme, Stuttgart 1976)

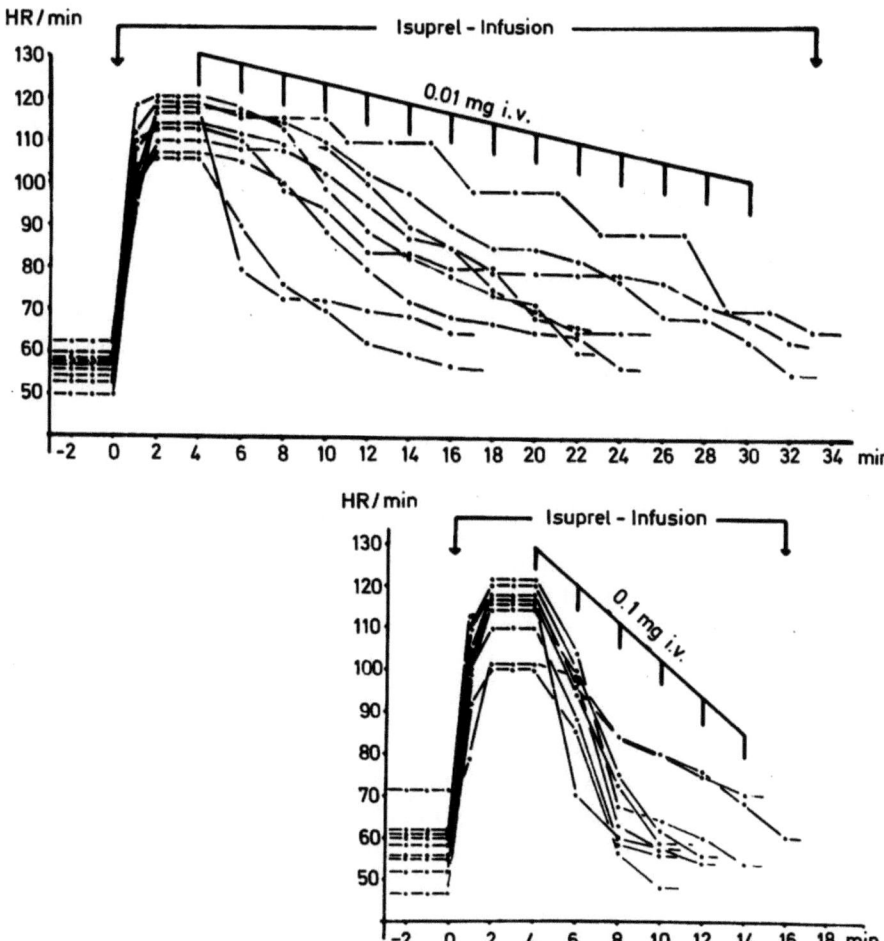

Fig. 3. Cumulative doses of Pindolol in young volunteers during Isuprel infusions

Zeit sich am stärksten verkürzt unter therapeutischen Dosen von Pindolol. Erhebliche Unterschiede bestehen gegenüber den beiden anderen Betarezeptorenblockern mit ISA, Acebutolol und Oxprenolol. Propranolol wurde als Referenzsubstanz gewählt.

Meesmann (Abb. 2) hat bei experimentellem Myokardinfarkt entsprechende Untersuchungen durchgeführt und gesehen, daß die Kontraktilität des Herzmuskels sich am geringsten veränderte nach Anwendung von Pindolol. Diese Eigenschaft der ISA wurde bei höheren Dosen noch deutlicher. Die Dosierung muß man besonders bei gefährdeten Patienten sehr kritisch betrachten. Wir führen am liebsten fraktionierte Injektionen der Substanzen durch.

Sehr frühzeitig, vor über 15 Jahren, haben wir solche Untersuchungen an gesunden Studenten durchgeführt (Abb. 3). Isoprenalin-Infusionen wurden in einer Dosierung verabreicht, die zu einer Zunahme der Herzfrequenzen auf über

Tabelle 2. Interactions of Betablockers and other drugs during treatment of cardiac disorders

(1) Useful: Reduction of reflex tachycardia and increase of cardiac output by nitrates and vasodilators
Support of antiarrhythmic efficacy of Class I agents (Sotalol)
(2) Adverse: Increase of side effects of Calciumantagonists
Increase of rate reduction by Digitalis Other (non cardiac)

120 Schläge pro Minute führten. Man sieht nach kumulierter i.v.-Injektion von je 0,01 mg verschiedener Betablocker eine sehr erhebliche unterschiedliche Reaktion auf die Herzfrequenz, verglichen mit der Verabreichung der 10fachen Dosis.

Die Interaktionen, z. B. mit Nitraten (Tabelle 2), wurden zum Teil schon genannt. Besonders durch Sotalol sehen wir eine erhebliche Unterstützung der antiarrhythmischen Wirkung wenn wir Präparate der Klasse 1 nach Vaughan Williams zusätzlich verabreichen. Sotalol hat nun die spezifische Eigenschaft, das Aktionspotential der Herzmuskelzelle zu verlängern und auf diese Weise ebenfalls antiarrhythmisch zu wirken. Sotalol allein ist kein potentes Antiarrhythmikum, in Kombination aber mit Substanzen der Gruppe 1, besonders mit Propafenon, ist es ein sehr wichtiges Präparat für uns in der Klinik. Unerwünschte Effekte treten durch Interaktionen mit Kalziumantagonisten auf, wobei man aber bei den Kalziumantagonisten auch wieder differenzieren muß. Die wenigsten Effekte findet man bei der Anwendung von Nifedipin. Die Verminderung der Herzfrequenz durch Digitalis wird durch die Anwendung von Betarezeptorenblockern verstärkt.

In der Abb. 4 ist schematisch dargestellt, wie eine myokardiale Hypoxie einen circulus Vitiosus auslöst, mit ventrikulären Arrhythmien, die sich beeinflussen lassen auf einer Ebene durch Betarezeptorenblocker und auf einer etwas späteren Ebene durch Kalziumantagonisten, die auch hier in Konkurrenz zu den Betarezeptorenblockern treten. Darauf werden wir noch zu sprechen kommen.

Die Practolol-Studie in Großbritannien hat unter anderem ergeben, daß der plötzliche Herztod bei Rauchern während des Rauchens häufiger vorkam als bei Nichtrauchern. Tierexperimentell sind wir dieser Frage nachgegangen und haben festgestellt, daß die Schwelle für die Ausbildung des Kammerflimmerns während einer Nikotininfusion, also einer sekundären Steigerung des Katecholaminstoffwechsels, erheblich absinkt (Abb. 5).

Die Reizschwelle sinkt noch erheblich tiefer, wenn man Kammerflimmern nach vorhergehender Extrasystole auslöst. Wenn man häufige Extrasystolen in Folge

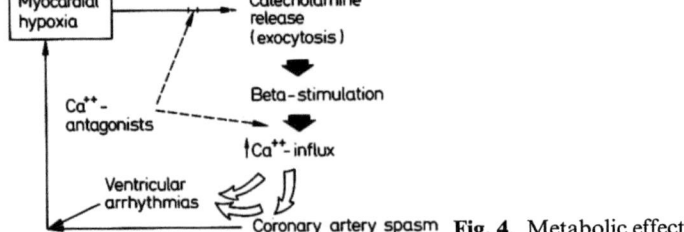

Fig. 4. Metabolic effects of myocardial hypoxia

Betablocker bei der Behandlung kardiovaskulärer Erkrankungen 59

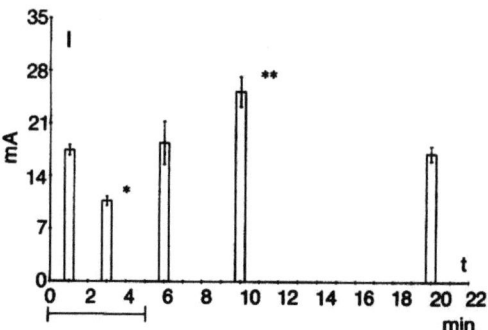

Fig. 5. Effect of nicotine (0.01 mg/kg × min over a 5 min period intravenously) on the ventricular fibrillation threshold of regular heart beats. n = 5; *p < 0,05; **p < 0.01; I = current intensity; ⊢⊣ = nicotine infusion

setzt, dann sinkt dieser Wert noch mehr ab und kommt in Bereiche, die normalerweise am lebenden Herzen schon Kammerflimmern verursachen.

Diese Untersuchungen stehen in völliger Übereinstimmung mit den Angaben von Han, der Dauerinfusionen von Katecholaminen durchgeführt hat und dabei auch Adrenalin und Noradrenalin einen völlig ähnlichen zeitlichen Ablauf der Erniedrigung der Flimmerschwelle, zweiphasig mit anschließendem Anstieg, gesehen hat. Es scheint also eine Gewöhnung an die Katecholaminstimulation zustandezukommen.

Meesmann hat bei Hunden festgestellt, daß es einen zweiphasigen Verlauf der Extrasystolie bei frischem Herzinfarkt gibt, der nicht durch Katecholamine beeinflußt werden kann. Man kann nach den ersten Minuten eine geringe Abnahme der Extrasystolierate sehen, in der 1-b-Phase aber keine Verminderung und statistisch errechnet sogar eine leichte Zunahme der Extrasystolie in der 2-b-Phase, die etwa 20 Minuten nach frischem Herzinfarkt andauert (Abb. 6). Dagegen ist die Rate des Kammerflimmerns erheblich gestiegen. Von sieben nicht behandelten Hunden hat nur ein Hund überlebt. Sämtliche Hunde waren ohne Kollateralen, was bei dieser Versuchsanordnung wichtig ist. Nach Atenolol dagegen überlebten sieben von zehn Hunden. Die kardioprotektive Wirkung von Betablockern ist in der Literatur inzwischen eine allgemein bekannte Tatsache. Jedoch auch durch Kalziumantagonisten, z. B. Verapamil, lassen sich bei gleicher Versuchsanordnung sowohl das Kammerflimmern als auch die Extrasystolen völlig verhindern. Die gleiche Wirkung hat Diltiazem, nicht jedoch Nifedipin, so daß der kalziumantagonistische Effekt per se hierfür nicht verantwortlich gemacht werden kann. Nifedipin ist ein sehr potenter Kalziumantagonist, auch bzgl. der Beeinflussung der Muskelfunktionen. Wenn man die antiarrhythmischen Parameter nimmt, scheint Nifedipin sich doch völlig anders zu verhalten und hieraus ergibt sich die Frage, wie die einzelnen Substanzen auf die elektrischen Funktionen des Herzens Einfluß nehmen.

Anhand einer Statistik, die wir durchgeführt haben, zeigt sich, daß Nifedipin keinen Effekt, Verapamil einen erheblichen Effekt auf die ventrikuläre Flimmerschwelle von Hunden hat (Abb. 7). Die Tabelle 3 zeigt eine Aufstellung der möglichen Angriffspunkte der Betarezeptorenblocker. Nach sympathischer Stimulation wurden experimentell all diese Funktionen von verschiedenen Autoren untersucht, so daß keine Zweifel darüber bestehen, daß sie eine große Rolle spielen. Zum Teil spielen die langsam einströmenden Kalziumionen eine große

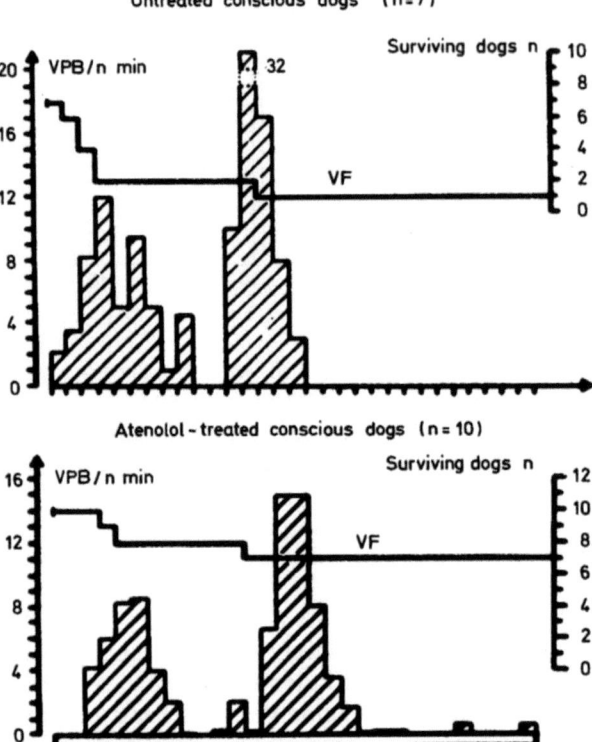

Fig. 6. Sympathetic nervous activity and arrhythmias. (W. Meesmann: Early Arrhythmias Resulting from Myocardial Ischaemia, Parratt, J. R. (ed.). McMillan Press, London 1982)

Tabelle 3. Cardiac dysrhythmias due to sympathetic stimulation (possible mechanism of Betablockade)

1. Enhanced diastolic depolarisation of sinus or ectopic cells
2. Reduction of resting potential in presence of elevated extracellular potassium (hypoxia)
3. Manifestation of unidirectional block causing re-entry phenomena
4. Increase of AV conduction rate in supraventricular tachycardias
5. Decrease of myocardial fibrillation threshold

Rolle, so daß hier möglicherweise die Kalziumantagonisten wirken, z. T. kommt es jedoch auch zu einer Akkumulation von Katecholaminen, was für die Wirksamkeit von Betarezeptorenblockern spricht. Der Hintergrund dieser Gedanken ist natürlich der plötzliche Herztod bei Patienten nach Herzinfarkt, eines der größten Probleme in den Industrieländern heutzutage.

Nicht so bedrohlich sind die Vorhofrhythmusstörungen, wobei bei Vorhofextrasystolen die Wirkung der Betarezeptorenblocker sehr beschränkt ist. Bei Vorhofflattern haben wir in keinem Fall eine Regularisierung gesehen, wir haben vielmehr, z. B. nach Alprenolol, die Entstehung von Vorhofflimmern aus Vorhofflattern gesehen.

Betablocker bei der Behandlung kardiovaskulärer Erkrankungen 61

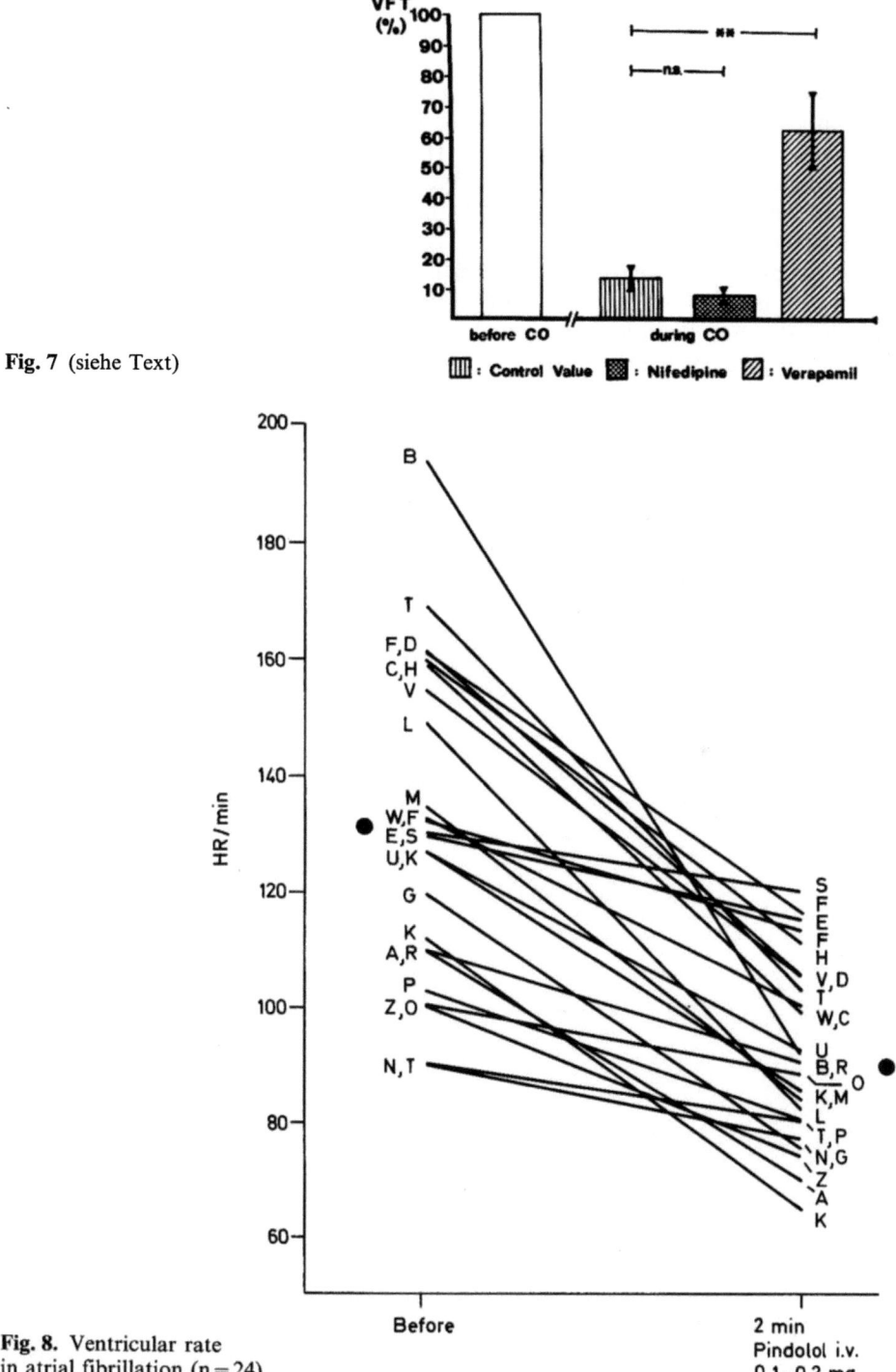

Fig. 7 (siehe Text)

Fig. 8. Ventricular rate in atrial fibrillation (n = 24)

Wir schließen daraus, daß die Betarezeptorenblocker auf die elektrischen Funktionen des Vorhofs Einfluß nehmen können, aber isoliert zur Regularisation nicht geeignet sind.

Zur Blockade des AV-Knotens dagegen können wir die Betarezeptorenblocker mit dem gleichen Erfolg wie die Kalziumantagonisten Diltiazim und Verapamil einsetzen. In Abb. 8 sind 24 Fälle mit Vorhofflimmern dargestellt, bei denen im Mittel eine erhebliche Senkung der Kammerfrequenz durch i.v.-Gabe eines Betablockers zustande gekommen ist. Die Wirkung ist – wie zu erwarten – abhängig von der Ausgangsherzfrequenz.

Auch wenn man Patienten mit Vorhofflimmern belastet (z. B. durch Treppensteigen), ist in allen Situationen die Frequenz unter dem Betablocker erheblich niedriger als ohne Betablocker, so daß wir bei diesen Patienten Betarezeptorenblocker mit großem Erfolg einsetzen können.

Auf die Nebenwirkungen ist Herr Kather bereits eingegangen. Bei längerem Gebrauch der Betablocker kann es zu einem sogenannten Entzugssyndrom kommen, einer Art Rebound-Phänomen. Man nimmt an, daß die Dichte der Betarezeptoren an der Zelloberfläche zunimmt und die zirkulierenden Katecholamine vermehrt Ansatzpunkte vorfinden. Bei Substanzen mit ausgeprägter ISA, besonders Pindolol, sind diese Absetzphänomene selten.

Verschiedene Autoren weisen darauf hin, daß es nach plötzlichem Absetzen von Betablockern zur Verschlechterung einer vorbestehenden Angina pectoris bzw. zum Auftreten eines Infarktes kommen kann.

Pathomechanismen der durch Betablocker induzierten Veränderungen der Plasmalipoproteine*

R. Mordasini, P. Weidmann, A. Gerber und W. F. Riesen

Hypertonie und Hyperlipoproteinämie sind wichtige kardiovaskuläre Risikofaktoren. Bei Hypertonikern wurde durch die wirkungsvolle Kontrolle des Blutdruckkes mit Diuretika, konventionellen Sympatholytika und, wo nötig, Hydralazin die kardiovaskuläre Prognose deutlich verbessert, wenn auch ein positiver Effekt auf den Verlauf der koronaren Herzkrankheit noch fraglich ist [1, 2]. Neuere Beobachtungen deuteten jedoch darauf hin, daß die Zugabe von Betablockern zur medikamentösen Therapie möglicherweise eine Abnahme der Inzidenz von Myokardinfarkten bei hypertonen Patienten zur Folge hat [3]. Dies warf die Frage auf, ob die konventionellere medikamentöse Therapie einen ungünstigen Einfluß auf einen anderen Risikofaktor als die Hypertonie ausübt, oder ob Betablocker einen günstigen Effekt haben, der mit den bisher eingesetzten Sympatholytika nicht erreichbar war. Einer der Faktoren, die zu berücksichtigen wären, ist ihre Wirkung auf den Lipoproteinstoffwechsel.

In vielen früheren Studien wurden die Gesamtserumtriglyzerid- und Cholesterinspiegel nur während der Therapie mit verschiedenen Betablockern bestimmt. Eine Interpretation dieser Daten in Bezug auf Atherogenität ist schwierig, weil Abweichungen im Gesamtlipidwert per se vielleicht weniger wichtig sind als bestimmte Veränderungen im Muster der Serumlipoproteine. Epidemiologische Studien haben gezeigt, daß sowohl eine Erhöhung der Lipoproteine niedriger Dichte (LDL) wie auch eine Verminderung der Lipoproteine hoher Dichte (HDL) das Risiko für die koronare Herzkrankheit erhöhen können [4, 5]. Dasselbe wird von erhöhten Werten von Triglyzerid-reichen Lipoproteinen vermutet [6]. Ferner ist in den letzten Jahren klar geworden, daß verschiedene der in der antihypertensiven Standardtherapie benutzten Pharmaka in der Tat auch in den Lipoproteinstoffwechsel einzugreifen vermögen.

Wirkung von Betablockern auf Plasmalipoproteine

Betablocker sind eine wichtige Alternative zu Diuretika in der Basistherapie der Hypertonie geworden, insbesondere für jüngere Patienten. Daher ist eine sorgfältige Bewertung sowohl von positiven als auch von möglichen negativen Effekten einer Betablockermonotherapie von großer praktischer Bedeutung. Der Einfluß von Betablockern auf Serumlipoproteine und/oder Gesamtlipide kann durch eine vergleichende Analyse von Berichten über Monotherapien mit mindestens zwölf Probanden pro Studie bewertet werden [7–9, 10–28].

---

* Diese Arbeit wurde durch die Nationale Schweizer Wissenschaftsstiftung unterstützt

64 R. Mordasini et al.

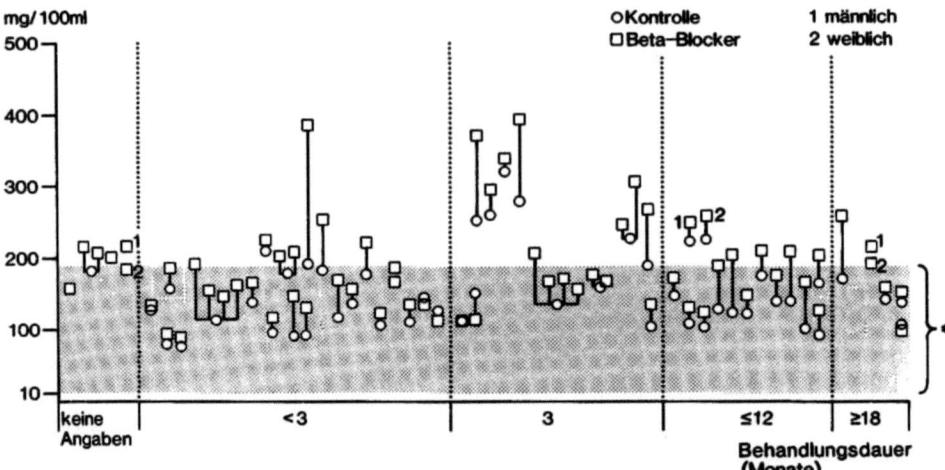

Abb. 1. Betablocker und Gesamt-Triglyceride (Auswertung von 44 Studien). * 90%-Vertrauensgrenzen bei Personen im Alter von 50–59 Jahren. (Wiss. Tab. Geigy, Bd. Blut, Ciba Geigy 1979, S. 116)

Es fällt auf, daß eine solche Therapie oft mit einer mäßigen Zunahme von Gesamt-Triglyzeriden und VLDL-Triglyzeriden (im Durchschnitt etwa 25 bzw. 40%, Abb. 1), und einer geringen aber oft statistisch signifikanten Abnahme von HDL-Cholesterin (durchschnittlich etwa 10%, Abb. 2) verbunden ist. Diese Veränderungen werden gleichermaßen nach zwei Wochen bis einem Jahr Betablockermonotherapie beobachtet. Andererseits waren Gesamt-Cholesterin und LDL-Cholesterin weitgehend unverändert während der Betablockertherapie (Abb. 3, 4; [7–10, 12–17, 19, 20, 22, 24, 28]).

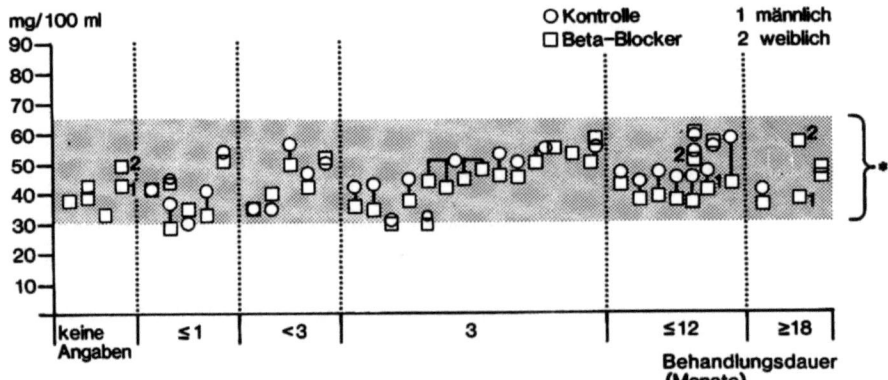

Abb. 2. Betablocker und HDL-Cholesterin (Auswertung von 32 Studien). * 90%-Vertrauensgrenzen bei Männern im Alter von 30–59 Jahren. (Wiss. Tab. Geigy, Bd. Blut, Ciba Geigy 1979, S. 116)

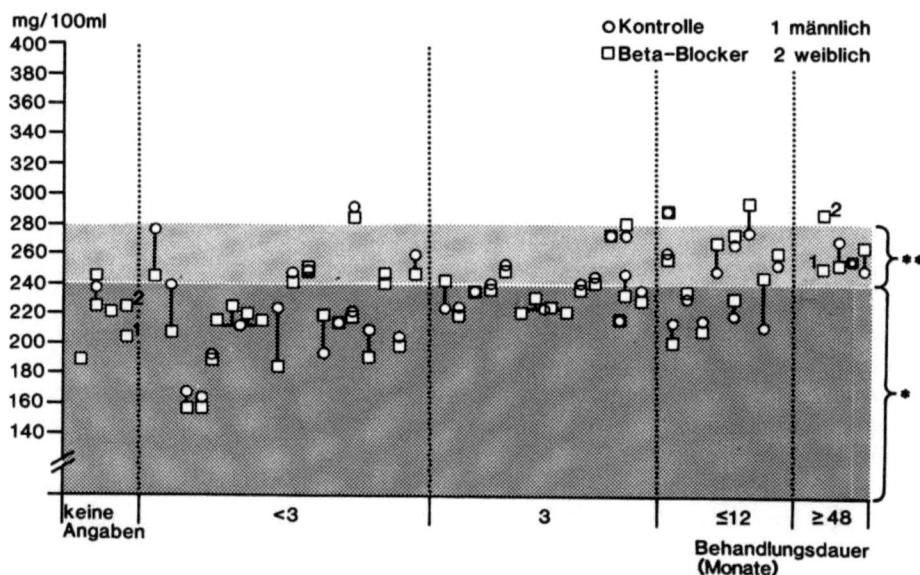

Abb. 3. Betablocker und Gesamt-Cholesterin (Auswertung von 38 Studien). * Normalbereich, ** Grenzbereich. (Wolfram, 1982)

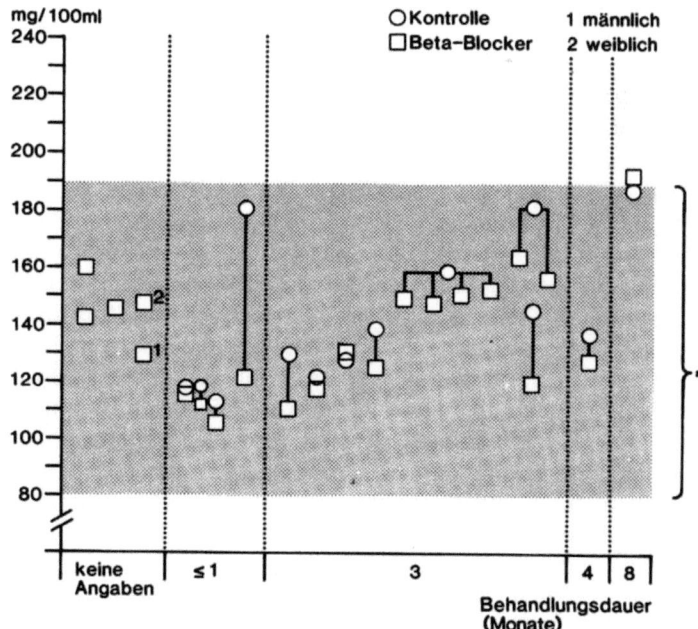

Abb. 4. Betablocker und LDL-Cholesterin (Auswertung von 13 Studien). * 90%-Vertrauensgrenzen bei Personen im Alter von 30–59 Jahren. (Wiss. Tab. Geigy, Bd. Blut, Ciba Geigy 1979, S. 116)

Ob und in welchem Maße die durch Betablocker induzierten Triglyzeriderhöhungen und HDL-Cholesterin-Abnahmen über ein Jahr Therapie hinweg bestehen, ist heute noch ungewiß. Die zwei verfügbaren Langzeitstudien zeigen eine sehr geringe und statistisch nicht signifikante Erhöhung der Gesamt-Triglyzeride nach fünf bis sechs Jahren Pindolol- oder Propranolol-Therapie. Jedoch wurden HDL oder andere Lipoproteinfraktionen nicht gemessen [9, 28].

Es wurde die Möglichkeit in Betracht gezogen, daß unterschiedliche Betablockertypen verschiedenartige Wirkungen auf den Lipoproteinstoffwechsel entfalten könnten. Eine Analyse der veröffentlichten Studien (s. o.) deutet darauf hin, daß, zumindest in der üblichen, zur antihypertensiven Therapie verwendeten Dosis, sowohl kardioselektive (Beta$_1$) als auch nichtselektive (Beta$_{1+2}$) Betablocker sehr ähnliche Veränderungen von Serum-Triglyzeriden und HDL-Cholesterin-Wert verursachen. Andererseits tendieren Betablocker mit sympathomimetischer Eigenwirkung (ISA) eventuell weniger dazu, eine Hypertriglyzeridämie herbeizuführen als diejenigen ohne ISA. Letztlich könnte die Höhe der vor der Behandlung gemessenen Lipidwerte eine Rolle spielen. Aus den vorhandenen Studien wird keine übereinstimmende Relation zwischen den Vorbehandlungswerten und den Betablocker-induzierten Erhöhungen der Gesamt-Triglyzeride ersichtlich; die scheinbare Tendenz zur Veränderung der VLDL-Triglyzeride in dieser Richtung ist schwer zu beurteilen, da es darüber nicht genügend Informationen gibt.

Mögliche Pathomechanismen

Es gibt keinen Beweis für eine erhöhte Lipoproteinsynthese während der Therapie mit Betablockern. Die Plasmaspiegel von freien Fettsäuren, Blutglukose und Insulin, die die wichtigsten Bestandteile für die hepatische Produktion der Lipoproteine darstellen, waren in den meisten Studien unverändert oder sogar gesenkt [22, 29, 30]. Es ist jedoch möglich, daß der Abbau der triglyzeridreichen Lipoproteine im Plasma leicht gestört ist [16, 31, 32]. Diese Lipoproteine werden intravaskulär durch ein System von verschiedenen lipolytischen Enzymen hydrolysiert [33]. Die Schlüsselfunktion spielen die Lipoproteinlipase und die hepatische Triglyzeridlipase. Diese Enzyme befinden sich im Endothel der Kapillaren und können im Plasma nur nach einer intravenösen Heparininjektion, die sie aus ihrer Bindung zur Kapillarwand löst, bestimmt werden [33]. Es wurde festgestellt, daß die Heparin-abhängige lipolytische Aktivität durch Betablocker vermindert wird [16, 31, 32]. Selektive Bestimmungen beider Enzyme haben eine erniedrigte Aktivität der Fettgewebs- und Muskellipoproteinlipase ergeben [33]. Diese Feststellung wird durch die Beobachtung einer gestörten Elimination von intravenös injiziertem Intralipid gestützt [16]. Folglich kann die Betablocker-induzierte Hypertriglyzeridämie möglicherweise durch einen gestörten Katabolismus von triglyzeridreichen Lipoproteinen im Plasma infolge einer beeinträchtigten Lipoproteinlipase-Aktivität erklärt werden. Der Grund für die reduzierte Enzymaktivität ist heute noch unbekannt. Es ist jedoch denkbar, daß durch die erhöhte VLDL die HDL-Konzentration erniedrigt wird [34], obwohl zusätzlich mitwirkende Mechanismen nicht ausgeschlossen werden können.

Literatur

1. Hodge JV, Smirk FH: The effect of drug treatment of hypertension on the distribution of deaths from various causes. Am Heart J 73:441, 1967
2. Beevers DG, Fairman MJ, Hamilton M, Harpur JE: Anti-hypertensive treatment and the course of established cerebral vascular disease. Lancet 1:1407, 1973
3. Stewart I McD: Compared incidence of first myocardial infarction in hypertensive patients under treatment containing propranolol or excluding beta-receptor blockade. Clin Sci 51:509 s, 1976
4. Castelli WP, Doyle JT, Gordon T, Hames CG, Hjortland MC, Hulley SG, Kagen A, Zukel W: HDL cholesterol and other lipids in coronary heart disease. The cooperative lipoprotein phenotyping study. Circulation 55:767, 1977
5. Kannel WB, Castelli WP, Gordon T: Cholesterol in the prediction of the atherosclerotic disease. New perspectives based on the Framingham study. Ann Int. Med 90:85, 1979
6. Carlson LA, Roessner S: Risk factors for myocardial infarction in the Stockholm Prospective Study. Acta Med Scand 206:351, 1979
7. Crisp AJ, Kennedy PGE, Hoffbrand BI, Ebbutt AF, Carruthers M: Lipids and lipoprotein fractions after cyclopenthiazide and oxprenolol: a double-blind crossover study. Curr Med Res Opin 7:101, 1980
8. Bauer JH, Brooks CS, Weinstein I, Wilcox HH, Heimberg M, Burch RN, Barkley R: Effects of diuretic and propranolol on plasma lipoprotein lipids. Clin Pharmacol Ther 30:35, 1981
9. Berglund G, Andersson O: Beta-blockers or diuretics in hypertension? A six year follow-up of blood pressure and metabolic side effects. Lancet 1:744, 1981
10. Martignoni A, Perani G, Finardi G, Mastropasqua E, Fogari R: Effect of mepindolol on serum lipids. Int J Clin Pharmacol Ther 20:543, 1982
11. Sommers DEK, Villiers LS, Van Wyk M, Schoenman HS: The effects of labetalol and oxprenolol on blood lipids. S A Med J 60:379, 1981
12. Shaw J, England JDF, Hua ASP: Beta-blockers and plasma triglycerides. Brit Med J 1:986, 1978
13. Ruehling K, Schauer I, Thielmann K: Intraindividual variability of plasma cholesterol and triglycerides and the effect of propranolol treatment. Artery 8:140, 1980
14. Leren P, Eide I, Foss OP, Helgeland A, Hjermann A, Holme I, Kjeldsen SE, Lund-Larsen PG: Antihypertensive drugs and blood lipids. The Oslo study. J Cardiovasc Pharmacol 4 (Suppl. 2):222 s, 1982
15. Schauer I, Schauer U, Ruehling K, Thielmann K: The effect of propranolol treatment on total cholesterol, HDL cholesterol, triglycerides, postheparin lipolytic activity and lecithin: cholesterol acyltransferase in hypertensive individuals. Artery 8:146, 1980
16. Day JL, Metcalfe J, Simpson CN: Adrenergic mechanism in control of plasma lipid concentrations. Brit Med J 284:1145, 1982
17. Leon AS, Agre J, Grimm R, Bell C, Bernstein C, Neibling M, McNally C, Hunninghake DB: Plasma lipid changes with aldomet and propranolol during treatment of hypertension. Circulation 66 (Suppl. II):11, 1982
18. Roessner S, Weiner L: A comparison of the effects of atenolol and metoprorol on serum lipoproteins. Drugs 25 (Suppl. 2):322, 1983
19. Beinart IW, Pearson RM, Cramp DG, Havard CWH: The effect of metoprorol on plasma lipids. Postgrad Med J 53:709, 1979
20. Pasotti C, Capra A, Fiorella G, Vibelli C, Chierichetti SM: Effects of pindolol and metoprolol on plasma lipids and lipoproteins. B J Clin Pharmac 13:435 s, 1982
21. Frishman W, Michelson E, Johnson B, Poland M, Johnson J, Brady P, Klein N, Le Jemtel T, Maskin C, Strom J, Eder H, Sonnenblick E, Dreifus L: Effects of beta-adrenergic blockade on plasma lipids: a double-blind randomized placebo-controlled multi-center comparison of labetalol and metoprorol in patients with hypertension. Am J Cardiol 49:984, 1982
22. Day JL, Simpson N, Metcalfe J, Page RL: Metabolic consequences of atenolol and propranolol in treatment of essential hypertension. Brit Med J 1:77, 1979
23. Lehtonen A, Hietanen E, Marniemi J, Peltonen P, Niskanen J: Effect of pindolol on serum lipids and lipid metabolizing enzymes. B J Clin Pharmacol 13:445 s, 1982

24. Eliasson K, Lins LE, Roessner S: Serum lipoprotein changes during atenolol treatment of essential hypertension. Eur J Clin Pharmacol 20:335, 1981
25. Veterans Administration Cooperative Study Group on Antihypertensive Agents: Comparison of propranolol and hydrochlorothiazide for the initial treatment of hypertension. II. Results of long-term therapy. JAMA 248:2004, 1982
26. Berglund G, Andersson O, Larsson O, Wilhelmsen L: Antihypertensive effect and side-effects of bendroflumenthiazide and propranolol. Acta Med Scand 199:499, 1976
27. Lehtonen A, Viikari J: Long-term effect of sotalol on plasma lipids. Clin Sci 57:405 s, 1979
28. Miettinen TA, VanHanen H, Huttunen JK, Naukkarinen V, Mattila S, Strandberg T, Kumlin T: HDL Cholesterol and beta-adrenoceptor blocking agents in a 5-year multifactorial primary prevention trial. Br J Clin Pharmacol 13:431 s, 1982
29. Newman RJ: Comparison of the antilipolytic effect of metoprolol, acebutolol and propranolol in man. Brit Med J 2:601, 1977
30. Harms HH: Cardioselective beta-adrenoceptor blocking agents: Human and animal studies in vitro and in vivo. Amsterdam, Enroprint BV, Riiswijk, 1977, p 115
31. Tanaka N, Sakaguchi S, Oshige K, Niimura T, Kanehisa T: Effect of chronic administration of propranolol on lipoprotein composition. Metabolism 25:1071, 1976
32. Barboriak JJ, Friedberg HD: Propranolol and hypertriglyceridemia. Atherosclerosis 17:31, 1973
33. Greten H, De Grella R, Klose G, Rascher W, de Gennes J, Gjone E: Measurement of two plasma triglyceride lipases by an immunochemical method: Studies in patients with hypertriglyceridemia. J Lipid Res 17:203, 1976
34. Bagdade J, Albers J: Plasma high-density lipoprotein concentrations in chronic hemodialysis and renal-transplant patients. New Engl J Med 296:1436, 1977
35. Leweling A: Betablocker und Plasmalipide – eine Bestandsaufnahme. Hochdruck 3 (Heft 4):29, 1983

Betablocker als Grundlage einer kardioprotektiven Therapie bei ischämischen Herzkrankheiten

C. Wilhelmsson, A. Vedin, R. Bergstrand, S. Johansson, G. Ulvenstam und A. Åberg

Die Wirkung der Betablockade auf die Überlebensrate, sowohl während der akuten Phase eines Herzinfarktes als auch längerfristig, wurde in vielen Untersuchungen erforscht. Acht positive prospektive Studien haben die Theorie erhärtet, daß eine chronische Betablockade während der Postinfarktphase die Gesamtmortalität effektiv senkt, insbesondere die Zahl der plötzlichen Todesfälle, die auf eine myokardiale Ischämie zurückzuführen sind [1–8]. Ungefähr 17 000 Patienten wurden in randomisierten placebokontrollierten Studien erfaßt.

Die Senkung der Mortalität in den verschiedenen Studien schwankt zwischen 18 und 55% (Tabelle 1). Es besteht ein grober Zusammenhang mit der Mortalität innerhalb ähnlicher Zeiträume nach Placebogabe. Die durchschnittliche Gesamtmortalitätssenkung betrug ungefähr 25%. Bei Studien mit einem frühen Behandlungsbeginn, z. B. vor dem 5. Tag, ist die Situation noch nicht völlig geklärt. Nur bei einer dieser Studien zeigte sich eine signifikante Senkung der Mortalität [5]. Die Timolol-, BHAT-, Göteborger Metoprolol- und die Sotalol-Studie haben gezeigt, daß nicht nur Todesfälle sondern auch nicht-letale Reinfarkte durch eine langfristige Betablockade verhindert werden können.

Im Idealfall sollte die Therapie nur Patienten, die aller Wahrscheinlichkeit nach daraus Nutzen ziehen, vorbehalten bleiben. Verschiedene Gesichtspunkte müssen bei der Auswahl von Patienten für eine akute oder Langzeit-Betablockade berücksichtigt werden. Die üblichen Kontraindikationen, die bei einer akuten oder einer langfristigen Therapie etwas verschieden sind, müssen bedacht werden. Um zu vermeiden, daß Patienten mit ohnehin günstiger Prognose unnötig behandelt werden, wäre es wünschenswert, nur Patienten, die höchstwahrscheinlich einen der Versuchsendpunkte erreichen würden, herauszufinden. Es wurden verschiedene Methoden angewandt, um Patienten mit besonders hohem Mortalitätsrisiko zu erfassen. Heute kann man durch verschiedene prognostische Modelle eine präzise Mortalitätsvoraussage erstellen. Um Todesfällen vorzubeugen müßte man also nur die Patienten mit hohem Risiko behandeln. Das Risiko eines nichttödlichen Infarktes hängt jedoch nicht mit diesen Variablen zusammen und muß mit anderen Faktoren verbunden werden. Einige dieser Faktoren sind bekannt, z. B. Nikotinabusus und Hypertonie, aber es erweist sich bisher noch als schwierig, nicht-tödliche Reinfarkte bei der Entlassung aus dem Krankenhaus vorauszusagen. Hinzu kommt, daß ein Patient, der erneut einen nicht-tödlichen Infarkt erleidet, in eine Gruppe mit einer schlechteren Prognose und einer viel höheren Mortalitätsrate eingestuft wird. Es ist daher nicht möglich, eine repräsentative Patientenzielgruppe für eine engere Betablockertherapie auszuwählen. Es ist kaum zu vermeiden, alle Reinfarktpatienten, die jünger als 75 Jahre alt sind und

Tabelle 1. Einige Merkmale der positiv abgeschlossenen Langzeitstudien mit Betablockern

Autor	Veröffent-licht	Aktive Substanz (Dosis)	Beginn nach MI	Dauer	Altersgrenzen (Jahre)	Zahl der Patienten	Kumulative Placebo-Mortalität (%)	Reduktion der Gesamt-Mortalität (%)	Reduktion der Mortalität bei Reinfarkt (%)
Wilhelmsson et al.	1974	Alprenolol (400)	5–8 Wochen	2 Jahre	57–67	230	12	50	11
Multicentre International	1975 1977	Practolol (400)	1–4 Wochen	1–3 Jahre	–70	3053	8[a]	20	23
Andersen et al.	1979	Alprenolol (10 iv; 400)	Akut	1 Jahr	Alle Altersgruppen	282 (198)	20 (35)[b]	55 (+37)[b]	Nicht veröffentlicht
Norwegische Studiengruppe	1981	Timolol (20)	6–27 Tage	1–3 Jahre (17)	20–75	1884	22	39	28
Hjalmarson et al.	1981	Metoprolol (15 iv; 200)	Akut	3 Monate	40–75	1395	9	36	Nicht veröffentlicht
Betablocker Herzinfarkt-Versuch	1981	Propranolol (120–140)	5–21 Tage	12–30 Monate	30–69	3837	10	26	Nicht veröffentlicht
Hansteen et al.	1982	Propranolol (160)	4–6 Tage	1 Jahr	35–70	560	13	32	24
Julian et al.	1982	Sotalol (320)	5–14 Tage	1 Jahr	30–69	1456	9	18	41

[a] Gesamt-Mortalität
[b] Unter und über 65 Jahre

keine Kontraindikation vorweisen, langfristig mit Betablockern zu behandeln.

In keiner Studie wurden die Patienten länger als 36 Monate beobachtet. Verschiedene Studien ergaben, daß eine Therapiedauer von 2 Jahren indiziert sei. Bei den Postinfarktpatienten verringert sich das relative Sterberisiko um so mehr, je länger der Infarkt zurückliegt. Die Zunahme von Morbidität und Mortalität im Vergleich zu gesunden Gleichaltrigen beträgt in den ersten 2 Jahren das 30- bis 50fache, im 3. Jahr das 5- bis 10fache und sinkt danach weiter. Der relative Wert einer prophylaktischen Therapie verringert sich also mit der Zeit. Nach 2 Jahren sollten Patienten, die vorbeugend behandelt werden, individuell wieder beurteilt werden.

Worauf die mortalitätssenkende Wirkung der verschiedenen Betablocker beruht, ist heute noch unbekannt. Es könnte also gefährlich und verfrüht sein, allen existierenden Betablockern eine sekundärpräventive Wirkung zuzuschreiben. Die verfügbaren Betablocker unterschieden sich in Bezug auf $beta_1$- und $beta_2$-Rezeptoraffinität und intrinsische sympathomimetische und membranstabilisierende Aktivität. Die einzige gemeinsame Eigenschaft aller Betablocker, die einen positiven Einfluß auf das Überleben ausüben, ist, daß sie die $beta_1$-Rezeptoren blockieren. Es ist wahrscheinlich, daß dies der wichtigste Effekt ist, aber man kann daraus nicht folgern, daß alle Pharmaka, die die $beta_1$-Rezeptoren blockieren, auch tatsächlich in der Prophylaxe nach einem Infarkt wirksam sind. Dazu ist genaueres über die Mechanismen, sowohl der Ischämie als auch der Betablockade, in dieser Situation zu wenig bekannt.

Nach Beendigung der Göteborger Alprenolol-Studie und der International Multicentre Practolol-Studie wurde die Langzeitbetablockade als eine wirksame Therapie bei Postinfarktpatienten in Göteborg akzeptiert. Die Langzeittherapie mit Betablockern wird seit 1975 als Routinemaßnahme nach Infarkt durchgeführt. Ob dies einen Effekt auf die Langzeitmortalität in der Zeit wischen 1968 und 1977 hatte, wurde nachgeprüft. Eine signifikante Senkung der Mortalität von ungefähr 40% in den ersten 2 Jahren nach dem Infarkt wurde über 10 Jahre hinweg festgestellt. Diese Senkung blieb auch bestehen nach Berücksichtigung der Todesumstände (vor/während der Hospitalisierung), der Veränderungen in der Höhe der primären kardiovaskulären Risikofaktoren, der verschiedenartigen Auswahlverfahren der Patienten, ihrer Rauchgewohnheiten, ihres Alters und der Prognose. Die Verbreitung der Betablockertherapie ist die plausibelste Erklärung für die Senkung der Postinfarktmortalität.

Die drei wichtigsten Risikofaktoren für den Myokardinfarkt (MI) sind Hypercholesterinämie, Nikotinabusus und Hypertonie. Frühere Studien haben gezeigt, daß Rauchen und Hypertonie auch Risikofaktoren für einen möglichen Reinfarkt sind [9, 10]. Die Rolle der Hypercholesterinämie hierbei ist umstritten. Wir haben die Gesamtserumcholesterinwerte 3 Monate nach Infarkt gemessen. Zu diesem Zeitpunkt waren sie gegenüber den Vorinfarktwerten unverändert. Die Gesamtmortalität war in den obersten Cholesterinquintilen ($p = 0,02$) am höchsten. Auch wenn eine Korrektur nach Cox für die Faktoren Alter, prognostischer Index und Änderung der Rauchgewohnheiten nach dem Infarkt durchgeführt wurde, blieb dieser Zusammenhang bestehen [11]. Aufgegliedert nach Alter (≤ 49, 50–59, ≥ 60) und Nachbeobachtungszeit (1–24 Monate und 25–84 Monate) war der Zusammenhang zwischen Mortalität und Cholesterinquintile nur auf Patienten unter 50 während der späten Nachbeobachtungszeit beschränkt (p = 0,01).

Es gibt widersprüchliche Angaben zu den Wirkungen von Betablockern auf den Lipidstoffwechsel. Die wichtigste Frage ist, ob eine Änderung des Gesamtcholesterins und der anderen Lipidfraktionen während der Langzeittherapie mit Betablockern die atherosklerotischen Vorgänge bei Patienten mit ischämischer Herzkrankheit verschlimmern und dadurch ihre Prognose verschlechtern könnte. Zuverlässige Daten zeigten jedoch, daß eine selektive chronische Betablockade mit Metoprolol das Gesamtcholesterin in einer zweijährigen Nachbeobachtungszeit nicht erhöht. Überdies wurden ähnliche Ergebnisse für andere Lipidfraktionen gefunden [12].

Zusammenfassend gilt die chronische Betablockade nach Myokardinfarkt nunmehr als gesicherter Faktor zur Senkung der Langzeit-Mortalität. Angesichts der geringen Voraussagekraft der Lipidfraktionen und des geringen Einflusses zumindest einiger Betablocker auf diese Lipidfraktionen gibt es keinen Grund, Betablocker nicht zur Basisprophylaxe nach Myokardinfarkt zu benützen.

Literatur

1. Wilhelmsson C, Vedin A, Wilhelmsen L, Tibblin G, Werkö L (1974): Reduction of sudden deaths after myocardial infarction by treatment with alprenolol. Lancet 2:1157–1160
2. A Multicentre International Study (1975): Improvement in prognosis of myocardial infarction by long-term beta-adrenoceptor blockade using practolol. Br Med J 1:735–740
3. Andersen MP, Fredriksen J, Jürgensen HJ, Pedersen F, Bechsgaard P, et al (1979): The effect of alprenolol on mortality among patients with definite or suspected acute myocardial infarction. Lancet 2:865–868
4. Norwegian Study Group (1981): Timolol-induced reduction in mortality and reinfarction in patients surviving acute myocardial infarction. N Engl J Med 304:801–807
5. Hjalmarson Å, Herlitz J, Malek I, Rydén L, Vedin A, et al (1981): Effects on mortality of metoprolol in acute myocardial infarction. A double-blind randomized trial. Lancet 2:823–827
6. Beta-Blocker Heart Attack Trial Research Group (1982): A randomized trial of propranolol in patients with acute myocardial infarction. I. Mortality results. J Am Med Ass 247:1707–1714
7. Hansteen V, Møinicker E, Lorentsen E, Andersen A, Strom O, et al (1982): One year's treatment with propranolol after myocardial infarction: Preliminary report of Norwegian multicentre trial. Br Med J 284:155–160
8. Julian DG, Jackson FS, Prescott RJ, Scekely P (1982): Controlled trial of sotalol for one year after myocardial infarction. Lancet 1:1142–1147
9. Mulcahy R, Hickey N, Graham I, Mc Kenzie G (1975): Factors influencing long-term prognosis in male patients surviving a first coronary attack. Br Heart J 37:158–165
10. Wilhelmsson C, Vedin A, Elmfeldt D, Tibblin G, Wilhelmsen L (1975): Smoking and myocardial infarction. Lancet 1:415–420
11. Vedin A, Wilhelmsen L, Wedel H, Pettersson B, Wilhelmsson C, Elmfeldt D, Tibblin G (1977): Prediction of deaths and reinfarctions after initial myocardial infarction. Acta Med Scand 201:309–316
12. Fager G, Verglund G, Bondjers G, Elmfeldt D, Lager I, Olofsson S-O, Smith U, Wiklund O (1983): Effects of anti-hypertensive therapy on serum lipoproteins, treatment with metoprolol, propranolol and hydrochlorothiazide. Artery, to be published

Betablocker als Grundlage einer kardioprotektiven Therapie bei Hypertonie

F. R. Bühler

Zunächst soll daran erinnert werden, daß die antihypertensive Therapie wirksam und einfach sein muß, gut vertragen werden sollte, und daß alles, was in dieser Hinsicht geschieht, gute Medizin ist.

Wir haben keinen Grund, irgendein Therapieschema zu sehr und zu apostolisch zu verkünden. Eine bedeutende Frage ist aber die nach der kardioprotektiven Wirkung der Antihypertensiva. In der Veterans Administration Study wurde nachgewiesen, daß durch antihypertensive Behandlung kardiovaskuläre Komplikationen mit Ausnahme von Myokardinfarkt und plötzlichem Herztod vermieden werden können.

Die zunehmende Verwendung von Betablockern in der Hochdruckbehandlung hängt zweifelsfrei mit der Verbreitung der Monotherapie zusammen. In einer Arbeit aus dem Jahr 1972 konnten wir zeigen, daß jüngere Patienten mit hohen Reninspiegeln besonders gut auf die Betablockade ansprechen. Tatsächlich findet man eine Beziehung zwischen Alter und Renin und Alter und der Betablockerwirksamkeit. Abbildung 1 zeigt, daß der Blutdruck wie bekannt mit dem Alter zunimmt, vor allem der systolische infolge einer Abnahme der Windkesselfunktion. Ähnlich verhält sich der diastolische Blutdruck. Die antihypertensive Wirksamkeit der Betablocker ist besser in den jüngeren Altersgruppen als bei den älteren: Dreiviertel der Jüngeren werden drucknormalisiert, 50% bei den 40- bis 60jährigen und relativ wenige bei den noch Älteren. Diese Daten wurden uns kürzlich von der MRC-(Medical Research Council)Studie, die zur Zeit in England läuft, bestätigt. Dies heißt nicht, daß die älteren Patienten nicht mit dem Betablocker behandelt werden sollen, die antihypertensive Wirksamkeit ist jedoch geringer.

Es bleibt die Frage, welchen Betablocker man zur Drucksenkung wählen soll. Wir sind der Meinung, daß praktisch alle Betablocker den gleichen antihypertensiven Effekt haben: Vergleicht man die verschiedenen Substanzen Propranolol, Oxprenolol, Pindolol, das neue LL 21 945, Metoprolol, Atenolol, man kann auch Practolol und Acebutolol hinzunehmen, miteinander, so ist, unabhängig von Selektivität bzw. Nicht-Selektivität, Vorhandensein oder Fehlen einer ISA, die antihypertensive Wirksamkeit in etwa dieselbe (Abb. 2). Das geht auch aus den meisten sorgfältig durchgeführten gekreuzten doppelblinden Studien hervor. Bei 44% der Patienten kann man den hohen Blutdruck mit einer Betablocker-Monotherapie normalisieren. 37% benötigen eine Kombination aus Betablocker und Diuretikum und bei 10% ist ein weiterer therapeutischer Effekt durch den Zusatz eines Vasodilatators zu erzielen. 9% sind nur mit Schwierigkeiten einzustellen.

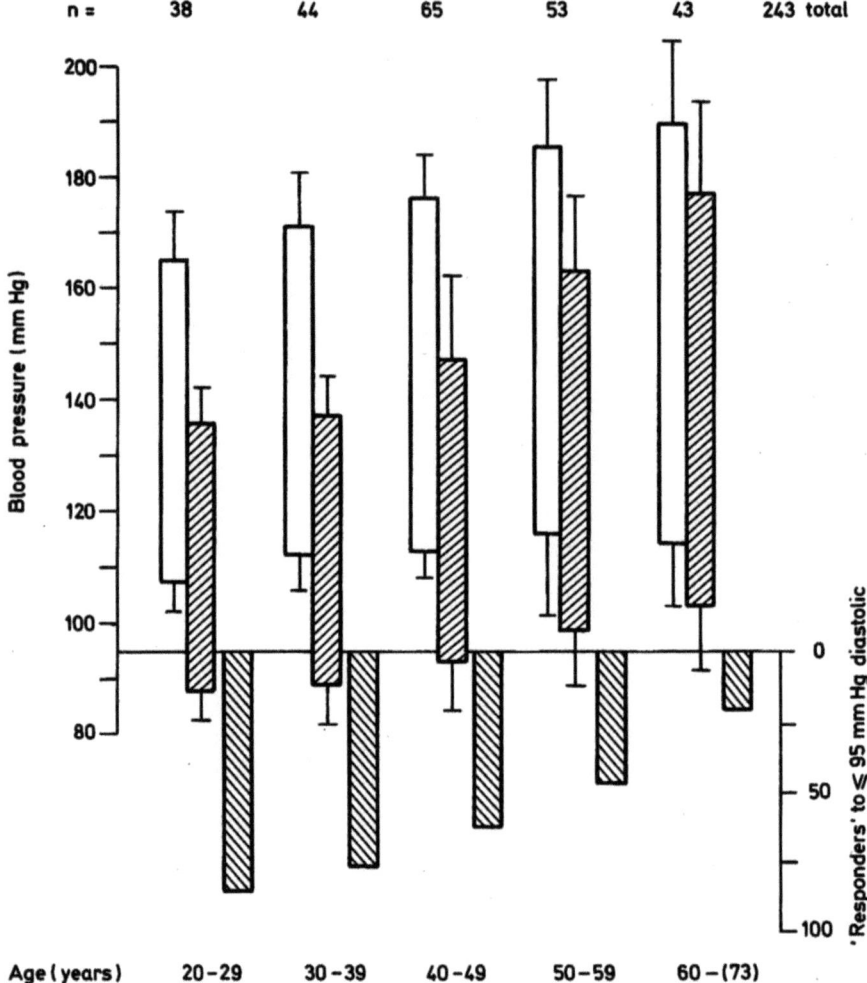

Fig. 1. Age-dependent antihypertensive efficacy of Betablocker monotherapy in essential hypertension

Aus diesen Beobachtungen heraus wurde das bisher gültige Therapieschema (Diuretikum an 1. Stelle, Betablocker oder Sympathikolytikum an 2. Stelle und Vasodilatator an 3. Stelle) innerhalb der letzten 10 Jahre geändert (Abb. 3): Nunmehr steht der Betablocker vor allem bei den jüngeren Patienten an 1. Stelle, an 2. Stelle werden Diuretika und an 3. Stelle Vasodilatatoren verwendet.

Im weiteren soll auf drei Probleme kurz eingegangen werden: Was könnten die Vorteile einer Betablockertherapie sein? Muß das Diuretikum tatsächlich an 2. Stelle stehen oder gibt es Alternativen? Was wissen wir über die sogenannte Kardioprotektion und wie ist deren Mechanismus?

Die Frage der Kardioprotektion war Gegenstand der Veterans-Administration-Studien. Wie Abb. 4 zeigt, führte die antihypertensive Therapie zur

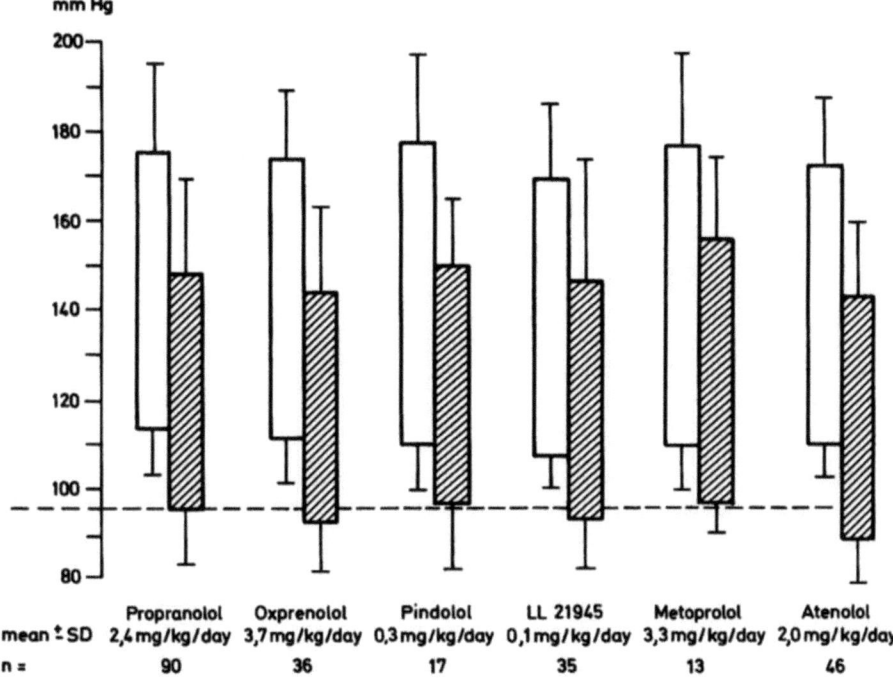

Fig. 2. Similar antihypertensive efficacy of various types of Beta blocking drugs

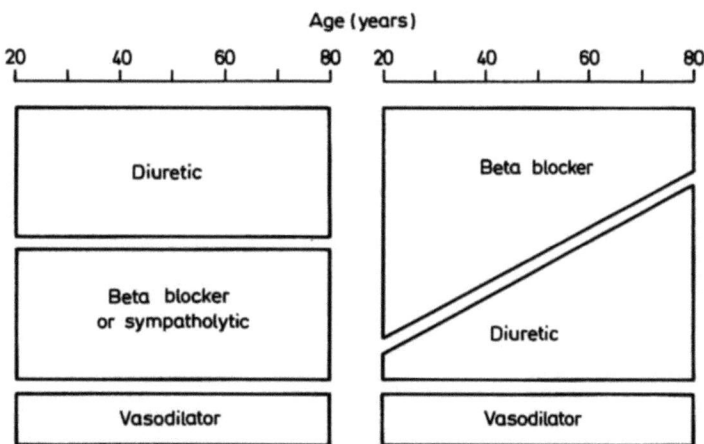

Fig. 3. Antihypertensive treatment plans

Reduktion der Gesamtmortalität, der zerebrovaskulären Insulte, zum fast vollständigen Rückgang der Herzinsuffizienz, aber hatte, wie bereits erwähnt, keinen Effekt auf die Infarktrate und die Häufigkeit des plötzlichen Herztodes. Dies stellt ein Problem dar und führt zu der Frage, ob es feine Unterschiede zwischen Diuretika und Betablockern gibt.

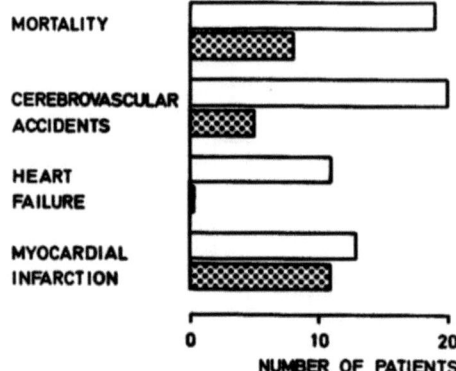

Fig. 4. VA-study: effect of antihypertensive therapy (diastolic pressure 90–114 mm Hg, 4 years). (JAMA 213, 1143, 1970)

In Bezug auf die antihypertensive Wirksamkeit sind Betablocker und Diuretika miteinander vergleichbar. Diuretika steigern jedoch die Katecholamine und Angiotensin, vermindern die Plasma-Kalium-Konzentration, wenn nicht gleichzeitig Kalium-sparende Diuretika gegeben werden, steigern die freien Fettsäuren, vermindern das Blutvolumen, erhöhen die Blutblättchenaggregierbarkeit und die Blutviskosität. Dies hat zweifellos Auswirkungen auf die Mikrozirkulation und auf die elektrische ventrikuläre Stabilität. Diese Effekte sind bei den Betablockern nicht vorhanden. Dies könnte rein theoretisch einen Vorteil für die Betablocker darstellen. Meines Erachtens ist die Konsequenz daraus jedoch lediglich, daß man, wenn man Diuretika anwendet, sie in niedriger Dosierung gibt. Niedrige Dosierungen können praktisch den gleichen antihypertensiven Effekt ausüben wie relativ hohe Dosen.

Welche weiteren Vorteile könnten Betablocker haben? In den von uns durchgeführten Lipoproteinstudien haben wir keine Änderung von Cholesterin, HDL-Cholesterin, LDL-Cholesterin und Triglyceriden während einer 6monatigen Therapie mit 320 mg/Tag Oxprenolol bei 9 Patienten mit essentieller Hypertonie gesehen (Abb. 5). Dieses Bild entspricht weitgehend dem, was Dr. Mordasini in seinem Beitrag geschildert hat. 7 der Patienten erhielten zusätzlich zum Betablocker das Diuretikum Chlortalidon in einer niedrigen Dosis von 20 mg/Tag. Wir haben sie über weitere Monate verfolgt und dabei gesehen, daß ein Diuretikabedingter erwarteter Anstieg von Cholesterin und Triglyceriden nicht erfolgte, zumindest nicht in dem Maße, in dem man ihn mit der diuretischen Therapie allein erwarten würde (Abb. 6). Daraus haben wir geschlossen, daß die Kombination aus Betablocker und Diuretikum sich günstig auf die Lipoproteinzusammensetzung auswirken kann, was immer das für die Arteriosklerose und die Kardioprotektion bedeuten mag. Auch das VLDL-Cholesterin und die freien Fettsäuren änderten sich unter der Behandlung mit Oxprenolol bzw. Oxprenolol + Chlortalidon nicht.

Derartige Studien wurden von uns auch mit anderen Betablockern durchgeführt: Mit LL 21 945 sowie mit Propranolol haben wir einen leichten Cholesterin-Triglyceridanstieg gefunden. Die Relevanz solcher Veränderungen ist jedoch bei weitem noch nicht klar und unserer Meinung nach stellen sie für die antihyper-

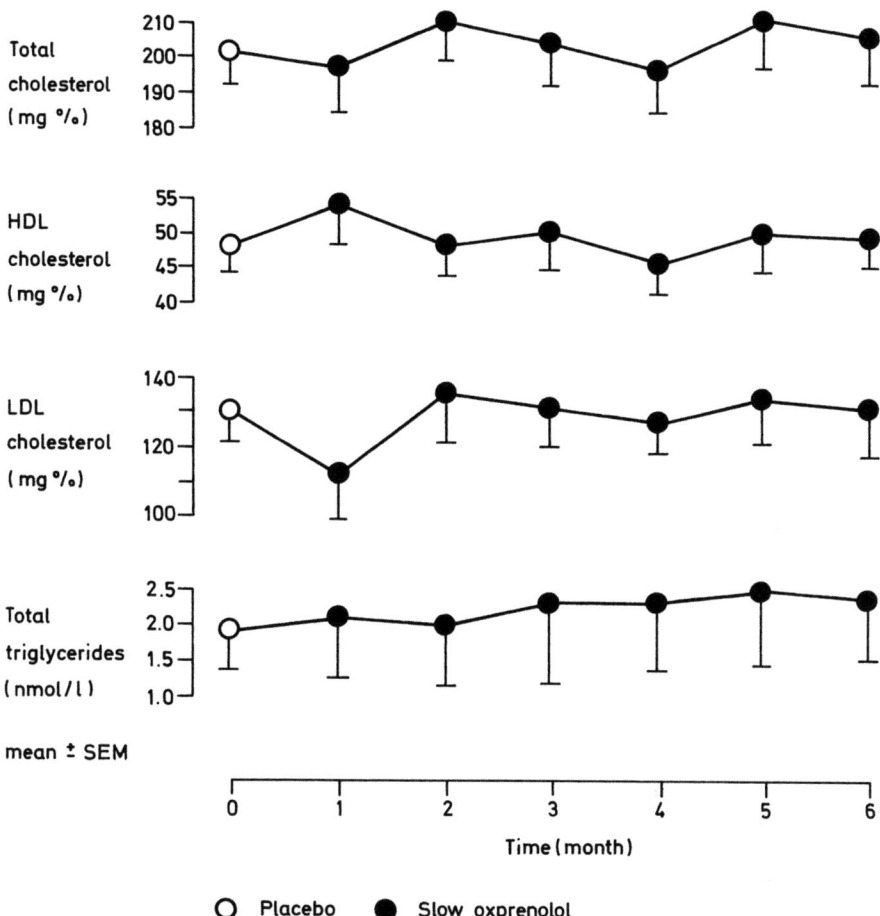

Fig. 5. Effect on plasma lipid fractions of slow oxprenolol monotherapy in 9 patients with essential hypertension

tensive Therapie keinen Grund dar, den einen oder anderen Betablocker zu verwenden oder nicht zu verwenden.

In den letzten Jahren haben sich die Calciumantagonisten als eine mögliche Alternative zu den Diuretika angeboten. Dies könnte uns für eine kardioprotektive orientierte antihypertensive Therapie evtl. von Nutzen sein. In Abb. 7 werden Verapamil (420 mg/Tag) und Nifedipin mit verschiedenen anderen Therapieverfahren verglichen. Die antihypertensive Wirkung von Verapamil entspricht der von Betablockern, Diuretika und Nifedipin. Dabei scheint Verapamil – und auch Nifedipin – besonders ein Medikament für die älteren Patienten mit niedrigen Reninwerten darzustellen, vor allem auch für jene, die relativ hohe Blutdrucke vor der Behandlung aufwiesen (Abb. 8). Daraus ergibt sich für uns eine Komplimentarität zwischen Betablockern und Calciumantagonisten, wobei man die Calciumantagonisten wahrscheinlich anstelle der Diuretika einsetzen könnte. Gra-

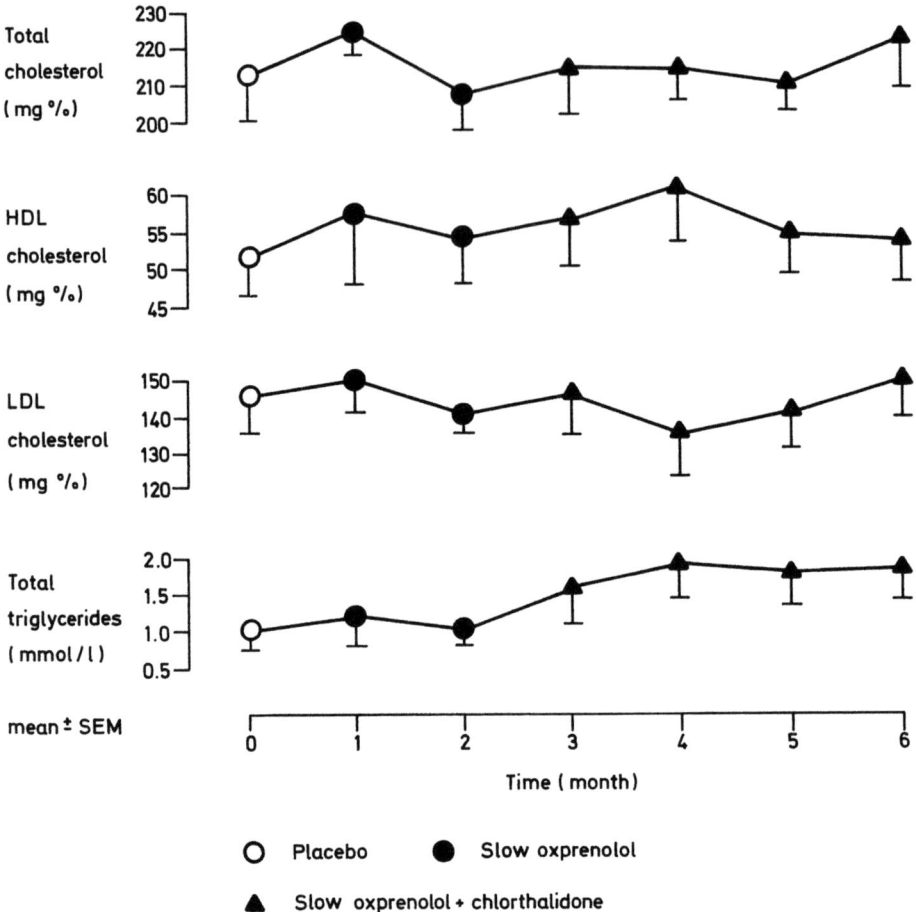

Fig. 6. Effect on plasma lipid fractions of slow oxprenolol + chlorthalidone in 7 patients with essential hypertension

phisch wird das Therapieschema, wie wir es uns für die Zukunft vorstellen, in Abb. 9 gezeigt. Danach sollten die Betablocker vor allem bei den jüngeren Patienten eingesetzt werden, da ihre Wirkung hier effektiver ist. Calciumantagonisten würden in der Therapie vor allem der älteren Patienten angewendet werden; hier bietet sich die Monotherapie mit diesen Substanzen an, nachdem experimentelle Daten vorliegen, daß auch Calciumantagonisten evtl. kardioprotektiv wirken können. Niedrig dosierte Diuretika ständen dann an 3. Stelle des Therapieschemas.

Um nochmals auf die sogenannte Kardioprotektion zurückzukommen, wir haben bisher keinen eindeutigen Beweis für eine solche Wirkung von Antihypertensiva. Es gibt lediglich Hinweise für einen kardioprotektiven Effekt.

Wir haben seit 1976 an der Planung und Durchführung einer Studie gearbeitet, der sogenannten IPPPSHP (International prospective primary prevention study in hypertension), einer randomisierten, placebokontrollierten, doppelblind

Betablocker als Grundlage einer kardioprotektiven Therapie bei Hypertonie 79

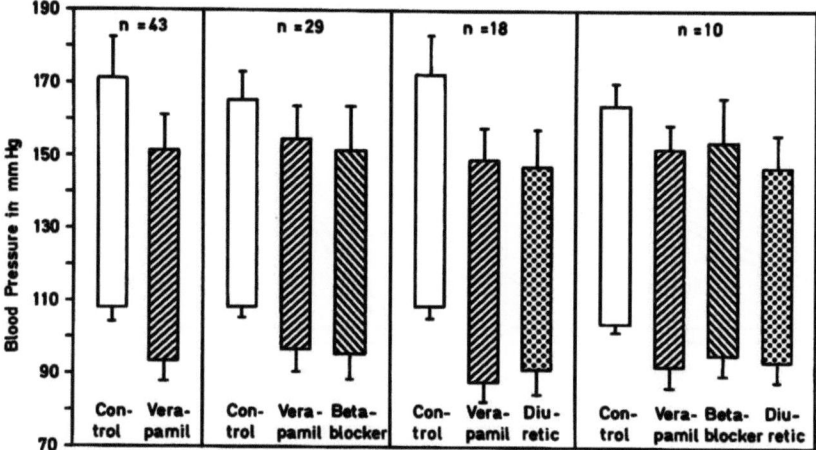

Fig. 7. Intraindividual comparison of antihypertensive responses to Verapamil, Betablocker, diuretic therapy and Nifedipine. (Mean ± SD)

durchgeführten Studie mit Oxprenolol, aus der wir uns eine Aussage zur Kardioprotektion erhoffen. Eine Patientengruppe erhält Oxprenolol in Kombination mit anderen Antihypertensiva, die andere Gruppe erhält keinen Betablocker, jedoch eine im wesentlichen auf Diuretika basierende effektive Behandlung. Das Ziel dieser Studie besteht darin, eine Therapie mit u. a. Betablockern mit einer keine Betablocker enthaltenden Therapie zu vergleichen bezüglich der Inzidenz von Infarkten, plötzlichem Herztod, zerebrovaskulären Komplikationen und ganz besonders auch einen Vergleich zwischen Wirksamkeit und Verträglichkeit dieser antihypertensiven Therapieverfahren anzustellen. In diese Studie wurden

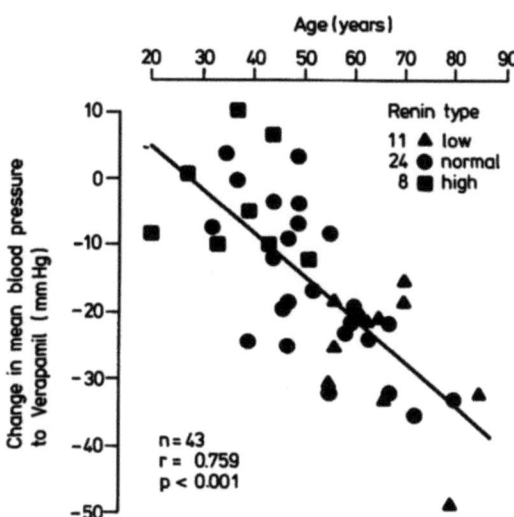

Fig. 8. Antihypertensive efficacy of long-term Verapamil therapy is directly related to age and indirectly to Renin in essential hypertension

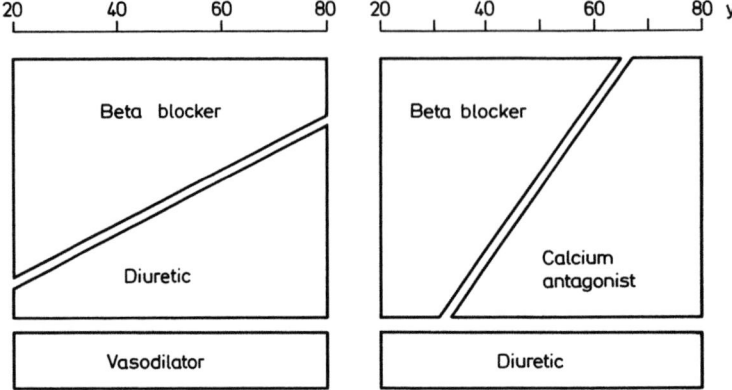

Fig. 9. Alternative antihypertensive three component therapy as related to age in patients with essential hypertension

bis Ende letzten Jahres 6708 Patienten in 6 Ländern aufgenommen, sie wird Ende 1983 abgeschlossen und Anfang 1984 ausgewertet. Da der Code noch nicht gebrochen wurde, können wir bisher lediglich sagen, daß wir eine ausgezeichnete Randomisierung haben bezüglich der Vorbehandlungswerte.

Zusammenfassend scheint die Bedeutung der Lipoproteine in der antihypertensiven Therapie allzu hoch gespielt zu werden. Die kardioprotektive Wirkung der Betablocker wird noch diskutiert, doch wir hoffen, durch die IPPPSHP neue Resultate bezüglich der Kardioprotektion, des Effektes auf zerebrovaskuläre Komplikationen, Wirksamkeit und Verträglichkeit zu bekommen.

Adrenerge Steuerung der Cholesterin-Synthese*

W. Krone, D. Müller-Wieland und H. Greten**

Einleitung

Einige blutdrucksenkende Wirkstoffe verändern die Konzentrationen der Lipoproteine im Plasma (Überblick s. bei 1) und können daher eventuell das Risiko einer koronaren Herzkrankheit erhöhen. Die den unerwünschten Wirkungen der Pharmaka zugrunde liegenden Mechanismen könnten unterschiedlicher Natur sein und wurden bisher noch nicht geklärt. Die vorliegende Untersuchung wurde mit dem Ziel geplant, zur Klärung der Wirkung adrenerger Substanzen auf den Cholesterin-Stoffwechsel beizutragen. Dazu wurden Experimente an frisch isolierten menschlichen mononukleären Leukozyten durchgeführt. Diese Zellen erweisen sich als nützlich zur Untersuchung der Regulation der Cholesterin-Synthese durch Lipoproteine [2], Hormone [3] und Pharmaka [4] und zum Nachweis von Störungen der low-density Lipoprotein-Rezeptoren bei familiärer Hypercholesterinämie [5].

Material und Methoden

Isolierung und Inkubation mononukleärer Leukozyten

Nach der Methode von Boyüm wurden mononukleäre Leukozyten aus peripherem Blut gesunder Menschen isoliert [6]. Die Zellen wurden mit Krebs-Ringer-Phosphatpuffer, pH 7,4, der 15 mmol/l Glucose enthielt, gewaschen. Das gewaschene Sediment wurde resuspendiert und in konische Plastikröhrchen mit 50 ml Inhalt (Falcon, Calif., USA) überführt. Jedes Röhrchen enthielt 1 bis 2×10^6, in Krebs-Ringer-Phosphatpuffer, pH 7,4, aufgenommene Zellen und folgende Zusätze: Glucose (15 mmol/l), Natriumacetat (0,5 mmol/l), Minimum Essential Medium-Vitamin- und Minimum Essential Medium-Aminosäurelösung ohne L-Glutamin (Gibco, Glasgow), 100 Einheiten Penicillin/ml, 100 µg Streptomycin/ml und 40% lipid-armes Serum (Volumenverhältnisse). AB-negatives Plasma, dessen Verwendungsdatum abgelaufen war, wurde von der Blutbank bezogen und durch Zusatz von 0,035 ml Calciumchlorid (0,11 mol/l) und 1,2 Einheiten Thrombin (Parke Davis u. Co) pro ml Plasma in Serum überführt. Durch Erhit-

---

* Diese Arbeit wurde durch die Deutsche Forschungsgemeinschaft/Sonderforschungsbereich 34, Endokrinologie, unterstützt
** Mit technischer Unterstützung durch Angela Wilke und Nicolette Meyer

zen auf 56 °C für eine Dauer von 30 Minuten wurde das Komplement-System im Serum inaktiviert. Der Lipid-Gehalt des so behandelten Serums wurde nach der Methode von McFarlane erniedrigt [7]. Die mononukleäre Leukozyten enthaltenden Kolben wurden in einem bewegten Wasserbad bei 37 °C für die angegebenen Zeiten inkubiert, dann das Inkubationsvolumen durch Zusatz von 50 µl (2-^{14}C) Acetat (10 µCi; 55 mCi/mmol; Radiochemical Centre, Amersham) auf 2 ml erhöht, und die Inkubation für eine Dauer von zwei Stunden fortgesetzt. Adrenerge Agonisten und Antagonisten wurden, wie in den Legenden zu den Abbildungen beschrieben, zugesetzt.

Messung der Sterin-Synthese

Die Inkubationen wurden durch Zusatz von 7,5 ml Chloroform/Methanol (Volumenverhältnis 1:2) beendet und 10^5 cpm (1,2-^{3}H) Cholesterin (Radiochemical Centre, Amersham) als interner Standard zugesetzt. Die Lipide wurden nach der Methode von Bligh und Dyer [8] extrahiert und mit methanolischem Kaliumhydroxid (2 mol/l) für eine Stunde bei 70 °C verseift. Die nicht verseifbare Fraktion wurde dreimal mit 2 ml Hexan extrahiert, die Extrakte vereinigt und davon eine Menge von 5 ml nach Zusatz von 10 ml Insta-Gel Szintillationsflüssigkeit (Pakkard Instrument Co.) in einem Packard Tri-carb Szintillations-Spectrometer (Modell 300 C) gezählt. Die Wiederfindungsrate von (^{3}H)Cholesterin wurde zur Korrektur Prozess-bedingter Verluste an (^{14}C)Acetat, das in nicht verseifbare Lipide eingeschlossen wird, benutzt.

Die durch Ausschluß von Erythrosin B geprüfte Lebensfähigkeit der Zellen wurde routinemäßig für jede Zellpräparation bestimmt und lag unter allen experimentellen Bedingungen über 95 %. Die Reinheit der Zellpräparationen wurde routinemäßig anhand von Wright-Giemsa-gefärbten Ausstrichen beurteilt. Differenzierte Zählungen vor und nach den Inkubationen zeigten, daß 92–95 % der mononukleären Leukozyten morphologisch als Lymphozyten zu identifizieren waren. Ungefähr 5 % der Zellen wurden aufgrund ihrer Fälligkeit, Latex-Partikel zu phagozytieren, als Monozyten identifiziert. Die funktionelle Integrität der Zellen wurde wie folgt beurteilt: Die Zellen wurden über sechs Stunden entweder mit LDL oder Katecholaminen (10^{-4} mol/l) vorinkubiert, um die durch lipidarmes Serum verursachte Aktivierung der Sterin-Synthese zu verhindern. Nach Abschluß der Vorinkubation wurden die Zellen gewaschen, in einem lipid-armen Serum enthaltenden Medium wieder aufgenommen und vor der Markierung für weitere sechs Stunden inkubiert. Dies hatte einen dreifachen Anstieg der Sterin-Synthese-Rate zur Folge. Die Aktivierung war die gleiche wie bei Zellen, die zum Zeitpunkt Null in Gegenwart von lipid-armen Serum inkubiert worden waren, so daß unter unseren experimentellen Bedingungen die Zellen nicht durch die Katecholamine geschädigt wurden.

Ergebnisse

Die vier- bis achtstündige Inkubation frisch isolierter menschlicher mononukleärer Leukozyten in einem Medium, das lipid-armes Serum enthielt, hatte einen zwei- bis vierfachen Anstieg der Sterin-Synthese-Rate aus ^{14}C-Acetat und tritiiertem Wasser zur Folge.

Einfluß von Adrenalin und Noradrenalin auf die Sterin-Synthese

Die Induktion der Sterin-Synthese wurde durch den zum Zeitpunkt Null erfolgenden Zusatz steigender Konzentrationen von Adrenalin und Noradrenalin zum Inkubationsmedium gehemmt, wobei sich für beide Hormone eine sigmoidale Dosis-Wirkungs-Beziehung ergab. Um eine unspezifische Wirkung der Katecholamine auf die Sterin-Synthese auszuschließen, wurde eine stereoisomere Form von Noradrenalin ([+]-Noradrenalin) verwandt. Im Gegensatz zu (−)-Noradrenalin hatte das rechtsdrehende Isomer (20 µmol/l) überhaupt keine Auswirkung auf den durch lipid-armes Serum verursachten Anstieg der Sterin-Synthese (Meßwerte sind nicht dargestellt). Während zum Zeitpunkt Null in einer Konzentration von 200 µmol/l zugesetztes Adrenalin eine beträchtliche Hemmung der Sterin-Synthese nach vier und acht Stunden bewirkte, blieb das Hormon ohne Wirkung, wenn es zum Zeitpunkt Null, vier und acht Stunden zugesetzt wurde und die Aufnahme von ^{14}C-Acetat in die Sterine unmittelbar nach dem Zusatz des Hormons gemessen wurde (Abb. 2). Die gleichen Ergebnisse wurden unter Verwendung von Noradrenalin erzielt (Meßwerte sind nicht dargestellt), was zeigt, daß beide Katecholamine zur Entfaltung ihrer hemmenden Wirkung auf die Sterin-Synthese eine gewisse Zeit benötigen.

Die vorliegenden Ergebnisse zeigen, daß Adrenalin und Noradrenalin die Sterin-Synthese in menschlichen mononukleären Leukozyten hemmen. Dies wirft die Frage auf, welche adrenergen Rezeptoren die Wirkung der Katecholamine vermitteln. Darum differenzierten wir auf pharmakologischem Wege Alpha- und Beta-Adrenozeptoren durch den Einsatz selektiver Agonisten und Antagonisten.

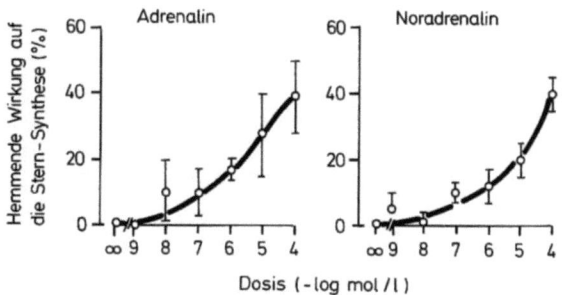

Abb. 1. Einfluß von Adrenalin und Noradrenalin auf die Sterin-Synthese aus ^{14}C-Acetat in frisch isolierten menschlichen mononukleären Leukozyten. Die Zellen wurden bei 37 °C in einem lipid-armes Serum enthaltenden Medium entweder 0 oder 4 h vor der Markierung inkubiert, was einen zweifachen Anstieg der Sterin-Synthese zur Folge hatte. Der Kontrollwert war definiert als der Unterschied zwischen der Sterol-Synthese bei 0 und 4 h ohne Zusatz von Wirkstoffen (=0% Hemmung). Die Katecholamine wurden in unterschiedlichen Konzentrationen zu Beginn der Inkubationen zugesetzt. Die Werte sind Mittelwerte ± Standardabweichung aus jeweils zweimal durchgeführten Inkubationen (n=4−6)

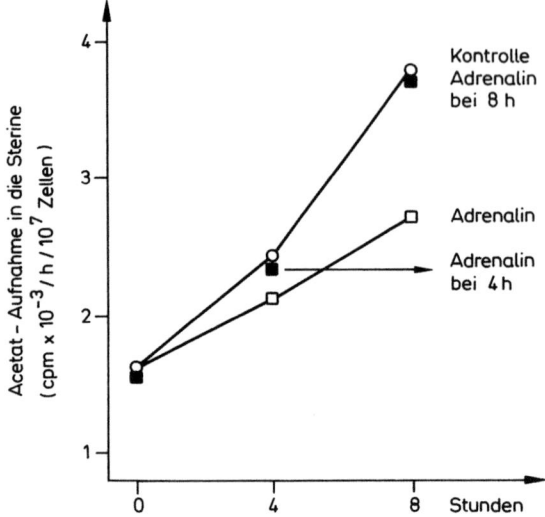

Abb. 2. Fehlende Hemmung der Sterin-Synthese aus ^{14}C-Acetat durch Adrenalin bei nur kurzer Einwirkungszeit. Die Zellen wurden in einem lipid-armes Serum enthaltenden Medium für 0, 4 und 8 Stunden inkubiert, bevor sie markiert wurden (○). Adrenalin wurde entweder zu Beginn der Inkubation (□) oder nach 4 oder 8 h (■) zugesetzt. Die Werte stellen den Mittelwert von Doppelbestimmungen dar. Jedes Experiment wurde 4mal durchgeführt

Pharmakologische Differenzierung von Beta-Adrenozeptoren

Zur näheren Charakterisierung der Beta-Adrenozeptoren benutzten wir Isoproterenol (unspezifischer Beta-Agonist), Propranolol (unspezifischer Beta-Antagonist), Terbutalin und Salbutamol (Beta$_2$-Agonisten), Butoxamin (Beta$_2$-Antagonist), Dobutamin und Prenalterol (Beta$_1$-Agonisten) und Atenolol sowie Practolol (Beta$_1$-Antagonisten) (Abb. 3).

Isoproterenol hemmte die Aufnahme von ^{14}C-Acetat in Sterine, eine Wirkung, die der von Adrenalin und Noradrenalin gleicht. Zum Zeitpunkt Null in steigenden Konzentrationen zugesetztes Propranolol verminderte die hemmende Wirkung der Katecholamine. Die Beta$_2$-spezifischen Agonisten Terbutalin und Salbutamol hemmten die Sterin-Synthese, wohingegen die Beta$_1$-spezifischen Agonisten Dobutamin und Prenalterol überhaupt keine Wirkung hatten. In Übereinstimmung damit kehrte der Beta$_2$-Antagonist Butoxamin die Wirkung von Adrenalin auf die Sterin-Synthese um, nicht jedoch die Beta$_1$-Antagonisten Atenolol und Practolol. Alle Antagonisten hatten bis zu den höchsten verwandten Konzentrationen keine Eigenwirkung (Tabelle 1). Zusammenfassend gesagt hemmte die Stimulation von Beta$_2$-Adrenozeptoren die Sterin-Synthese.

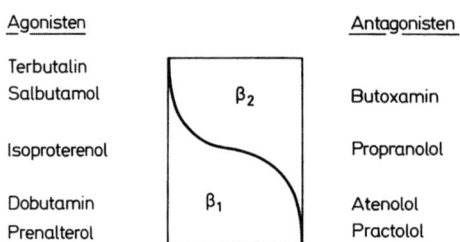

Abb. 3. Spezifische Agonisten und Antagonisten zur pharmakologischen Differenzierung der Beta-Adrenozeptoren

Tabelle 1. Einfluß spezifischer Beta-Agonisten auf die Sterin-Synthese aus ^{14}C-Acetat und von Beta-Antagonisten auf die Adrenalin-induzierte Hemmung der Sterin-Synthese. Weitere Einzelheiten s. unter den Ergebnissen

Rezeptor-Spezifität	Agonisten		Antagonisten	
β_2	Terbutalin	+	Butoxamin	+
	Slbutamol	+		
	Fenoterol	+		
β_{1+2}	Isoproterenol	+	Propranolol	+
β_1	Dobutamin	−	Metoprolol	−
	Prenalterol	−	Atenolol	−

+ = wirksam; − = nicht wirksam

Pharmakologische Differenzierung von Alpha-Adrenozeptoren

Zur pharmakologischen Differenzierung von Alpha-Adrenozeptoren benutzten wir Alpha-Methyl-(−)-Noradrenalin (Alpha$_2$-Agonist) und Yohimbin (Alpha$_2$-Antagonist), Phenylephrin und Methoxamin (Alpha$_1$-Agonist) und Prazosin und Indoramin (Alpha$_1$-Antagonisten) (vgl. Abb. 4).

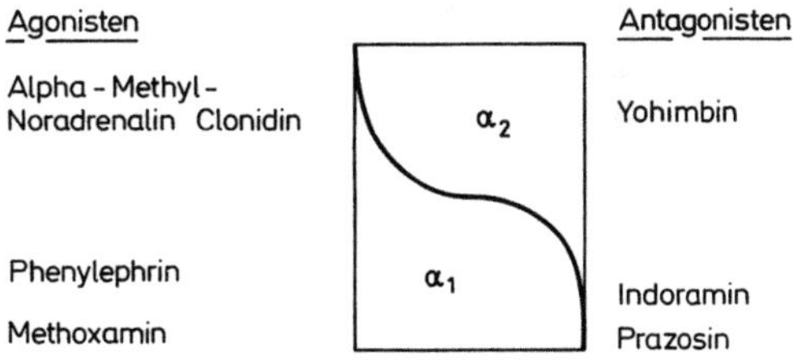

Abb. 4. Spezifische Agonisten und Antagonisten zur pharmakologischen Differenzierung von Alpha-Adrenozeptoren

Der Alpha$_2$-spezifische Agonist Alpha-Methyl-Noradrenalin hemmte die Sterin-Synthese in Gegenwart eines Betablockers (Propranolol, 1 µmol/l), wohingegen die Alpha$_1$-spezifischen Agonisten Phenylephrin und Methoxamin fast keine Wirkung hatten. Entsprechend verminderte der Alpha$_2$-spezifische Antagonist Yohimbin die hemmende Wirkung von Adrenalin in Gegenwart eines Betablockers, wohingegen die durch Adrenalin verursachte Hemmung der Sterin-Synthese von den Alpha$_1$-spezifischen Antagonisten Prazosin und Indoramin völlig unberührt blieb (Tabelle 2). Kurz, die Stimulation von Alpha$_2$-Adrenozeptoren hemmte die Sterin-Synthese.

Zusammengefaßt stellen die Ergebnisse deutliche Hinweise auf eine Regulation der Cholesterin-Synthese in menschlichen mononukleären Leukozyten über Alpha$_2$- und Beta$_2$-Adrenozeptoren dar.

Tabelle 2. Einfluß spezifischer Alpha-Agonisten auf die Sterin-Synthese aus ^{14}C-Acetat und von Alpha-Antagonisten auf die durch Adrenalin verursachte Hemmung der Sterin-Synthese. Weitere Einzelheiten s. unter den Ergebnissen

Rezeptor-Spezifität	Agonisten		Antagonisten	
α_2	α-Methyl-Noradrenalin	+	Yohimbin	+
	Clonidin	+		
α_1	Phenylephrin	−	Indoramin	−
	Methoxamin	−	Prazosin	−

+ = wirksam; − = nicht wirksam

Mögliche „second messenger"

Dibutyryl-cAMP und Theophyllin, zum Zeitpunkt Null dem Inkubationsmedium zugesetzt, hatten dieselbe Wirkung auf die Sterin-Synthese in frisch isolierten menschlichen mononukleären Leukozyten wie die Katecholamine. Bei Zusatz des cyclischen Nukleotids nach 0, 4 oder 8 Stunden und unmittelbar sich anschließender Markierung der Zellen mit ^{14}C-Acetat konnte, wie für die Katecholamine, kein Einfluß auf die Sterin-Synthese nachgewiesen werden (Meßwerte sind nicht dargestellt).

Diskussion

Verschiedene Hormone beeinflussen die Aktivität der hepatischen HMG-CoA-Reduktase und die Cholesterin-Synthese. Die Injektion von Glucagon, dem „second messenger" cAMP oder Hydrocortison führte bei normalen Ratten zu einer Hemmung der Enzymaktivität [9]. Eine Stimulation der Aktivität der HMG-CoA-Reduktase in der Leber der Ratte wurde nach Injektion von Insulin [10], Adrenalin [11] und Noradrenalin [12] nachgewiesen. Die direkten hormonalen Wirkungen auf Leberzellen wurden anhand von Hepatozyten der Ratte nachgewiesen, wobei Glucagon und Dibutyryl-cAMP einen Abfall der Enzymaktivität verursachten [13], während Adrenalin und Noradrenalin zu einem Anstieg der Aktivität der HMG-CoA-Reduktase und der Sterin-Synthese führten [14]. Im Bereich der extrahepatischen Zellen stimuliert Insulin die Enzymaktivität [15, 16] und die Sterin-Synthese [15, 16, 17] in menschlichen Fibroblasten bzw. Lymphozyten [18].

Die vorliegende Arbeit zeigt, daß Katecholamine die Sterin-Synthese in frisch isolierten menschlichen mononukleären Leukozyten hemmen. Diese Ergebnisse stehen im Gegensatz zur stimulierenden Wirkung der Nebennierenhormone auf die Aktivität der HMG-CoA-Reduktase und auf die Sterin-Synthese, die in Hepatozyten beobachtet wurde [13]. Diese gegensätzliche Wirkung könnte Ausdruck einer in der Leber und extrahepatischen Geweben unterschiedlichen Regulation der Cholesterin-Synthese durch Katecholamine sein.

In Bezug auf den Wirkungsmechanismus der Katecholamine wurde gezeigt, daß menschliche Lymphozyten beta-adrenerge Rezeptoren besitzen [19]. In Übereinstimmung damit liefern unsere Ergebnisse drei Anhaltspunkte dafür, daß die hemmende Wirkung der Katecholamine auf die Sterin-Synthese ein über Beta-Rezeptoren regulierter Vorgang sein könnte: 1) der Beta-Agonist Isoproterenol hemmte ebenso wirksam wie Adrenalin und Noradrenalin die ermittelte Aufnahme in Sterine, 2) die hemmende Wirkung der Katecholamine auf die Sterin-Synthese wurde durch Propranolol, einen Beta-Antagonisten, aufgehoben und 3) Theophyllin und Dibutyryl-cAMP hatten dieselbe Wirkung auf die Sterin-Synthese wie die Katecholamine. Durch Untersuchungen zur Bindung von radioaktiv markierten Liganden konnte gezeigt werden, daß die Beta-Adrenozeptoren menschlicher Lymphozyten vom $Beta_2$-Untertyp sein könnten [20]. Entsprechend konnten wir die Sterin-Synthese durch die spezifischen $Beta_2$-Agonisten Terbutalin und Salbutamol hemmen, nicht jedoch mittels der spezifischen $Beta_1$-Agonisten Prenalterol und Dobutamin. Außerdem verminderte der $Beta_2$-spezifische Antagonist Butoxamin, nicht jedoch die $beta_1$-spezifischen Antagonisten Atenolol und Practolol, die durch Adrenalin induzierte Hemmung der Sterin-Synthese.

Es wurde das Vorkommen zweier unterschiedlicher Alpha-Adrenozeptoren in der Peripherie beschrieben, d.h. der klassische $Alpha_1$-Adrenozeptor und ein Rezeptor mit den gleichen pharmakologischen Eigenschaften wie der präsynaptische Alpha-Rezeptor, der auch $Alpha_2$-Adrenozeptor benannt wurde [21]. Im Hinblick auf den menschlichen Lipid-Stoffwechsel wurde nur für die Lipolyse eine über $Alpha_2$-Rezeptoren vermittelte Regulation beschrieben [22–25]. Wir können als Erste zeigen, daß auch die Cholesterin-Synthese über Alpha-Adrenozeptoren gesteuert wird. Bei der genaueren pharmakologischen Charakterisierung dieser Rezeptoren erwies sich der selektive $Alpha_2$-Agonist Alpha-Methyl-Noradrenalin als wirksamerer Hemmstoff der Sterin-Synthese als Adrenalin und Noradrenalin. Im Gegensatz dazu beeinflußten die spezifischen $Alpha_1$-Agonisten Phenylephrin und Methoxamin die Aufnahme von ^{14}C-Acetat in Sterine nicht signifikant. Wie aufgrund dieser Ergebnisse zu erwarten war, wirkte der selektive $Alpha_2$-Antagonist Yohimbin, nicht jedoch die spezifischen Antagonisten Prazosin und Indoramin, der Adrenalin-induzierten Hemmung der Sterin-Synthese entgegen.

Bezüglich des „second messenger" der Katecholamine war berichtet worden, daß die Stimulation von Beta-Rezeptoren eine erhöhte cAMP-Konzentration in verschiedenen Zellen zur Folge habe (Überblick s. bei [26]). Dies wurde auch für Lymphozyten gezeigt [27]. Im Gegensatz hierzu wurde eine Stimulation von $alpha_2$-adrenergen Rezeptoren mit einer Hemmung der Adenylat-Cyclase in aufgeschlossenen Zellpräparationen des Pankreas [28], des Fettgewebes [29–31] und menschlicher Blutplättchen [32] in Verbindung gebracht. Entsprechend üben selektive Beta- und $Alpha_2$-Agonisten gegenläufige Wirkungen auf die Lipolyse in menschlichen und Hamster-Fettzellen aus [33]. Wir konnten jedoch für menschliche mononukleäre Leukozyten zeigen, daß die Stimulation beider, sowohl der Beta- als auch der $Alpha_2$-Rezeptoren, eine Hemmung der Sterin-Synthese verursachte, die durch ein Analogon von cAMP, Dibutyryl-cAMP, und durch Theophyllin, einen Phosphodiesterase-Hemmstoff, nachahmbar war.

Eine andere Beziehung zwischen Katecholaminen und cAMP spiegelt sich in unserem Ergebnis wider, daß nämlich die Hormone und der „second messenger" einige Zeit benötigen, um ihre hemmende Wirkung auf die Sterin-Synthese auszuüben. Diese Beobachtung spricht dafür, daß der zugrundeliegende Mechanismus der Hemmung nicht auf einen Aktivierungs-Inaktivierungs-Vorgang des Schlüsselenzyms der Cholesterin-Synthese, der HMG-CoA-Reduktase, zurückzuführen ist. Dies impliziert, daß Katecholamine die Stimulation der de novo Synthese des Enzyms, die in Gegenwart von lipid-armem Serum abläuft, hemmen könnten [2].

Zusammengefaßt zeigen unsere Ergebnisse, daß die Katecholamine eine Hemmung der Sterin-Sythese in menschlichen mononukleären Leukozyten verursachen. Die pharmakologische Differenzierung der adrenergen Rezeptoren durch selektive Agonisten und Antagonisten ergab, daß die Sterin-Synthese durch selektive Alpha$_2$- und Beta$_2$-Agonisten, nicht jedoch durch selektive Alpha$_1$- und Beta$_1$-Agonisten gehemmt wurde. Entsprechend wurde die Adrenalin-induzierte Hemmung der Sterin-Synthese durch selektive Alpha$_2$- und Beta$_2$-Antagonisten, nicht jedoch durch selektive Alpha$_1$- und Beta$_1$-Blocker, rückläufig beeinflußt. Unsere Ergebnisse zeigen, daß die Cholesterin-Synthese in extrahepatischen Zellen durch Katecholamine, deren Wirkung wahrscheinlich über Alpha$_2$- und Beta$_2$-adrenerge Rezeptoren vermittelt werden, gesteuert wird.

Literatur

1. Johnson, B.: The emerging problem of plasma lipid changes during antihypertensive therapy. J. Cardiovasc. Pharmacol. 3:172–186 (1981)
2. Krone, W.; Betteridge, D. J.; Galton, D. J.: Mechanism of regulation of 3-hydroxy-3-methylglutaryl coenzyme A reductase activity by low density lipoprotein in human lymphocytes. Eur. J. Clin. Invest. 9:405–410 (1979)
3. Krone, W.; Hildebrandt, F.; Greten, H.: Effects of insulin, catecholamines and cyclic AMP on sterol synthesis in freshly isolated human lymphocytes. Diabetologia 19, Abstract 228, 292 (1980)
4. Betteridge, D. J.; Krone, W.; Reckless, J. P. D.; Galton, D. J.: Compactin inhibits cholesterol synthesis in lymphocytes and intestinal mucosa from patients with familial hypercholesterolaemia. Lancet II, 1342–1343 (1978)
5. Higgins, M. J. P.; Galton, D. J.: The regulation of sterol biosynthesis in leukocytes of subjects with familiar hypercholesterolaemia. Eur. J. Clin. Invest. 7:301–305 (1977)
6. Boyüm, A.: Isolation of monoclear cells and granulocytes from human blood. Scand. J. Clin. Lab. Invest. 97 (Suppl. 21):77–89 (1968)
7. MacFarlane, A. S.: Behaviour of lipids in human serum. Nature 149:439 (1968)
8. Bligh, E. G.; Dyer, W. J. A.: Rapid method of total lipid extraction and purification. Can. J. Biochem. Physiol. 37:911–917 (1959)
9. Nepokroeff, C. M.; Lakshamanan, M. R.; Ness, G. C.; Dugan, R. E.; Porter, J. W.: Regulation of the diurnal rhythm of rat liver 3-hydroxy-3-methylglutaryl coenzyme A reductase activity by insulin, glucagon, cyclic AMP and hydrocortisone. Arch. Biochem. Biophys. 160:387–393 (1974)
10. Lakshamanan, M. R.; Nepokroeff, C. M.; Ness, G. C.; Dugan, R. E.; Porter, J. W.: Stimulation by insulin of rat liver β-hydroxy-β-methylglutaryl coenzyme A reductase and cholesterol-synthesising activities. Biochem. Biophys. Res. Commun. 50:704–710 (1973)
11. Edwards, P. A.; Gould, R. G.: Dependence of the circadian rhythm of hepatic 3-hydroxy-3-methylglutaryl coenzyme A reductase on ribonucleic acid and synthesis. J. Biol. Chem. 249:2891–2896 (1974)

12. George, R.; Ramasarma, T.: Nature of the stimulation of biogenesis of cholesterol in liver by noradrenaline. Biochem. J. 162:493–499 (1977)
13. Edwards, P. A.; Lemongello, D.; Fogelman, A. M.: The effect of glucagon, norepinephrine and dibutyryl cyclic AMP on cholesterol efflux and on the activity of 3-hydroxy-3-methylglutaryl CoA reductase in rat hepatocytes. J. Lipid. Res. 20:2–7 (1979)
14. Edwards, P. A.: The influence of catecholamines and cyclic AMP on 3-hydroxy-3-methylglutaryl coenzyme A reductase activity and lipid biosynthesis in isolated rat hepatocytes. Arch. Biochem. Biophys. 170:188–203 (1975)
15. Brown, M. S.; Dana, S. E.; Goldstein, J. L.: Regulation of 3-hydroxy-3-methylglutaryl coenzyme A reductase activity in cultured human fibroblasts. J. Biol. Chem. 249:789–796 (1974)
16. Bhathena, S. J.; Avigan, J.; Schreiner, M. E.: Effect of insulin on sterol and fatty acid synthesis and hydroxymethylglutaryl CoA reductase activity in mammalian cells grown in culture. Proc. Nat. Acad. Sci. USA 71:2174–2178 (1974)
17. Chait, A.; Bierman, E. L.; Albers, J. J.: Low-density lipoprotein receptor activity in cultured human skin fibroblasts. Mechanism of insulin-induced stimulation. J. Clin. Invest. 64:1309–1319 (1979)
18. Krone, W.; Hildebrandt, F.; Greten, H.: Effects of insulin, catecholamines and cyclic AMP on sterol synthesis in freshly isolated human lymphocytes. Diabetologia 19, Abstract 228:292 (1980)
19. Williams, T. L.; Synderman, R.; Lefkowitz, R. J.: Identification of β-adrenergic receptors in human lymphocytes by (—)-(^{3}H)alprenolol binding. J. Clin. Invest. 149:149–155 (1976)
20. Brodde, O. E.; Engel, G.; Hoyer, D.; et al.: The β-adrenergic receptor in human lymphocytes: Subclassification by the use of a new radio-ligand, $(\pm)$-^{125}Iodocynoprindolol. Life sci. 29:2189–2198 (1981)
21. Berthelsen, S.; Pettinger, W. A.: A functional basis for classification of alpha-adrenergic receptors. Life sci. 21:595–606 (1977)
22. Lafontain, M.; Berlan, M.: Evidence for the alpha-2-nature of the alpha-adrenergic receptor inhibiting lipolysis in human fat cells. Eur. J. Pharmacol. 66:87–93 (1980)
23. Kather, H.; Simon, B.: Adrenoceptor of the alpha-2-subtype mediating inhibition of the human fat cell adenylate cyclase. Eur. J. Clin. Invest. 11:111–114 (1981)
24. Wright, E. E.; Simon, E. R.: Inhibition of the lipolytic action of β-adrenergic agonists in human adipocytes by alpha-adrenergic agonists. J. Lipid. Res. 22:1265–1270 (1981)
25. Burns, T. W.; Langley, P. E.; Terry, B. E. et al.: Alpha-2 adrenergic activation inhibits forskolin-stimulated adenylate cyclase activity and lipolysis in human adipocytes. Life sci. 31:815–821 (1982)
26. Levitzki, A.: Catecholamine receptors. Rev. Physiol. Biochem. Pharmacol. 82:1–26 (1978)
27. Parker, C. W.; Huber, M. G.; Baumann, M. L.: Alterations in cyclic AMP metabolism in human bronchial asthma. III. Leukocyte and lymphocyte responses to steroids. J. Clin. Invest. 52:1342–1348 (1973)
28. Katada, T.; U, M.: Islet-activity Protein. J. Biol. Chem. 256:8310–8317 (1981)
29. Burns, T. W.; Langley, P. E.: The effect of alpha- and β-adrenergic receptor stimulation of the adenylate cyclase activity of human adipocytes. J. Cyclic Nucleotide Res. 1:321–328 (1975)
30. Aktories, K.; Schultz, G.; Jakobs, K. H.: Inhibition of hamster fat cell adenylate cyclase by prostaglandine E_1 and epinephrine: requirement for GPT and Sodium ions. FEBS Lett. 107:100–104 (1979)
31. Cooper, D. M. F.; Schlegel, W.; Lin, M. C.; Rodbell, M.: The fat cell adenylate cyclase system. J. Biol. Chem. 254:8927–8931 (1979)
32. Jakobs, K.-H.; Saur, W.; Schultz, G.: Reduction of adenylate cyclase activity in lysates of human platelets by the alpha-adrenergic component of epinephrine. J. Cyclic Nucleotide Res. 2:381–392 (1976)
33. Garcia-Sáinz, Fain, I. N.: Regulation of adipose tissue metabolism by catecholamines: roles of alpha-1-, alpha-2-, and beta-adrenoceptors. TIPS 201–203 (1982)

Adrenerge Mechanismen bei der Steuerung der Lipid-Konzentrationen im Plasma

J. L. Day

Einleitung

Die Therapie des Menschen mit Betarezeptoren-Blockern ist nach neueren Erkenntnissen mit einem Anstieg der Plasma-Triglyceride und einem Absinken der HDL-Cholesterin-Konzentration verbunden [1, 2, 3, 4]. Diese Beobachtungen erlauben den vorläufigen Schluß, daß adrenerge Mechanismen eine wichtige Rolle bei der Regulation der Plasmalipide haben könnten. Da es nicht gelang, vergleichbare Veränderungen bei Labetalol-behandelten [5] und einen Abfall der Triglyceride bei Prazosin-behandelten Personen [2] nachzuweisen, wurde angenommen, daß es sich dabei eher um eine spezifische Wirkung der betablockierenden Pharmaka als um eine sekundäre Reaktion auf ihren blutdrucksenkenden Effekt handelt. Der nach Behandlung mit Thiaziden beobachteten Hypertriglyceridämie liegt wahrscheinlich ein anderer Mechanismus zugrunde [6].

Die vorliegenden Untersuchungen hatten zum Ziel, zur Klärung des Mechanismus der Veränderungen der Plasma-Lipid-Konzentrationen unter Betarezeptoren-Blockade beim Menschen beizutragen. Im einzelnen wurde die Wirkung von Substanzen mit unterschiedlich ausgeprägter Selektivität und intrinsischer symphatomimetischer Aktivität, die wechselseitige Beziehung zwischen Veränderungen der Konzentrationen Gesamt-Plasma- und VLDL-Triglyceriden, HDL- und LDL-Cholesterin und Aktivitätsveränderungen der Lipoprotein-Lipase sowie die Beziehung zwischen dem Ansprechen auf die Therapie und besonderen, vor der Behandlung bestehenden Merkmalen untersucht. Es wird angenommen, daß die Aktivierung von Alpha-Rezeptoren (deren Gegenregulation bei bestehender Betablockade fehlt) eine Hemmung der Lipoprotein-Lipase zur Folge hat.

Methoden

Es wurden 53 zuvor nicht behandelte männliche und weibliche Patienten mit Bluthochdruck in eine doppelblinde, gekreuzte Studie aufgenommen. Die gesamte Behandlungsdauer betrug 12 Monate, in dieser Zeitspanne nahm jeder Patient je 3 Monate die vier folgenden Substanzen nacheinander ein: Atenolol (100 mg täglich), Metoprolol (100 mg zweimal täglich), Oxprenolol (80 mg zweimal täglich) und Propranolol (80 mg zweimal täglich). Im Plasma wurden Gesamt-Triglyceride, VLDL-Triglyceride, Gesamt-Cholesterin, LDL- und HDL-Cholesterin und freie Fettsäuren (FFA) bestimmt.

Nach der Methode von Boberg [7] wurden 25 dieser Patienten vor und nach der dreimonatigen Behandlung mit einem der genannten vier Betablocker einem Intralipid-Clearance-Test unterzogen.

Ergebnisse

Betrachtet man die 53 Patienten insgesamt ohne Berücksichtigung der Art des verabreichten Pharmakons, so war ein hochsignifikanter Abfall der HDL-Cholesterin-Konzentrationen im Plasma zu beobachten. Diese fielen von 1,32 ($\pm$0,05) mM/l vor der Behandlung auf 1,14 ($\pm$0,04) mM/l nach dem ersten Behandlungsabschnitt von drei Monaten und blieben im Verlauf der insgesamt vier Behandlungsabschnitte konstant, wobei der Mittelwert nach 12 Monaten 1,13 ($\pm$0,05) mM/l betrug (Tabelle 1). Gleichzeitig stiegen die Konzentrationen der Gesamt-Plasma-Triglyceride signifikant von einem Mittelwert von 1,49 ($\pm$0,09) mM/l vor der Behandlung auf 1,79 ($\pm$0,17) mM/l nach drei Monaten und 2,16 ($\pm$0,19) mM/l nach 12 Monaten an. Die Veränderungen der Konzentrationen an VLDL-Triglyceriden verlief parallel mit denjenigen der Gesamttriglyceride. Die mittleren Konzentrationen an Gesamt- und LDL-Cholesterin veränderten sich während der gesamten Dauer der Studie nicht. Der Gehalt an freien Fettsäuren fiel von einer mittleren Plasma-Konzentration von 0,84 ($\pm$0,04) mM/l zu Beginn auf 0,71 ($\pm$0,04) mM/l nach drei Monaten, 0,57 ($\pm$0,07) mM/l nach sechs Monaten, 0,47 ($\pm$0,05) mM/l nach neun Monaten und 0,46 ($\pm$0,03) mM/l am Ende des Untersuchungszeitraumes von 12 Monaten.

Ein Vergleich der Werte am Ende jedes 3monatigen Behandlungsabschnittes ergab einen signifikanten Anstieg der Plasma-Triglycerid-Konzentrationen unter allen vier Pharmaka im Vergleich zu den vor Beginn der Behandlung gemessenen Werten. Die mittleren, am Ende der Behandlung mit Propranolol gemessenen Konzentrationen waren höher (2,33$\pm$0,26 mM/l), aber nicht signifikant unterschiedlich zu den anderen drei Substanzen am Ende der Behandlung gemessenen Werte.

Wurden jedoch die Plasma-Triglycerid-Konzentrationen vor und nach jedem Behandlungsabschnitt untersucht, so waren nur nach Behandlungsabschnitten mit Oxprenolol und Propranolol signifikant höhere Werte zu beobachten als zu Beginn dieses einzelnen Behandlungsabschnittes. Unter Einbeziehung aller am Ende jeder Behandlungsperiode gemessenen Werte waren die unter Medikation mit Oxprenolol und Propranolol bestimmten, mittleren Konzentrationen der Gesamt-Triglyceride signifikant höher (2,05$\pm$0,18 mM/l) als die nach Medikation mit Atenolol und Metoprolol (0,18$\pm$0,18 mM/l) ($p < 0,025$) gemessenen.

Unter Einfluß jedes Pharmakon waren die HDL-Konzentrationen im Plasma am Ende der Behandlungsabschnitte signifikant niedriger als zu Beginn. Diese Unterschiede waren ausnahmslos signifikant (Tabelle 2). Keines der Pharmaka führte zu signifikanten Unterschieden hinsichtlich des Gesamt- oder LDL-Plasma-Cholesterins, wenn man die Konzentrationen am Ende der Behandlungsabschnitte mit denen zu Beginn verglich. Bezüglich der Blutdrucksenkung waren alle vier Pharmaka gleich wirksam. Die Messung der Intralipid-Clearance bei

Tabelle 1. Mittlere nüchtern gemessene Plasma-Lipid-Konzentration vor und während betaadrenerger Blockade (Mittelwert ± Standardabweichung) (n = 53)

	Anfangskonzentration	Dauer der Behandlung			
		3 Monate	6 Monate	9 Monate	12 Monate
Triglyceride	1,49(0,09)	1,79(0,17)[b]	1,81(0,17)[a]	1,99(0,23)[b]	2,16(0,19)[c]
VLDL	0,58(0,06)	0,79(0,13)[a]	0,77(0,11)[a]	0,80(0,14)[c]	0,97(0,14)[b]
Cholesterin	5,65(0,18)	5,59(0,17)	6,01(0,28)	5,96(0,31)	5,85(0,19)
HDL	1,32(0,05)	1,14(0,04)[c]	1,28(0,07)	1,17(0,07)	1,13(0,05)[b]
LDL	3,83(0,19)	3,72(0,18)	4,29(0,25)[b]	4,12(0,25)	3,88(0,18)
Freie Fettsäuren	0,84(0,04)	0,71(0,04)	0,57(0,07)[a]	0,47(0,05)[c]	0,46(0,03)[c]

Signifikanz des Unterschiedes zur Anfangskonzentration: [a] $p < 0,05$ [b] $p < 0,01$ [c] $p < 0,001$

Tabelle 2. Plasma-Lipid-Konzentrationen vor und nach dreimonatiger Behandlung mit jedem der vier Betablocker (Mittelwerte ± Standardabweichung)

	Werte vor der Behandlung	Gemessene Werte am Ende des Behandlungsabschnittes mit:			
		Atenolol	Metoprolol	Oxprenolol	Propranolol
Triglyceride mM/L	1,54(0,13)	1,91(0,23)[a]	1,76(0,14)[a]	1,95(0,18)[b]	2,33(0,26)[c]
VLDL mM/L	0,56(0,08)	0,83(0,17)[a]	0,76(0,10)[a]	0,86(0,12)[a]	0,96(0,18)[a]
Cholesterin mM/L	5,81(0,24)	5,99(0,23)	5,73(0,19)	5,79(0,26)	5,73(0,24)
HDL mM/L	1,31(0,06)	1,22(0,06)[a]	1,14(0,05)[b]	1,16(0,05)[b]	1,09(0,05)[b]
LDL mM/L	4,09(0,21)	3,88(0,24)	3,91(0,21)	3,93(0,20)	3,84(0,25)
Freie Fettsäuren mM/L	0,81(0,50)	0,58(0,05)[c]	0,55(0,04)[b]	0,62(0,06)[b]	0,58(0,05)[c]
Blutdruck systolisch	163(± 3)	148(± 4)[d]	144(± 3)[d]	150(± 3)[d]	142(± 3)[d]
Blutdruck diastolisch	102(± 2)	92(± 3)[d]	89(± 3)[d]	91(± 2)[d]	89(± 2)[d]

Signifikanz des Unterschiedes zur Anfangskonzentration: [a] $p < 0,05$
 [b] $p < 0,01$
 [c] $p < 0,001$

[d] Alle Werte unterscheiden sich signifikant von den Ausgangswerten, es bestehen jedoch keine signifikanten Unterschiede zwischen den Mittelwerten am Ende jedes Behandlungsabschnittes untereinander.

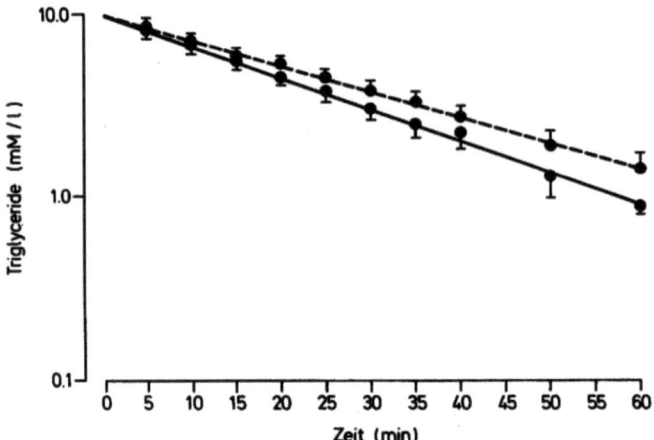

Abb. 1. Konzentrationen der Triglyceride nach Injektion von Intralipid zur Zeit 0. — vor, und ..... nach drei Monaten Betablockerbehandlung

25 Patienten ergab einen signifikanten Abfall des K_2-Wertes und eine signifikante Verlängerung der Halbwertszeit (Abb. 1).

Ergebnisse der Kovarianzanalyse

Die folgenden, signifikanten Korrelationen wurden unter Einbeziehung aller 53 Patienten errechnet. Signifikant inverse Korrelationen wurden zwischen den eingangs gemessenen Werten der HDL- und der Triglycerid-Konzentrationen ($r = -0,45$) und dem Gewicht ($r = -0,59$) gefunden. Die Veränderung der HDL-Konzentration korrelierte signifikant positiv mit der zu Beginn gemessenen HDL- und FFA-Konzentration, d. h. diejenigen Individuen mit der niedrigsten Konzentration vor Beginn der Behandlung zeigten die geringsten Veränderungen ($r = 0,45$ bzw. 0,45). Die Veränderung der Konzentration an freien Fettsäuren korrelierte positiv mit der vor der Behandlung gemessenen Konzentration ($r = 0,66$). Die Steigung der Geraden der Lipid-Clearance (K_2) korrelierte mit der Differenz der mittleren Blutdruckwerte ($r = 0,54$) und mit der Halbwertszeit ($r = 0,80$). Es gab jedoch keine signifikanten Korrelationen zwischen Veränderungen des mittleren Blutdrucks und Veränderungen irgendeiner der einzelnen Lipid-Konzentrationen.

Diskussion

Die vorliegenden Ergebnisse bestätigen die Beobachtung eines Anstiegs der Plasma-Triglyceride und eines Abfalls von HDL-Cholesterin nach Beta-rezeptoren-Blockade beim Menschen. Der Anstieg der Triglyceride scheint bei Propranolol-behandelten Patienten im Vergleich zur Behandlung mit Atenolol und Metoprolol größer zu sein. Faßt man die Behandlungsergebnisse mit den mehr kardioselektiven Pharmaka (Atenolol und Metoprolol) zusammen und vergleicht sie mit denen der weniger kardioselektiven Substanzen (Oxprenolol und Propranolol), so ist unter Einfluß der kardioselektiveren Verbindungen ein signifikant geringerer Anstieg der Konzentrationen von Triglyceriden und VLD-Lipoproteinen festzustellen. So gesehen bestehen wahrscheinlich deutliche Unterschiede zwischen den einzelnen Substanzen. Pindolol, ein Pharmakon mit ausgeprägter intrinsischer symphatomimetischer Aktivität, scheint keinen Einfluß auf die Konzentration der Plasma-Lipide zu besitzen [8]. Es war keine Beziehung zwischen Veränderungen des mittleren Blutdruckes und den einzelnen Plasma-Lipid-Konzentrationen nachweisbar. Unter Einbeziehung früherer Untersuchungen [2, 5, 9], in denen keine signifikanten Veränderungen durch Labetalol und eine Verringerung der Plasma-Triglyceride unter Prazosin-Medikation beobachtet wurden, deuten die vorliegenden Ergebnisse eher auf eine spezifische Wirkung adrenerger Antagonisten als auf eine sekundäre Auswirkung ihrer blutdrucksenkenden Eigenschaften hin.

Die Verringerung der fraktionierten Abbaurate der Triglyceride, die dem endogenen Triglyceridabbau sehr nahe kommt [10, 11, 12], sowie der Anstieg der Konzentration an Gesamt- und VLD-Lipoproteinen und der Abfall der HDL-Konzentration im Plasma deuten auf eine Hemmung der Lipoprotein-Lipase hin. Der stetige Abfall der FFS-Konzentrationen spricht gegen eine erhöhte Synthese-Rate von Triglyceriden. Auch beobachteten wir eine signifikante inverse Korrelation zwischen den Ausgangskonzentrationen an HDL und FFS und ihren Veränderungen während der adrenergen Blockade, d.h. Patienten mit bereits vor Beginn der Therapie niedrigen HDL- und FFS-Konzentrationen zeigten die geringsten Veränderungen dieser Parameter. Möglicherweise ist bei einigen Patienten bereits vor der Behandlung ein ähnlicher Mechanismus wirksam wie der, der bei einer adrenergen Blockade ausgelöst wird.

Wir nehmen daher an, daß der alpha-adrenergen Stimulation eine bedeutende Rolle bei der Hemmung der Fettgewebs-Lipase zukommt mit der Folge einer Verringerung von HDL-Cholesterin im Plasma und einem Anstieg der Triglycerid-Konzentrationen. Hierbei könnte es sich um einen wichtigen Mechanismus handeln, der ein Bindeglied zwischen Streß und subtilen Schwankungen der Lipid-Konzentrationen darstellt.

Literatur

1. Day J. L., Simpson N., Metcalfe J., Page R. L. Metabolic consequences of atenolol and propranolol in treatment of hypertension. Br. Med. J. 1979; I:77–80
2. Leren P., Foss P. O., Helgeland A., Hjermann I., Holme I., Lund-Larsen P. G. Effect of propranolol and prazosin on blood lipids. Lancet 1980; II:4–6
3. Shaw J., England J. D. F., Hua A. S. E. Beta blockers and plasma triglycerides. Br. Med. J. 1978; I:986
4. Lehtonen A., Viikan J. Long term effects of sotalol on plasma lipids. Clin. Sci. 1979; 57:405s–407s
5. McGonigle R. J. S., Wiliams L., Murphy M. J., Parsans V. Labetalol and lipids. Lancet 1981; I:163
6. Ames R. P., Hill P. Increase in serum lipids during treatment of hypertension with chlorthalidone. Lancet 1976; I:721–723

7. Lewis B., Boberg J., Mancini M., Carlson L. A. Determination of the intravenous fat tolerance test with intralipid by nephelometry. Atherosclerosis 1972; 15:83–86
8. Leren P., Eide I., Foss O. P., Helgeland A., Hjermann I., Holme I., Kjeldsen S. E., Lund-Larsen P. G. Antihypertensive drugs and blood lipids. The Oslo Study in Lipoproteins and Coronary Atherosclerosis. Ed. Roseda et al. P. 346. 1982; Elsevier Biomedical Press B. V
9. Wilson D. E., Spiger M. J. A dual precipitation method for quantitative plasma lipoprotein measurement without ultracentrifugation. J. Lab. Clin. Med. 1973; 82:473–482
10. Hallberg D. Studies on the elimination of exogenous lipids from the blood stream. The kinetics of the elimination of a fat emulsion by a constant infusion technique in man. Acta. Physiol. Scand. 1965; 64:300–313
11. Boberg J., Carlson L. A., Hallberg D. Application of a new intravenous fat tolerance test in the study of hypertriglyceridaemia in man. J. Atheroscl. Res. 1969; 9:159–169
12. Erkelens D. W., Brunzell J. D., Bierman E. L. Availability of apolipoprotein C II in relation to the maximal removal capacity of infused triglyceride emulsion in man. Metabolism 1979; 28:495–501

Die Beeinflussung von Lipolyse und Lipoproteinen durch Beta-Rezeptorenblocker

F. W. Lohmann

Die körpereigenen Katecholamine sind nicht nur bei der Regulation kardiovaskulärer Funktionen erforderlich, sondern sie sind auch zur Steuerung von Stoffwechselvorgängen in gleicher Weise notwendig. In diesem Zusammenhang ist insbesondere auf den Kohlenhydrat- und Fettstoffwechsel hinzuweisen (s. Tabelle 1).

Bei der pharmakologischen Beeinflussung des sympathischen Nervensystems z. B. durch Beta-Rezeptoren-Blocker stellt sich daher zwangsläufig die Frage, wie eine derartige Behandlung neben der Beeinflussung der kardiovaskulären Zielindikation Stoffwechselvorgänge beeinflußt. Wie die Tabelle 1 zeigt, ist dabei zwischen über Beta$_1$-Rezeptoren und/oder über Beta$_2$-Rezeptoren vermittelten Vorgängen zu unterscheiden, so daß sich weiterhin die Frage stellt, ob sich ein relevanter Unterschied zwischen selektiv überwiegend Beta$_1$-Rezeptoren und gemischt Beta$_1$-, Beta$_2$-Rezeptorenblockierenden Substanzen findet.

Im folgenden soll über die Beeinflussung der Lipolyse und der Lipoproteine durch eine Therapie mit Beta-Rezeptoren-Blockern berichtet werden. Insbesondere die unter Beta-Rezeptoren-Blockade möglichen Veränderungen der Lipoproteine sind in den letzten Jahren sehr in den Vordergrund der Diskussion getreten. Dabei wurde eine Erhöhung der VLDL-Triglyceride (VLDL = Very-low-density-Lipoproteine) und eine Verminderung des HDL-Cholesterins (HDL

Tabelle 1. Beeinflussung von Stoffwechselvorgängen durch das sympathische Nervensystem

Metabolischer Vorgang	Sympathische Rezeptoren +: Aktivierung; ∅: Hemmung		
	α	β_1	β_2
Insulinsekretion	∅	(+)	+
Glykogenolyse Leber	+	(+)	+
Glykogenolyse Muskel		(+)	+
Freie Fettsäuren und Glyzerin (= Lipolyse)	(+)	+	(+)
Reninsekretion		+	(+)
T$_4$ → T$_3$		(+)	+
Sekretion von Parathormon, Kalzitonin, Glukagon		(+)	+

= High-density-Lipoprotein) beschrieben [1]. Eine derartige Befundkonstellation bedeutet nach heutigem Verständnis eine potentielle Erhöhung des Risikos für arteriosklerotisch ausgelöste kardiovaskuläre Komplikationen, vor allem für die koronare Herzkrankheit. Daher wird immer wieder die Frage aufgeworfen, ob die unter Beta-Rezeptoren-Blockade möglichen Veränderungen der Serum-Lipide den nachgewiesenen therapeutischen Nutzen der Beta-Rezeptoren-Blocker ggf. einschränken können. In dieser Verallgemeinerung ist diese Frage nun eindeutig zu verneinen; denn es gibt keine Studie, welche eine klinisch faßbare Bedeutung dieser biochemischen Befunde aufzeigt. Jedoch ist eine differenziertere Analyse zur Beantwortung der in diesem Zusammenhang gestellten Fragen erforderlich.

Zum Verständnis der Beeinflussung der Lipoproteine durch Beta-Rezeptoren-Blocker ist es zunächst notwendig, einige Anmerkungen zur Steuerung der Lipolyse unter akuter und chronischer Beta-Rezeptoren-Blockade zu machen [1]. Bei der Regulation der Lipolyse ist zwischen einer Katecholamin-induzierten Lipolyse und einer katecholamin-unabhängigen Lipolyse durch andere Hormone zu unterscheiden. Im menschlichen Fettgewebe befinden sich hauptsächlich $Beta_1$-Rezeptoren, daneben jedoch auch $Beta_2$-Rezeptoren. Daher führt eine akute gemischte Beta-Rezeptoren-Blockade zu einer stärkeren Unterdrückung der Lipolyse als eine akute $beta_1$-selektive Rezeptoren-Blockade. Bei der in der Regel notwendigen Langzeit-Therapie mit Beta-Rezeptoren-Blockern dominiert nun bei eingeschränkter katecholamin-abhängiger Lipolyse die reaktiv und kompensatorisch gesteigerte katecholamin-unabhängige Lipolyse. Bei der Steuerung dieser katecholamin-unabhängigen Lipolyse spielt bei Menschen das Wachstumshormon (STH) eine große Rolle. Unter chronischer Beta-Rezeptoren-Blockade ist nun die katecholamin-unabhängige Lipolyse um so stärker aktiviert, je stärker die über Beta-Rezeptoren vermittelte Lipolyse blockiert ist, d. h. unter gemischter Beta-Rezeptoren-Blockade ist die reaktive Gegenregulation stärker ausgeprägt (Abb. 1). So fanden wir in diesem Zusammenhang unter gemischter Beta-Rezeptoren-Blockade einen stärkeren Anstieg des STH als unter $beta_1$-selektiver Rezeptoren-Blockade. Die auf diese Weise gesteigerte katecholamin-unabhängige Lipolyse kann nun den aktuellen Bedarf sogar überschreiten, wie entsprechende Untersuchungen demonstrieren. Die so unter Umständen vermehrt gebildeten freien Fettsäuren werden in der Leber zu Triglyceriden resynthetisiert. Auf diese Weise können somit die Befunde erhöhter Plasmatriglyceride bzw. Very-low-density-Lipoproteine (VLDL) unter chronischer Beta-Rezeptoren-Blockade eine Erklärung finden. Die gleichzeitig vermindert gefundenen High-density-Lipoproteine (HDL) sind durch eine unter Beta-Rezeptoren-Blockade nachgewiesene Hemmung der Lipoprotein-Lipase und dadurch bedingter Änderung der Konversion innerhalb der Lipoprotein-Fraktionen erklärbar [1]. Entsprechend der unter gemischter Beta-Rezeptoren-Blockade stärker aktivierten katecholamin-unabhängigen Lipolyse können diese Veränderungen der Lipoproteine auch unter gemischter Beta-Rezeptoren-Blockade häufiger und ausgeprägter als unter $beta_1$-selektiver Rezeptoren-Blockade vorkommen. Die Sichtung der hierzu vorliegenden Literatur bestätigt bei aller Schwierigkeit des unmittelbaren Vergleichs in der Tendenz diese Aussage. Auch bei Patienten mit einer primären Fettstoffwechselstörung kam es

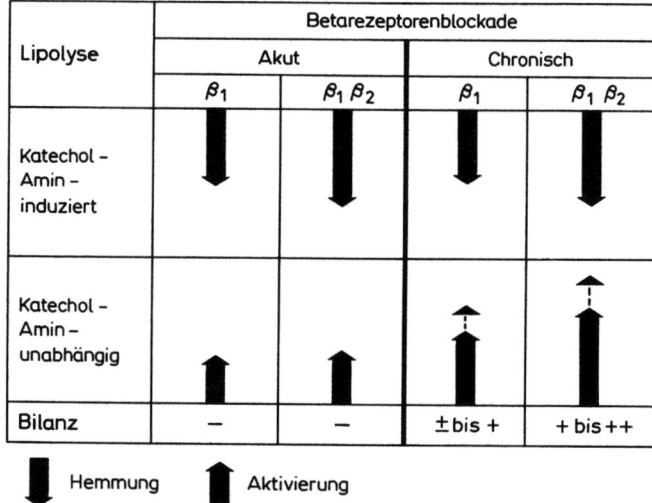

Abb. 1. Auswirkung der Betarezeptoren-Blockade auf die Lipolyse

unter einer gemischten Beta-Rezeptoren-Blockade zu ungünstigeren Veränderungen als unter beta$_1$-selektiver Rezeptoren-Blockade. Welche Bedeutung in diesem Zusammenhang gerade die Blockade der Beta$_2$-Rezeptoren hat, konnte in umgekehrter Weise eindrucksvoll demonstriert werden: Unter der beta$_2$-mimetischen Behandlung mit Terbutalin kam es für die Dauer dieser Behandlung zu einem Anstieg der HDL-Konzentration, die nach Absetzen des Terbutalins wieder auf den Ausgangswert fiel. Da weiterhin bekannt ist, daß es unter beta$_2$-mimetischer Behandlung zu einer Abnahme der STH-Konzentration kommt, können diese Befunde als Folge der Abschwächung der katecholamin-unabhängigen Lipolyse gewertet werden. Tabelle 2 faßt die unter pharmakologischer Beeinflussung des sympathischen Nervensystems möglichen Veränderungen der Lipoproteine noch einmal schematisch zusammen. Gemäß den zuvor dargestellten Zusammenhängen sind die stärksten Veränderungen der Lipoproteine unter einem gemischten Beta-Rezeptoren-Blocker mit sehr langer Halbwertszeit zu erwarten, da in diesem Fall die reaktive Aktivierung der Lipolyse am stärksten ausfallen wird.

Aus diesem Grunde haben wir bei 12 Stoffwechsel-Gesunden männlichen Hypertonie-Patienten im Überkreuzversuch den Einfluß zweier jeweils 4wöchiger bzw. 16monatiger Behandlungsphasen mit 100 mg des beta$_1$-selektiven Rezeptoren-Blockers Atenolol und 120 mg des Beta$_1$-Beta$_2$Rezeptoren-Blockers Nadolol (sehr lange Halbwertszeit) auf die Lipoproteine untersucht [2]. Der Blutdruck wurde durch beide Rezeptoren-Blocker signifikant und gleich stark in Ruhe und unter standardisierter ergometrischer Leistung gesenkt. Beide Beta-Rezeptoren-Blocker führten zu keiner Beeinflussung des Gesamtcholesterins und des LDL-Cholesterins. Dagegen kam es unter Atenolol zu einer nicht signifikanten 11,2%igen und unter Nadolol zu einer signifikanten 19,2%igen Abnahme des HDL-Cholesterins nach jeweils 4wöchiger Behandlung. Auffallend war nun, daß es nach 16monatiger Behandlungsdauer unter Atenolol zu einem Wiederanstieg der HDL-Konzentration kam. Dagegen blieb nach

Tabelle 2. Veränderungen der Lipoproteine unter pharmakologischer Beeinflussung des sympathischen Nervensystems

	VLDL	HDL
α_1-Blockade	↓	↑
β_1-Blockade	(↑)	(↓)
β_1, β_2-Blockade	↑	↓
β_2-Stimulation		↑

16monatiger Behandlung mit Nadolol die HDL-Konzentration gleich stark abgesenkt, stieg jedoch nach Umsetzen auf Atenolol und weiterer 6monatiger Behandlung mit Atenolol wieder deutlich an. Die Triglyceride stiegen nach 4wöchiger Behandlung unter Atenolol um 35,8% und unter Nadolol um 55,2% an. Nach 16monatiger Behandlung mit Atenolol hatten sich die Triglyceride jedoch normalisiert, während unter Nadolol nach wie vor eine 44,4%ige Erhöhung bestand. Die Untersuchungen bestätigen, daß es unter gemischter Beta-Rezeptoren-Blockade, erst recht bei langer Halbwertszeit des verwendeten Beta-Rezeptoren-Blockers, zu deutlichen und anhaltenden Veränderungen der Lipoproteine kommt. Dagegen war unter beta$_1$-selektiver Rezeptoren-Blockade eine geringere und nur vorübergehende Abweichung der Lipoproteine von den Ausgangswerten nachweisbar. Das bedeutet, daß für die Langzeit-Therapie mit Beta$_1$-selektiven Rezeptoren-Blockern (erst recht bei kürzerer Halbwertszeit) nicht mit nennenswerten potentiell ungünstigen Veränderungen der Lipoproteine zu rechnen ist. Wenige bereits vorliegende Langzeitstudien bis zu über 6 Jahren über das Verhalten der Serumlipide unter einer Beta-Rezeptoren-Blockade zeigen darüber hinaus, daß es dabei unter bestimmten Voraussetzungen überhaupt nicht zu relevanten Veränderungen der Lipoproteine kommen muß [1]. Diese günstigen Voraussetzungen bestanden in diesen Studien vor allem in einer Abnahme des Körpergewichtes im Rahmen einer begleitenden Patientenbetreuung. Mit diesen Befunden scheint in derartigen diätetischen Maßnahmen zugleich eine Möglichkeit aufgezeigt zu werden, ungünstige Veränderungen der Lipoproteine unter Beta-Rezeptoren-Blockade zu vermeiden.

Die vorliegenden klinischen Erfahrungen sprechen eindeutig dafür, daß der therapeutische Nutzen der Beta-Rezeptoren-Blocker bei der jeweiligen kardiovaskulären Zielindikation einen eventuellen atherogenen Effekt deutlich überwiegt. Andernfalls hätte es nicht zur Prägung des Begriffes von der kardioprotektiven Wirkung der Beta-Rezeptoren-Blocker kommen können. Es sei in diesem Zusammenhang auf die Postinfarktstudien sowie auf die Göteborg-Studie bei Hypertonie-Patienten hingewiesen, in denen einheitlich eine kardioprotektive Wirkung der Beta-Rezeptoren-Blocker demonstriert werden konnte. Es bleibt daher zu bezweifeln, ob selbst in langfristigen prospektiven Studien je die klinische Dignität der unter chronischer Beta-Rezeptoren-Blockade beobachteten Veränderungen der Lipoproteine quantifizierbar sein wird.

Aufgrund epidemiologischer Analogieschlüsse kann jedoch für Patienten, die bereits vor einer notwendigen Therapie mit Beta-Rezeptoren-Blockern pathologische Ausgangswerte ihrer Serumlipide aufweisen (insbesonders erhöhtes LDL-

Cholesterin) nicht ausgeschlossen werden, daß es therapiebedingt nicht doch zu klinisch relevanten ungünstigen Veränderungen der Lipoproteine kommt. Aber auch für Patienten mit einer vorbestehenden Hyperlipoproteinämie konnte gezeigt werden, daß bei derartigen Patienten der beta$_1$-selektive Rezeptoren-Blocker vergleichsweise von Vorteil ist. Hieraus ist jedoch die Konsequenz abzuleiten, daß vor und während einer Langzeit-Therapie auch mit beta$_1$-selektiven Rezeptoren-Blockern eine Kontrolle des Lipidstatus erforderlich ist (Triglyceride und Gesamt-Cholesterin, sowie bei pathologischem Ausfall eines dieser Parameter zusätzlich Bestimmung des HDL- und LDL-Cholesterins). Bei Feststellung bzw. Auftreten pathologischer Werte ist neben diätetischen Maßnahmen besonders auf die Reduktion von Übergewicht zu achten. Weiterhin ist generell körperliche Aktivität (z. B. dynamischer Bewegungssport) anzuraten, da bei körperlich aktiven Menschen höhere HDL-Werte vorliegen als bei inaktiven Personen. Nur äußerst selten dürfte im Einzelfall aus den hier zur Diskussion stehenden Gründen eine andere Zusatz- oder alternative Therapie notwendig sein. Unter Beachtung und Einhaltung dieser Kontrolluntersuchungen und eventueller Maßnahmen erfährt daher die Anwendung der beta$_1$-selektiven Rezeptoren-Blocker bei gegebener Indikation keine Einschränkung.

Da Beta-Rezeptoren-Blocker im Rahmen der antihypertensiven Therapie wegen ihres besonders günstigen Einflusses auf überhöhte Belastungsblutdrucke sowie durch Senkung des myokardialen Sauerstoffverbrauchs im Verlgeich zu den anderen antihypertensiv wirkenden Substanzen eindeutige Vorteile haben, sind beta$_1$-selektive Rezeptoren-Blocker bei der Pharmakotherapie der arteriellen Hypertonie als das Mittel der ersten Wahl anzusehen. Für die eventuell notwendige Kombinationstherapie mit einem Saluretikum ist in diesem Zusammenhang festzustellen, daß die durch Saluretika verursachten Änderungen der Lipoproteine durch Beta-Rezeptoren-Blockade mehr oder weniger rückgängig gemacht werden [1]. Damit bestehen günstige Voraussetzungen für eine wirkungsvolle und optimal verträgliche Langzeit-Therapie der arteriellen Hypertonie.

Literatur

1. a) Lohmann, F. W.: Die Beeinflussung des Stoffwechsels durch Beta-Rezeptoren-Blocker. Klin. Wschr. 59, 49 (1981); b) Lohmann, F. W.: Beta-Rezeptorenblocker. Metabolische Wirkungen und Konsequenzen für die Therapie. Münch. Med. Wschr. 123, 1795 (1981); c) Lohmann, F. W.: Metabolische Veränderungen unter Betarezeptorenblockade. In: Betarezeptorenblockade – akutelle Gesichtspunkte hrsg. von F. W. Lohmann. Springer, Berlin-Heidelberg-New York 1982; d) Lohmann, F. W.: Veränderungen der Serum-Lipide bei der medikamentösen Hochdrucktherapie. Wien. med. Wschr. 132, Sonderheft 2, Seite 6 (1982); e) Lohmann, F. W.: Metabolische Auswirkungen der antihypertensiven Therapie. In: Stoffwechsel und medikamentöse Hochdruckbehandlung hrsg. von F. W. Lohmann. Urban & Schwarzenberg, München-Wien-Baltimore 1983
2. Franz, I.-W., Lohmann, F. W. und Röcker, L.: Unterschiedlicher Einfluß einer Langzeittherapie mit beta$_1$-selektiven und beta$_1$-beta$_2$-Rezeptorenblockern auf den Lipidstoffwechsel bei Hochdruckkranken. Herz/Kreislauf 16: 115–122 (1984)

Wirkung von Propranolol auf Serumlipide und Lipoproteine bei Myokardinfarkt

P. N. Herbert

In diesem Beitrag werden Daten, die noch nirgends in ihrer Gesamtheit veröffentlicht wurden, vorgestellt. In unserem Labor wurden die gesamten Lipid- und Lipoproteinanalysen der Patienten, die in die Betablocker-Herzinfarktstudie (BHAT) aufgenommen wurden, analysiert. Zunächst soll ganz kurz über diese Studie berichtet und danach die Daten, die zumindest in dieser Form noch nicht bekannt sind, besprochen werden.

Die „BHAT" (Beta Blocker Heart Attack Trial) wurde in Nordamerika durchgeführt, trotz einer Fülle von Daten, die in Europa gesammelt worden waren und die darauf hinwiesen, daß die Gabe von Betablockern nach Myokardinfarkt die Mortalität tatsächlich reduziert und die Prognose verbessert. Die Studie war mit ungefähr 4000 Patienten geplant. Alle Männer und Frauen, die keine Ausschlußkriterien, die eine Gabe von Betablockern inakzeptabel machen würden, aufwiesen, wurden in die Studie aufgenommen, nachdem sie ihre Einverständniserklärung abgegeben hatten. Die Verabreichung des Arzneimittels begann 15 bis 21 Tage nach dem Infarkt, so daß die Ergebnisse der Studie nicht auf die Gabe von Betablockern in der akuten Postinfarktperiode übertragen werden können. Es war vorgesehen, daß die Probanden 180–240 mg/Tag Propranolol erhalten würden. In der Praxis aber stellte sich heraus, daß eine deutliche Anzahl von Patienten niedrigere Dosen von lediglich 120 mg/Tag benötigte. Die an der Studie beteiligten Zentren befanden sich überwiegend im Nordosten der USA, ein Zentrum war in Kanada, der mittlere Westen wurde nur durch Chicago, Cleveland und Detroit vertreten, so daß unsere Ergebnisse eigentlich für diese Region nicht repräsentativ sind. Mehrere Zentren lagen an der Westküste.

Die Resultate dieser Studie sind mittlerweile wohl bekannt (Tabelle 1). Die Unterschiede in der Mortalität zwischen Patienten, die Propranolol einnahmen und denen, die Placebo bekamen, zeigten sich sehr früh in der Studie, d. h. in den ersten 3 Monaten und traten fast in jedem Zeitintervall danach auf. Es ist bemerkenswert, daß der Gesamtunterschied in der Mortalität zwischen Patienten, die Propranolol einnahmen und denen, die es nicht bekamen, sich auf 50 Todesfälle bezifferte. Wenn man die Gesamtzahl der geretteten Menschen in den Sekundärinterventionsstudien, die bis Anfang 1983 erschienen sind, ermittelt, dürfte sie nicht höher als 200 liegen. Aber wir stehen in der Schuld dieser 200 Menschen. Es wurde in dieser Studie offenbar, daß die Mortalitätskurven der unter Propranolol und der unter Placebo stehenden Patienten bis zu mindestens 3 Jahren nach Myokardinfarkt sich nicht einander näherten (Abb. 1). Somit gab es in dieser Studie keinen Hinweis dafür, daß Propranolol zu irgendeinem Zeitpunkt innerhalb der ersten drei Jahre nach Myokardinfarkt hätte abgesetzt werden sollen.

Table 1. Betablocker heart attack trial. Total mortality, life table

Period (mos)	Propranolol		Placebo	
	No. of deaths	Cumulative mortality	No. of deaths	Cumulative mortality
1– 3	37	1.93	50	2.60
4– 6	10	2.45	31	4.22
7–12	23	3.66	34	5.99
13–18	24	5.03	30	7.69
19–24	29	7.13	20	9.15
25–36	14	9.00	22	12.52
36 +	1	10.26	1	13.29
	133		188	

Falls es keine Kontraindikation für die Gabe von Propranolol gibt, empfehlen die Autoren daher, diese Substanz für mindestens 3 Jahre nach Myokardinfarkt zu geben und schließen auch eine längere Einnahme von Propranolol nicht aus.

Die Blutproben aller Patienten wurden zu Beginn der Studie und 6 Monate danach in einem Labor in Rhode Island untersucht. Von 3711 der 3837 in die Studie aufgenommenen Patienten liegen diese Bestimmungen vor. 3300 der Patienten waren Weiße, so daß die Population überwiegend aus weißen Amerikanern, ohne Farbige, Lateinamerikaner oder andere bestand. Von den 3711 Patienten hatten 3286 keinen Diabetes mellitus. Bei einer Gesamtzahl von 2000 der ursprünglich 3711 Patienten wurden die Lipid-, Lipoprotein- und in einigen Fällen die Apolipoproteinwerte beim ersten, zweiten und dritten Besuch gemessen.

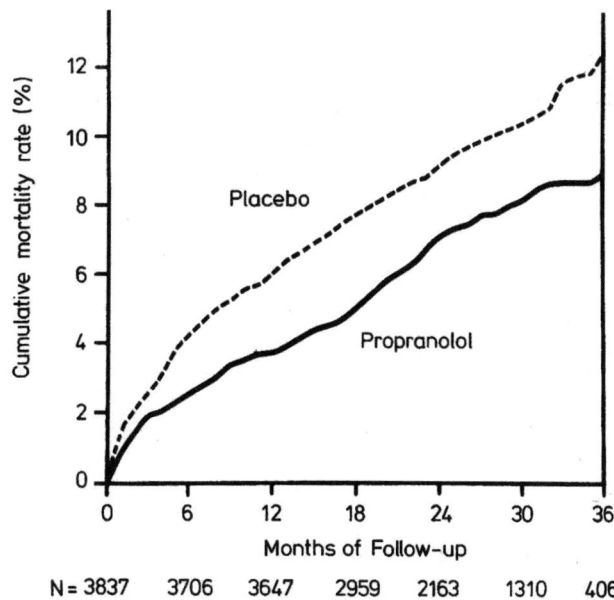

Abb. 1. Sterberaten (kumuliert) für Placebo- (----) und Propranololgruppe (——); n = Gesamtzahl zum jeweiligen Zeitpunkt

N = 3837   3706   3647   2959   2163   1310   406

Bei einer kleineren Untergruppe wurden die Werte auch beim vierten Besuch bestimmt. Einige der hier gezeigten Daten beschränken sich auf Patienten, die keine Diuretika nahmen. Aber wir besitzen auch beträchtliche Daten über Patienten, die Diuretika einnahmen.

Table 2. Lipid analyses

BHAT	
Baseline	5–21 Days post-infarct
Six months	Outpatient
One year	Outpatient
Two years	Outpatient
RIGHA	
Screening clinic	
All samples	
C – Serum cholesterol	
TG – Serum triglycerides	
HDL-C – HDL-cholesterol	
Sub-sample	
Apolipoprotein immunoassay	

Der Zeitplan für die Probenentnahme war sehr einfach (s. Tabelle 2). Die erste Probe wurde innerhalb von 5 bis 21 Tagen nach dem Infarkt gewonnen, bei Aufnahme in die Studie. Dann kamen die Patienten, ohne nüchtern zu sein, jeweils 6 Monate, 1 Jahr und 2 Jahre danach in die Ambulanz. Es ist also wichtig zu wissen, daß die hier gezeigten Triglyzeridwerte von Patienten stammen, die zu einem von ihnen gewählten Zeitpunkt in die Klinik kamen und daß sie zur Zeit ihrer Blutentnahme keine Diät einhielten.

Wir haben die Daten der Betablocker-Herzinfarktstudie mit 2 Kontrollgruppen, bei denen gleichzeitig Bestimmungen durchgeführt wurden, verglichen. Eine davon stammte aus der Rhode-Island-Group-Health-Association (RIGHA), einer Gesundheitsorganisation in Rhode Island, und die andere bestand aus Probanden, die an einer Projektstudie in 2 Städten (eine in Rhode Island, eine in Southern Massachussetts) teilnahmen. Im ganzen waren es mehr als 2500 Kontrollpersonen. In allen Blutproben wurden Serumcholesterin, Triglyzeride und HDL-Cholesterin gemessen. Auch haben wir bei einer Untergruppe Apolipoprotein-Radioimmunbestimmungen durchgeführt.

In Abb. 2 ist auf der Ordinate der Unterschied im Cholesterin zwischen den Patienten der BHAT-Studie, die Placebo einnahmen und der Kontrollpopulation (RIGHA) aufgetragen. Es fällt auf, daß es sowohl bei Männern, besonders aber bei Frauen in allen Altersgruppen bemerkenswerte Unterschiede in den Serum-Cholesterinkonzentrationen gab. Faßt man alle Altersgruppen zusammen, so betrug der Unterschied der Cholesterinwerte zwischen Frauen mit Infarkt und der Kontrollgruppe etwa 55 mg/dl. Der Cholesterindurchschnitt bei den BHAT-Frauen war 295 mg/dl. Im Allgemeinen waren die Unterschiede bei den Männern weniger ausgeprägt und betrugen etwa 25–30 mg/dl in allen Altersgruppen.

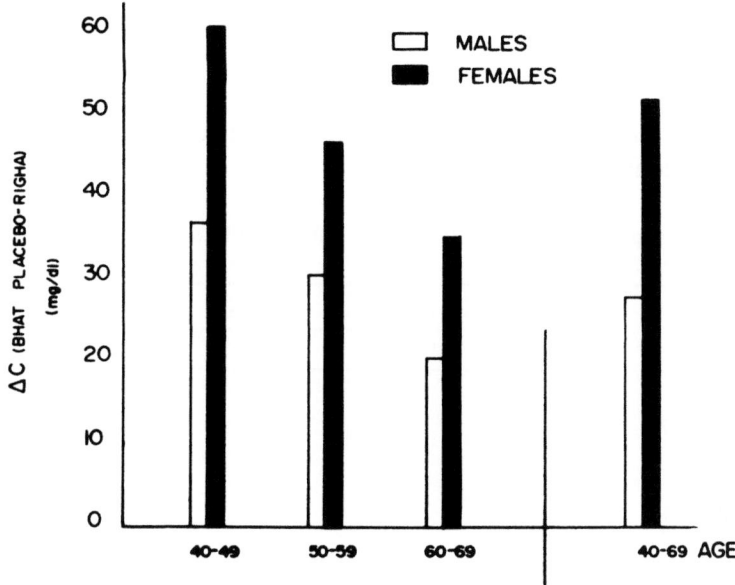

Abb. 2. Unterschied im Cholesterin zwischen Patienten der BHAT-Studie (Placebo) und Kontrollpopulation

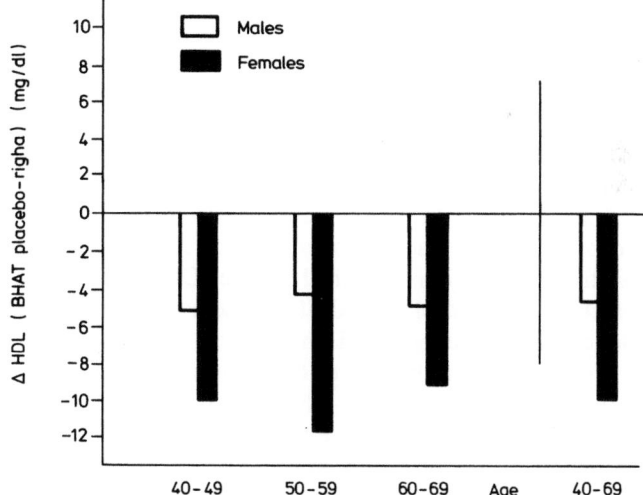

Abb. 3. Unterschied des HDL-Cholesterin zwischen BHAT-Placebogruppe und Kontrollgruppe

Wir waren erstaunt über die Unterschiede des HDL-Cholesterins zwischen der Kontrollgruppe und der BHAT-Placebogruppe (Abb. 3). Wir hatten erwartet, daß, wenn das gleiche Labor alle Analysen ausführt, der Teil der Differenzen erhalten bleibt, der normalerweise durch die unterschiedliche Arbeitsweise der verschiedenen Labors verloren geht. So hofften wir zu einer genaueren Bewertung der Unterschiede z. B. von HDL-Cholesterin bei Infarktpatienten zu kommen.

Tatsächlich betrug der durchschnittliche Unterschied in allen Altersgruppen zwischen den Infarktpatienten und der Kontrollgruppe bei Männern 4–5 mg/dl. Wie andere Studien zeigten, waren die Differenzen bei Frauen sehr viel größer, um 10–11 mg/dl. Im Durchschnitt wiesen Frauen in dieser Studie, die einen Infarkt erlitten hatten, in etwa den gleichen HDL-Cholesterinwert wie der durchschnittliche amerikanische Mann auf.

Table 3. Apolipoproteins in BHAT and RIGHA White Men

	Time	ApoA-I	ApoA-II
		(mg/dl)	
BHAT (n = 227)	Baseline	70	33
	6 months	94	38
	1 year	104	45
	2 years	122	31
RIGHA (n = 163)	Enrollment	128	39

Die Ergebnisse der Bestimmung von Apolipoprotein AI und AII sind in Tabelle 3 dargestellt. 6 Monate nach dem Infarkt hatte sich die HDL-Cholesterinkonzentration bei den Infarktpatienten nicht verändert. Relativ stark stieg die Apolipoprotein-AI-Konzentration zwischen 6 Monaten und 2 Jahren an, d. h. in einer Zeit, in der die HDL-Cholesterinwerte keine Änderung aufwiesen. Der Unterschied im Apolipoprotein AI-Wert zwischen den Infarktpatienten (diese waren alle weiße Männer) und der Kontrollgruppe war sehr gering. Die Veränderungen beim Apolipoprotein-AII waren deshalb bemerkenswert, weil die Konzentration 1 Jahr nach dem Infarkt tatsächlich höher lag als bei der Kontrollgruppe. 2 Jahre nach Infarkt lag der Apolipoprotein-AII-Wert ungefähr 25% niedriger als in der Kontrollgruppe. Die Theorie, daß Apolipoprotein-AII ein Marker für den Myokardinfarkt sein könnte, steht im Einklang mit einigen Berichten aus Europa und im Widerspruch mit dem Beitrag von Dr. Assmann.

Vergleich zwischen Kontroll- und Verumgruppe der Betablocker-Herzinfarktstudie: Die Gesamt-Cholesterin-Werte zeigten zu Beginn der Studie keinen Unterschied zwischen der Propranolol- und der Placebogruppe (Abb. 4). Es ist jedoch offensichtlich, daß eine starke Veränderung im Gesamt-Cholesterin nach 1 Jahr sowohl bei Männern wie bei Frauen, in der Placebo- wie in der Propranololgruppe, stattfand. Dies ist eine schon oft gemachte Feststellung.

Was die Serumtriglyzeridkonzentrationen betrifft, war der Unterschied zwischen Propranolol- und Placebogruppe zur Zeit des Studienbeginns nicht signifikant (Abb. 5). 1 Jahr nach dem Infarktereignis kann man eine beträchtliche Differenz in den (nicht nüchtern gewonnenen) Triglyzeridwerten zwischen den Behandlungsgruppen feststellen. Dies traf sowohl für Männer als auch für Frauen zu.

Wie Abb. 6 zeigt, waren die HDL-Cholesterin-Werte zum Studienbeginn gleich, änderten sich jedoch gegenüber Placebo bei Männern wie Frauen 1 Jahr

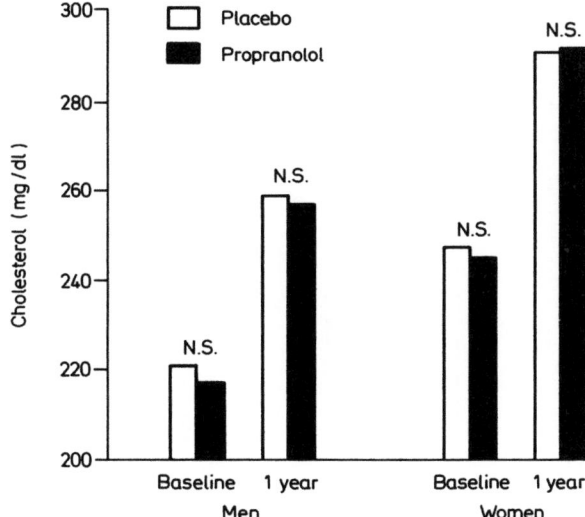

Abb. 4. Gesamt-Cholesterin-Werte bei Propranolol- und Placebogruppe

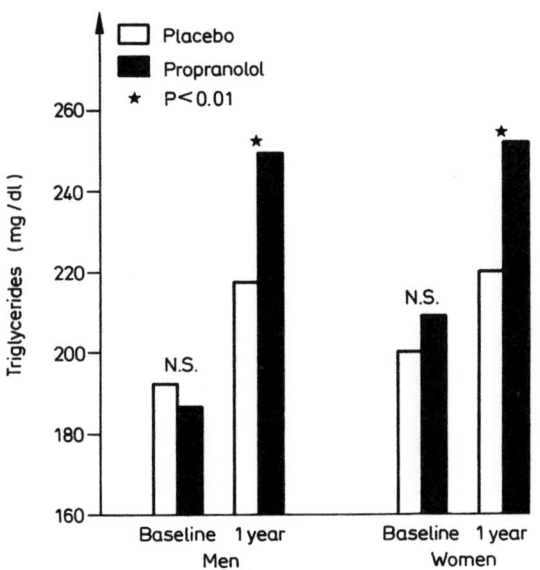

Abb. 5. Serumtriglyzeridkonzentrationen bei Propranolol- und Placebogruppen ein Jahr nach dem Infarktereignis

nach dem Infarkt um ungefähr 3–4 mg/dl. Die Ergebnisse stimmen mit vielen Befunden, die auf diesem Symposium vorgestellt worden sind, überein.

Betrachtet man die Veränderungen zwischen Studienbeginn und dem ersten Jahr bezüglich Gesamtcholesterin, Triglyceriden und HDL-Cholesterin (Abb. 7), so sieht man keinen Unterschied bei Männern oder Frauen in der Veränderung des Gesamtcholesterins. Das Cholesterin beim Mann erhöht sich im Durchschnitt

108 P. N. Herbert

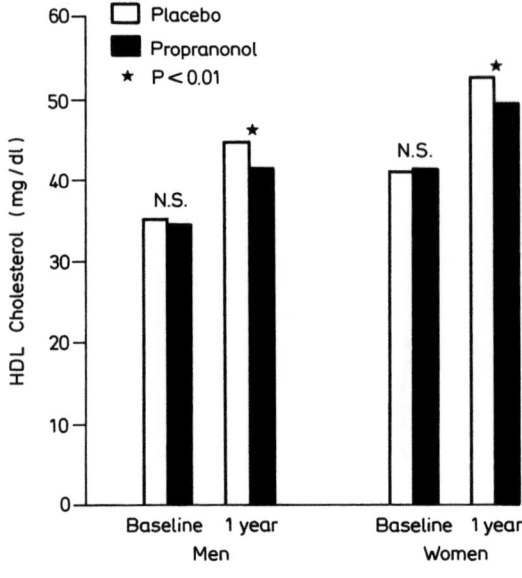

Abb. 6. HDL-Cholesterin-Werte ein Jahr nach dem Infarkt

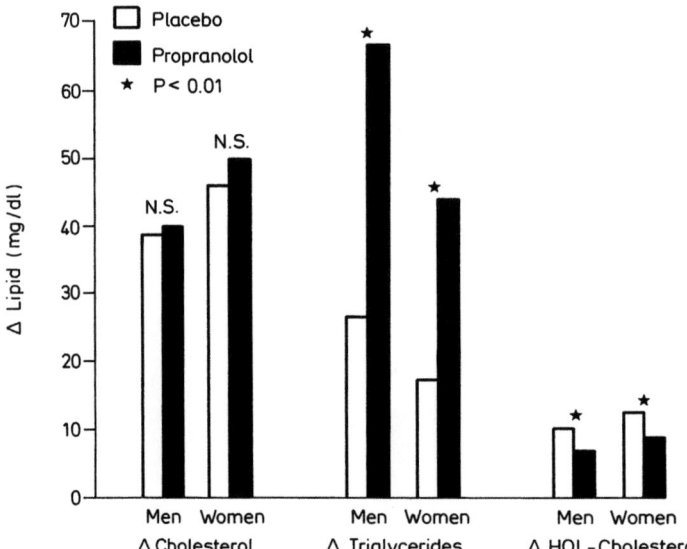

Abb. 7. Veränderungen von Cholesterin, Triglyzeriden und HDL-Cholesterin ein Jahr nach Studienbeginn

um 40 mg/dl, bei der Frau um 47 mg/dl. Bei den Triglyceriden war die Differenz sowohl bei Männern als auch bei Frauen weit größer. Auch beim HDL-Cholesterin war die Erhöhung nach dem Infarkt signifikant stärker bei den Placebopatienten als bei den Propranololpatienten.

Es war zu erwarten, daß die Propranololpatienten wahrscheinlich eher zusätzlich Diuretika einnehmen würden, da, wie alle Kliniker wissen, Propranolol zu einer leichten Salzretention bei manchen Hypertonikern führen kann. Um so erstaunter waren wir, als wir vom Statistiker erfuhren, daß 6 Monate nach Beginn der Studie 318 von 1011 (31,5%) der Placebopatienten Diuretika bekamen, während es bei den weißen männlichen Propranololpatienten 195 von 904 (21,6%) waren. Man muß sich fragen, ob dies einen Einfluß auf die Ergebnisse der Studie hatte, besonders, wenn man die Resultate der MRFIT-Studie betrachtet. Wir haben daher Gesamt-Cholesterin, Triglyceride und HDL-Cholesterin bei den Männern, die Propranolol oder Diuretika oder beides oder keines der Medikamente nahmen, verglichen.

Überraschenderweise ergab sich im Falle des Gesamtcholesterins kein signifikanter Unterschied zwischen denjenigen, die überhaupt kein Medikament nahmen und denjenigen, die Diuretika erhielten: Nach 6 Monaten betrug das Gesamtcholesterin 254 mg/dl bei denen, die keine Arzneimittel bekamen und 258 mg/dl bei denen, die kein Propranolol aber Diuretika erhielten. Bei den Patienten, die sowohl Propranolol als auch Diuretika einnahmen, lag das Gesamtcholesterin etwas höher, aber dieser Unterschied ist nicht statistisch signifikant. Patienten, die Propranolol alleine erhielten, hatten etwa die gleiche Gesamtcholesterin-Konzentrationen wie diejenigen, die Placebo bekamen.

Im Falle der Triglyceride waren die Ergebnisse etwas anders. Patienten, die Propranolol, aber kein Diuretikum erhielten, hatten eine um etwa 44 mg/dl höhere Triglyceridkonzentration als die Patienten, die weder Betablocker noch Diuretika bekamen. Diejenigen, die Diuretika, aber keinen Betablocker einnahmen, hatten Triglyceridwerte, die ungefähr um 25 mg/dl höher lagen. Die Verabreichung sowohl von Diuretika als auch von Betablockern nach Infarkt scheint zu einer Erhöhung des Triglyceridspiegels zu führen. Bei Patienten, die sowohl Propranolol als auch Diuretika erhielten, war der Unterschied in der Serumtriglyceridkonzentration höher als von einer alleinigen additiven Wirkung der zwei Pharmaka zu erwarten wäre. Dies legt den Schluß eines Synergismus nahe.

Was die HDL-Cholesterinkonzentration betrifft, so wiesen die Patienten, die weder Propranolol noch Diuretika einnahmen, Durchschnittswerte von etwa 44 mg/dl auf. Diejenigen, die nur Propranolol bekamen, hatten Werte um 40 mg/dl. Diejenigen, die sowohl Propranolol als auch Diuretika erhielten, zeigten nur wenig niedrigere HDL-Cholesterinwerte als die Patienten, die Propranolol alleine erhielten. Auch Patienten, die nur Diuretika bekamen, wiesen nur geringfügig niedrigere HDL-Werte auf, verglichen mit denen, die weder Propranolol noch Diuretika erhielten. Unsere Statistiker kalkulierten, daß die Wirkung von Propranolol auf das HDL-Cholesterin bei Männern in der Größenordnung von 3,4 mg/dl lag, während die Wirkung der Diuretika etwa die Hälfte dessen betrug.

Über die Mechanismen, mit denen die Betablocker möglicherweise die HDL-Cholesterinkonzentration beeinflussen könnten, wurde bereits gesprochen. Wir vermuteten zunächst, daß diese Patienten möglicherweise soviel Flüssigkeit speichern, daß die daraus resultierende Hämodilution dafür verantwortlich sein könnte. Eine Vielzahl von Hinweisen läßt jedoch diesen Schluß nicht zu. Andere Möglichkeiten, die auf Beobachtungen beruhen, sind die, daß Veränderungen in der Körpermasse oder sogar die gleichzeitige Veränderung der Serumtriglyceride eine relevante Rolle bei den Effekten, die wir gesehen haben, spielen könnten. Die

Frage ist nun, ob wir Informationen haben, die die angesprochenen Möglichkeiten untermauern.

Einer der Punkte, der uns aufgefallen ist, war die Veränderung im Körpergewicht bei Männern wie bei Frauen nach 6 Monaten. Das Durchschnittsgewicht eines Mannes, der Propranolol in der Betablocker-Herzinfarktstudie bekam, war fast um 2 kg höher als das Durchschnittsgewicht eines Mannes, der Placebo bekam. Bei Frauen betrug der Unterschied fast 4 kg. Propranolol war also sehr deutlich mit einer Gewichtszunahme bei diesen Patienten verbunden, aber es ist unklar, ob es sich dabei um Fett, Wasser oder Fett und Wasser handelte.

Es ist ziemlich unwahrscheinlich, daß der Propranololspiegel mit den Lipidveränderungen, die wir gesehen haben, zusammenhängt. Durchschnittlich sinkt das Serum-HDL-Cholesterin um 3 mg/dl unter Propranolol beim Mann und um etwa 4 mg/dl bei der Frau ab. Die Veränderungen der Triglyceride bei Männern und Frauen waren so gut wie identisch, wobei die Frauen signifikant höhere Propranolol-Serumspiegel aufwiesen als die Männer, wenn eine ihnen verabreichte Propranololdosis nicht entsprechend ihres Serumspiegels korrigiert worden war. Es ist also nicht wahrscheinlich, daß die Triglyceridspiegel mit dem Plasmaspiegel von Propranolol in Zusammenhang stehen.

Um herauszufinden, ob die Gabe von Betablockern die Apolipoproteinkonzentration beeinflußt haben könnte und ob diese vielleicht zu niedrigeren HDL-Werten geführt hatten, haben wir Apo AI und AII im Serum von 118 Patienten unter Placebo und 108 unter Propranolol bestimmt. Diese Patienten wurden randomisiert aus der ersten Gruppe von Patienten, die alle 4 Visiten absolviert hatten, ausgewählt und die Serumproben aller Visiten gleichzeitig bestimmt. Damit kann keiner der Effekte daher rühren, daß die Proben zu verschiedenen Zeiten, von verschiedenen Technikern usw. gehandhabt wurden. Die ersten, zweiten, dritten und vierten Proben wurden fortlaufend bearbeitet. Wie aus Tabelle 4 ersichtlich, gibt es keinen signifikanten Unterschied in der Konzentration der HDL-Apolipoproteine, wenn man die Patienten, die Propranolol nahmen mit denen, die Placebo erhielten, vergleicht. Also führt die Gabe von Betablockern nicht zu einer Verringerung der HDL-Apolipoproteinmasse.

Table 4. BHAT white males

	Placebo (n = 118)	Propranolol (n = 108)
A-I		
Baseline	69.9	70.8
Six Months	94.3	93.4
One Year	103.1	105.7
Two Years	120.4	124.3
A-II		
Baseline	33.3	33.1
Six Months	39.9	36.6
One Year	46.7	42.8
Two Year	32.4	31.4

Zusammenfassend können wir im Einklag mit den meisten anderen Arbeitsgruppen sagen, daß es weder durch Propranolol noch durch Diuretika Änderungen im Gesamtcholesterin gab und daß sowohl Propranolol als auch Diuretika den Triglyceridspiegel zu erhöhen scheinen. Wir haben viel über die relative Bedeutung dieser Wirkung diskutiert. Ich muß noch betonen, daß wir in dieser Studie keinen Unterschied zwischen Schleifendiuretika, Thiaziden usw. gemacht haben.

Einer unserer Statistiker fand, daß die Triglycerid-Veränderungen durch Diuretika fast so groß seien wie die durch Propranolol, wenn man nach Alter und Tag der Probenentnahme korrigiert. Offensichtlich ist der Effekt von Propranolol auf das HDL-Cholesterin etwa doppelt so hoch wie der von Diuretika, aber Propranolol hat keinen signifikanten Effekt auf die Konzentration der Haupt-HDL-Apolipoproteine.

Ich möchte betonen, daß die hier vorgelegten Daten von einer sehr begrenzten Population stammen. Es sind keine aus der normalen Bevölkerung ausgewählten Hypertoniker. Es handelt sich um Menschen, die sich von einem Herzinfarkt erholen. Man muß aus den Veränderungen des Apolipoproteinspiegels schließen, daß diese Menschen, trotz der scheinbaren Stabilität ihrer Cholesterin- und HDL-Cholesterinwerte in den 18 Monaten nach dem Infarkt, tatsächlich Veränderungen unterworfen waren. Bei Verallgemeinerung dieser Daten muß dies also berücksichtigt werden.

Propranolol änderte die Gesamtcholesterinkonzentration dieser Population anscheinend nicht, aber es senkte das HDL-Cholesterin und erhöhte die Serumtriglyceride. Dieser Effekt fand bei beiden Geschlechtern und in allen Altersgruppen statt. Propranolol änderte die Apolipoproteinwerte nicht, und wir müssen uns die Frage stellen, ob die Effekte, die wir bei HDL gesehen haben, wie schon Assmann angedeutet hatte, eher mit Veränderungen in der Zusammensetzung der Lipoproteine als mit Veränderungen ihrer Masse in Verbindung gebracht werden sollten. Wir haben keine Information über die Verteilung der HDL-Subfraktionen in dieser Population.

Einfluß einer hypertensiven Langzeittherapie mit Betablockern und Diuretika auf Lipoproteine im Serum

H. Holzgreve

Durch mehrere Hypertonieinterventionsstudien ist eindeutig der Nachweis erbracht worden, daß medikamentöse Blutdrucksenkung die Hochdruckkranken zu einer Lebensverlängerung führt und die Krankheitshäufigkeit reduziert. Während aber nun die Gesamtmortalität, die Mortalität in Folge kardiovaskulärer Ursachen und die Häufigkeit der zerebralvaskulären Insulte unter antihypertensiver Therapie deutlich abnimmt, bleibt die Reduktion der tödlichen und nichttödlichen Myokardinfarkte und der plötzlichen Herztodesfälle deutlich hinter den Erwartungen zurück. Als Gründe dafür könnte man die Tatsache anführen, daß einige Hypertensiva den Lipidstoffwechsel ungünstig beeinflussen. In fünf der sechs bisher vorliegenden Hypertonieinterventionsstudien wurde als erstes Antihypertensivum ein Diuretikum eingesetzt. Nun gibt es mehrere Untersuchungen, allerdings meist nur kurzzeitiger Diuretikatherapie, in denen gefunden wurde, daß das Cholesterin und die Triglyzeride ansteigen, während das HDL-Cholesterin in der Regel meist unbeeinflußt bleibt. Daraus wurde vielfach gefolgert, die Diuretika nicht länger als die Antihypertensiva der ersten Wahl zu betrachten. Andererseits führen aber auch die Betarezeptorenblocker, die von vielen Experten und Fachorganisationen als Alternative zu den Diuretika betrachtet werden, zu Veränderungen der Serumfettwerte. Aus den Studien der letzten Jahre kann man entnehmen, daß die Triglyzeride im Durchschnitt um 37% ansteigen und daß das HDL-Cholesterin im Mittel um etwa 14% unter Therapie mit verschiedenen Betarezeptorenblockern abfällt.

Obwohl inzwischen eine Vielzahl von entsprechenden Untersuchungen zu den Serumlipoproteinen unter Diuretika- und Betablockertherapie publiziert wurden, bestehen doch noch einige Mängel in diesen Studien; auch bleiben noch einige Fragen offen.

Erstens fehlen prospektive Studien, in denen Diuretika und Betarezeptorenblocker vergleichend in prospektiven Untersuchungen an randomisierten Patientenkollektiven untersucht werden. Zweitens fehlen meines Erachtens ausgesprochene Langzeituntersuchungen, da antihypertensive Therapie ja Langzeittherapie ist.

Wir haben daher in einer randomisierten prospektiven Studie die Serumlipoproteinveränderungen zusammen mit Herrn Schwand unter Gabe von Diuretika und Betarezeptorenblocker vergleichend und langfristig untersucht. Insgesamt wurden bisher 71 Männer mit essentieller Hypertonie im Alter zwischen 40 und 65 Jahren in die Studie aufgenommen. Hierbei handelt es sich um alle Patienten eines Zentrums, die an einer multizentrischen Studie über die Langzeitprognose unter antihypertensiver Therapie teilnehmen.

Langzeittherapie mit Betablockern und Diuretika auf Lipoproteine im Serum 113

Es handelt sich hier um die sogenannte „Happhy"-Studie (heart-attack-primary-prevention in hypertensives), eine multizentrische Studie, in denen die Langzeitprognose unter Betablocker und Diuretikatherapie überprüft wird (Abb. 1). Alle Patienten hatten zu Beginn der Studie entweder noch keine Antihypertensiva eingenommen, oder sie hatten eine mindestens zweimonatige therapiefreie Phase eingehalten. Voraussetzung für die Aufnahme in die Studie war ein diastolischer Blutdruck zwischen 100 und 130 mm/Hg und zwar errechnet als Mittelwert aus je zwei Messungen zu zwei verschiedenen Zeitpunkten im Abstand

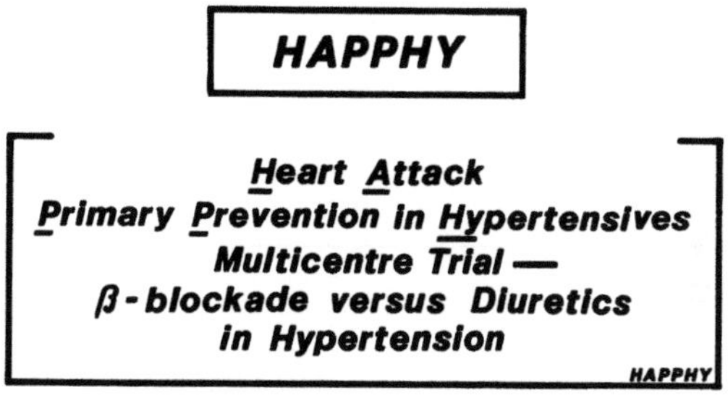

Abb. 1. „HAPPHY"-Studie

HAPPHY

**Heart Attack
Primary Prevention in Hypertensives
Multicentre Trial —
β - blockade versus Diuretics
in Hypertension**

von vierzehn Tagen. Als Ausschlußkriterien galten ein Zustand nach Myokardinfarkt und zerebrovaskuläre Ischämie, koronare Herzkrankheit, sekundäre und maligne Hypertonieformen, Leberzirrhose, maligne Erkrankungen, Alkoholabusus und andere schwere Erkrankungen, diastolischer Blutdruck über 130 mm/Hg, sowie absolute und relative Kontraindikationen gegen die beiden geprüften Medikamente, das heißt also digitalisrefraktäre Herzinsuffizienz, Asthma bronchiale, chronische Bronchitis, AV-Block 2. Grades, Diabetes mellitus und Arthritis urica.

Nach einer zentrumseigenen Randomisierungsliste wurden die Patienten, die die Aufnahmekriterien erfüllten, zunächst mit einer täglichen morgendlichen Einmaldosis von 50 mg Hydrochlorothiazid oder mit 100 mg Atenolol behandelt. Wenn der Blutdruck nicht unter 95 mm/Hg diastolisch abfiel, wurde die Behandlung für beide Patientengruppen folgendermaßen intensiviert: Erster Schritt: Verdoppelung der Hydrochlorothiaziddosis auf 100 mg pro die, bzw. Verdoppelung der Atenololdosis auf insgesamt 200 mg pro die.

Zweitens: Hinzufügung von Dihydralazin, zunächst 3 mal 25, falls unzureichend, 3 mal 50 mg Dihydralazin.

Zum Zeitpunkt der Serumlipoproteinuntersuchungen lagen die durchschnittlichen Dosen bei 71 mg Hydrochlorothiazid, bzw. 144 mg Atenolol. Zusätzlich wurden in der Diuretikagruppe 17 Patienten und in der Betarezeptorengruppe 15 Patienten mit Dihydralazin behandelt. Patienten der Diuretika- und Betablockergruppe stimmten in wichtigen Kriterien wie bspw. Alter, Ausgangsblutdruck, Blutdruck unter Therapie, sehr gut überein. Wir bestimmten folgende Serumlipide und Lipoproteine: Gesamtcholesterin, Triglyzeride, HDL-Cholesterin und die Apolipoproteine A 1 und b. Das LDL-Cholesterin wurde nach der Friedewald-Formel errechnet.

Beim Gesamtcholesterin kommt es zu keinen wesentlichen, jedenfalls zu keinen signifikanten Änderungen. Das gleiche trifft auch für die Diuretika zu, keine signifikanten Veränderungen innerhalb der ersten 24 Monate (Tabelle 1).

Bei dem Betarezeptorenblocker kommt es zu allen Zeitpunkten zu einem signifikanten Anstieg der Triglyzeride.

Tabelle 1. Gesamtcholesterin (mg/Tag)

	0	6	12	18	24 Mo.
Betablocker	225	237	241	234	248
	± 38.1	± 38.0	± 36.4	± 46.9	± 122
n =	36	36	33	30	26
Diuretika	236	238	243	252	252
	± 52.7	± 49.9	± 55.1	± 64.1	± 67.9
n =	35	35	32	25	20

Unter Therapie mit dem Diuretikum Hydrochlorothiazid kommt es zu keinen signifikanten Veränderungen der Triglyzeride (Tabelle 2). Auch bei dem LDL-Cholesterin kommt es zu keinem Zeitpunkt zu deutlichen oder signifikanten Veränderungen (Tabelle 3).

Das HDL-Cholesterin nimmt unter Therapie mit dem Betarezeptorenblocker zu allen Untersuchungszeitpunkten signifikant ab. Bei den Diuretika bleiben die Werte konstant, also keine signifikanten Veränderungen, auch keine Trends erkennbar (Tabelle 4).

Die Ergebnisse für die Apolipoproteinbestimmung a und b: Hier gibt es zwei signifikante Veränderungen. Unter Therapie mit dem Betarezeptorenblocker kommt es zu einem signifikanten geringgradigen Abfall des Apolipoproteins 1, bei Diuretika keine Veränderungen. Unter Therapie mit dem Betablocker keine Veränderungen des Apolipoproteins b, aber ein signifikanter Abfall unter Therapie des Diuretikums (diese Werte nur nach 18 Monaten untersucht) (Tabelle 5).

Allen Patienten wurden unabhängig von der Zuordnung durch Randomisierung mit gleicher Dringlichkeit Allgemeinmaßnahmen empfohlen, d. h. die Empfehlung einer kochsalzarmen Kost und einer Gewichtsreduktion bei etwa bestehendem Übergewicht. Die Probanden der Betablocker-Gruppe nahmen innerhalb von 18 Monaten um 1,3 Kilo an Gewicht zu, die Patienten der Diuretika-Gruppe dagegen 0,3 Kilo ab. Nach 18 Monaten lag demnach das Körpergewicht in der Diuretika- bzw. der Betablocker-Gruppe bei 85,4 bzw. bei 85,2 kg, ein Unterschied von 200 g.

Ich glaube, die Tatsache, daß es unter Betablockertherapie zu einer Körpergewichtszunahme kommt, ist in der Vergangenheit möglicherweise nicht genug beachtet worden. Dies läßt sich beispielsweise aus der Untersuchung der Wattons-Administrations-Studie ablesen, die im vergangenen Jahr publiziert wurde. Es handelt sich da um einen Vergleich von Diuretikum (Hydrochlorothiazid) und Propranolol über einen Zeitraum von einem Jahr. Hier kam es zu einem Gewichtsanstieg der Betablocker-Patienten um 1,5 kg.

Tabelle 2. Triglyzeride (mg/Tag)

	0	6	12	18	24 Monate
Betablocker	165	215[a]	211[a]	245[b]	278[b]
	± 105	± 167	± 160	± 139	± 165
n =	36	36	33	30	26
Diuretika	181	199	179	207	229
	± 111	± 140	± 98	± 108	± 132
n =	35	35	32	26	20

[a] $p < 0.005$
[b] $p < 0.0025$ im Vergleich zu 0 Monate

Tabelle 3. LDL-Cholesterin (mg/Tag)

	0	6	12	18	24 Monate
Betablocker	148	153	160[a]	149	154
	± 31.5	± 27.9	± 32.1	± 39.2	± 54.2
n =	36	36	33	30	26
Diuretika	153	154	163	163	169
	± 49.7	± 47.2	± 52.1	± 62.0	± 55.9
n =	35	35	32	25	19

[a] $p < 0.0125$ im Vergleich zu 0 Monate

Tabelle 4. HDL-Cholesterin (mg/Tag)

	0	6	12	18	24 Monate
Betablocker	43.0	40.2[a]	38.3[b]	36.5[a]	36.5[b]
	± 10.8	± 10.7	± 9.4	± 8.6	± 10.9
n =	36	36	33	29	26
Diuretika	43.3	44.1	43.8	42.1	41.0
	± 14.1	± 12.8	± 10.9	± 11.1	± 10.1
n =	34	34	31	25	20

[a] $p < 0.05$
[b] $p < 0.025$ im Vergleich zu 0 Monate

Tabelle 5. APO-Lipoproteine (mg/Tag)

	0	18 Monate		0	18 Monate
	A-I			B	
Betablocker	149 ± 9.7	145[a] ± 10.5	Betablocker	110 ± 14.4	110 ± 14.7
n =	26	26	n =	27	27
Diuretika	146 ± 12.1	145 ± 10.2	Diuretika	120 ± 22.7	112[a] ± 18.5
n =	19	19	n =	20	20

[a] $p < 0.05$ im Vergleich zu 0 Monate

Die Gammaglutamyltransferase war zum Untersuchungszeitpunkt, hier also nach 18 Monaten, bei beiden Gruppen nicht signifikant verschieden. Die Diuretikagruppe hatte 38, die Betablocker-Gruppe 32 Einheiten pro Liter.

Die Untersuchungen haben also gezeigt, daß nach langfristiger Anwendung von Atenolol die Triglyzeride ansteigen, während das HDL-Cholesterin abnimmt, parallel mit einem Abfall des Abbruchlipoproteins A 1. Die Unterschiede mögen zwar quantitativ relativ gering sein, sie sind aber statistisch signifikant. Wir glauben, daß die vorgetragene Studie gegenüber den bisher publizierten Daten zwei wesentliche Vorteile hat.

Erstens: Die Serumlipoproteinveränderungen unter antihypertensiver Therapie mit Diuretika und Betarezeptorenblockern wurden unseres Wissens erstmals an einem streng definierten, randomisierten Patientenkollektiv vergleichend geprüft, und ich glaube auch, daß die Patientenzahl ausreichend war.

Zweitens: Die Serumlipoproteinveränderungen wurden langfristig bis zu zwei Jahren nach Therapiebeginn untersucht. Ich glaube, daß die letztgenannte Tatsache vor allen Dingen wichtig ist für die Interpretation der Ergebnisse nach Diuretikatherapie.

Andere Untersucher haben einen Anstieg der Triglyzeride und des Gesamtcholesterins unter relativ kurzfristiger Therapie mit Diuretika nach meist nur wenigen Wochen beschrieben, zu einem Zeitpunkt also, zu dem wir gar nicht untersucht haben. Es muß deshalb angenommen werden, daß die genannten Serumlipide zu Therapiebeginn zwar ansteigen, sich aber nach einigen Monaten wieder normalisieren. In dieser Interpretation fühlen wir uns durch eine Analyse der HDFP-Studie bestätigt, die im März dieses Jahres auf der Jahrestagung des American College of Cardiology in New Orleans vorgetragen wurde. Danach steigt das Gesamtcholesterin unter Diuretikatherapie zwar vorübergehend an, liegt aber später, nach bis zu fünfjähriger Therapie, entweder im Bereich der Ausgangswerte oder sogar 9 mg % unter den Ausgangswerten. Diuretika führen demnach, in Übereinstimmung mit unseren Ergebnissen bei Langzeittherapie, nicht zu einem Anstieg des Serumcholesterins.

Die Bedeutung der vorliegenden Befunde für die Auswahl von Diuretika und Betablockern für die antihypertensive Therapie ist unseres Erachtens gegenwärtig eher gering. In die Entscheidung, welche Substanzgruppe als das Mittel der ersten Wahl bei der Hochdruckbehandlung zu gelten hat, müssen noch andere Kriterien, wie bspw. die subjektiv belästigenden und die objektiv bedeutsamen Nebenwirkungen einfließen. Hier ist vor allem an den Belastungsblutdruck zu denken und an endokrine und metabolische Veränderungen, wie z.B. Veränderungen des Elektrolythaushaltes, des Glukose- und Harnsäurestoffwechsels, die unter den genannten Antihypertensiva beobachtet werden und deren Dignität bei Langzeittherapie im Verhältnis zu den nachgewiesenen günstigen Folgen der Blutdrucksenkung bis heute nicht völlig geklärt ist. Welche Substanzen Mittel der ersten Wahl bei der antihypertensiven Therapie sind, muß letztlich durch randomisierte, langfristige vergleichende Therapiestudien beantwortet werden. Dabei muß die Überlegenheit einer Substanz sich nicht an Laborparametern, sondern an den sogenannten harten Kriterien, wie stärkere Reduktion der Gesamtmortalität, der Mortalität aus kardiovaskulärer Ursache, der tödlichen und nichttödlichen Myokardinfarkte und der apoplektischen Insulte erweisen. Derzeit laufen in Europa drei großangelegte multizentrische Studien, in denen die Wirkung von Diuretika mit derjenigen von Betablockern auf die Gesamtmortalität und die Entwicklung typischer Hochdruckkomplikationen geprüft wird. Es handelt sich hier im Einzelnen um die bereits genannte HAPPHY-Studie, an denen wir mit den hier vorgestellten Patienten teilnehmen. Es handelt sich weiter um die IPPPSH-Studie und um die Studie des Medical-Research-Council in Großbritannien. Man sollte vielleicht darauf hinweisen, daß alle diese Studien ursprünglich in der Erwartung initiiert wurden, daß die Betarezeptorenblocker die kardiovaskuläre Mortalität und die Morbidität bei antihypertensiver Therapie deutlicher reduzieren als die Diuretika. Sollten sich in diesen Studien wider Erwarten die Diuretika den Betarezeptorenblockern als überlegen erweisen, dann könnte man versuchen, dies durch die fehlende Beeinflussung der Serumfettwerte durch Diuretika, jedenfalls bei langfristiger Anwendung, zu erklären. Ich möchte also noch einmal kurz zusammenfassen:

Nach unseren Untersuchungen, hat die langfristige Anwendung von Diuretika (bei uns Hydrochlorothiazid) keine ungünstigen Auswirkungen auf den Lipidstoffwechsel. Hingegen kommt es unter einer Dauertherapie mit Betablockern, in unserem Fall Atenolol, zu einer signifikanten Zunahme der Triglyzeride und einer signifikanten Abnahme des HDL-Cholesterins. Parallel mit dem Abfall des HDL-Cholesterins geht ein Abfall des Apolipoproteins A 1 einher.

Einfluß von Indapamid und verschiedenen Diuretika allein oder in Kombination mit Betablockern auf Lipoproteine im Serum*

P. Weidmann, M. G. Bianchetti, W. F. Riesen und R. Mordasini

Zusammenfassung

Im Jahre 1976 begannen wir mit prospektiven Studien über den Einfluß von allein oder in Kombination mit Beta-Blockern verabreichten Diuretika auf die Lipoproteine im Serum von normo- oder hypertonen Individuen. Gegenüber der Placebo-Vergleichsgruppe ließ eine Monotherapie mit verschiedenen Diuretika über vier bis sechs Wochen die Beta-Lipoprotein-Fraktion (Furosemid, 80 mg/d, oder Chlorthalidon, 100 mg/d; n = 16) oder das Low-density-lipoprotein-Cholesterin (LDL-C) (Chlorthalidon, 100 mg/d, n = 27 Männer; Tielinsäure, 250 mg/d, n = 16 Männer; Clopamid, 5 mg/d, n = 17 Männer; oder Muzolimin, 20 bis 40 mg/d, n = 13 Männer oder Frauen in der Postmenopause) signifikant ($p < 0,05$) ansteigen. Bei 43 mit Indapamid (2,5 mg/d) behandelten Männern (32 normoton, 11 mäßiggradig hyperton) wurde kein Anstieg von LDL-C beobachtet. Die High-density-lipoprotein-Cholesterin-Fraktion (HDL-C) im Serum und die Konzentration der Apoproteine A_1, A_2 und B wurden durch keine dieser Verbindungen wesentlich verändert. Bei Frauen in der Postmenopause (n = 18) erhöhte Chlorthalidon (100 mg/d) signifikant die LDL-C-Fraktion, bei jüngeren Frauen (n = 18) jedoch nicht. Der Anstieg der LDL-C-Spiegel unter Monotherapie mit Chlorthalidon konnte durch zusätzliche Verabreichung eines Beta-Blockers, gewöhnlich Propranolol oder Atenolol (n = 18), verhindert oder rückgängig gemacht werden; die unter Monotherapie mit Clopamid erhöhten LDL-C-Spiegel wurden durch Zusatz des Beta-Blockers Pindolol (10 mg/d) wieder gesenkt (n = 17). Bei keiner der vorliegenden Untersuchungen waren die Veränderungen der Beta-Lipoprotein- oder LDL-C-Spiegel durch Schwankungen des Blutvolumens, der Serum-Glucose oder des -Insulins erklärbar oder korrelierten mit Veränderungen des Blutdrucks, des Kalium-, Renin-, Aldosteron-, Adrenalin- oder Noradrenalin-Spiegels im Plasma. Diese Beobachtungen deuten darauf hin, daß verschiedene Diuretika den LDL-C-Spiegel im Serum von Männern oder Frauen in der Postmenopause erhöhen können. Frauen vor der Menopause sind möglicherweise oft vor dieser Nebenwirkung geschützt. Zur Klärung der pathogenetischen und prognostischen Bedeutung der durch Diuretika hervorgerufenen Veränderungen der Lipoprotein-Spiegel sind in der Zukunft Langzeitstudien notwendig. Zwischenzeitlich ist für den Kliniker interessant, daß Indapamid keine signifikante Wirkung auf die Lipoproteine im Serum hatte, und daß

---

* Die vorliegenden Untersuchungen wurden teilweise durch die Nationale Schweizerische Wissenschaftsstiftung gefördert

bestimmte Beta-Blocker Anstiege des LDL-C-Spiegels bei der Behandlung von Männern und Frauen in der Postmenopause mit Diuretika anscheinend verhindern oder umkehren können.

Der Bluthochdruck und bestimmte Veränderungen im Lipoprotein-Stoffwechsel sind sehr wichtige kardiovaskuläre Risikofaktoren. Eine nachdrücklich durchgeführte Einstellung des Blutdrucks mittels Diuretika, herkömmlicher Sympatholytika und, wenn nötig, Hydralazinen führte unter der hypertonen Bevölkerung zu einer deutlichen Verbesserung der kardiovaskulären Prognose, wenn auch mit fraglicher Auswirkung auf den Verlauf der koronaren Herzkrankheit [3, 20]. Jüngere Untersuchungen machten jedoch darauf aufmerksam, daß die zusätzliche Verabreichung von Betablockern im Rahmen der Pharmakotherapie die Inzidenz von Myokardinfarkten bei hypertonen Patienten senken könnte [34]. Dies warf die Frage auf, ob die eher konventionelle Pharmakotherapie einen ungünstigen Einfluß auf einen anderen Risikofaktor für die Entstehung einer koronaren Herzkrankheit als die Hypertonie haben könnte, oder ob Betablocker eine positive Wirkung haben, die mit den früheren Sympatholytika nicht zu erzielen ist. Einer der in Betracht zu ziehenden Faktoren ist der Lipoprotein-Stoffwechsel. Verschiedene Forschungsgruppen beobachteten eine Tendenz zu erhöhten Triglycerid- und Cholesterin-Spiegeln im Serum von Patienten, die mit unterschiedlichen Diuretika behandelt wurden [1, 11, 29, 32]. Diese Hinweise sind wichtig, aber nur begrenzt interpretierbar, hauptsächlich deshalb, weil Schwankungen des Gesamt-Lipid-Spiegels im Serum per se wahrscheinlich ein weniger wichtiges Korrelat der Atherogenese darstellen als bestimmte Veränderungen im Verteilungsmuster der Lipoproteine im Blut. Wie epidemiologische Studien zeigten, kann sowohl eine Vermehrung der LDL-Cholesterin-(oder Beta-Lipoprotein-)Fraktion als auch eine Verminderung der HDL-Cholesterin-(oder Alpha-Lipoprotein-) Fraktion das Risiko einer koronaren Herzkrankheit vergrößern [7, 22].

Da über die Lipoprotein-Spiegel im Blut während der Behandlung mit blutdrucksenkenden Pharmaka keine Erkenntnisse vorlagen, begannen wir vor sieben Jahren mit prospektiven Untersuchungen über den Einfluß von Diuretika allein und in Kombination mit Betablockern. Die vorliegende Arbeit faßt unsere Ergebnisse zusammen und diskutiert sie unter Berücksichtigung der Befunde anderer Arbeitsgruppen.

Einfluß auf Low-density-lipoprotein-Cholsterin (LDL-C)

Das Ergebnis unserer prospektiven Untersuchungen wies darauf hin, daß verschiedene Diuretika die LDL-C-(oder Beta-Lipoprotein-)Fraktion im Serum des Mannes signifikant ($p < 0,05$) erhöhen, unabhängig davon, ob er jung oder alt, gesund oder hyperton ist.

Diese Veränderung wurde übereinstimmend festgestellt nach vier- bis sechswöchiger Monotherapie mit Furosemid, 80 mg/d [11], Mefrusid, 50 mg/d [11], Chlorthalidon, 100 mg/d [11, 12, 13, 26] (Abb. 1, 2), der kombiniert diuretisch und urikosurisch wirksamen Verbindung Ticrynafen 250 mg/d [36] (Abb. 3), einem Kombinationspräparat von Hydrochlorothiazid mit Amilorid, 50 bzw. 5 mg/d [5], Clopamid, 5 mg/d [30] oder dem neuen Wirkstoff Muzolinin, 20 bis 40 mg/d [31].

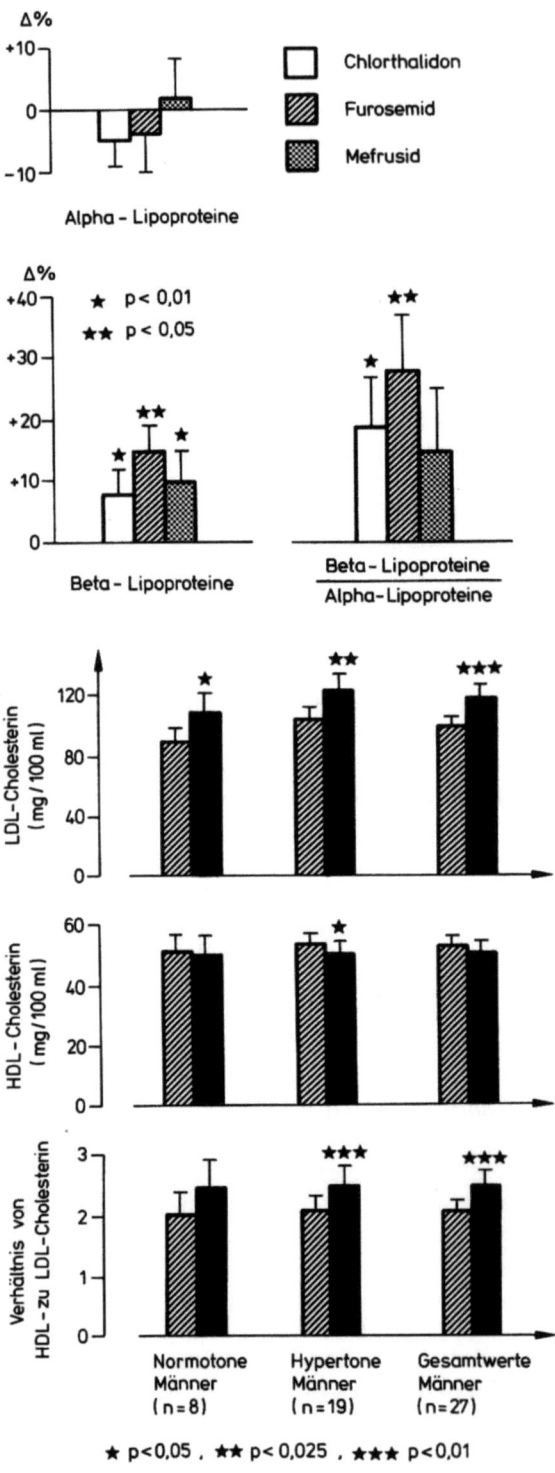

Abb. 1. Prozentuale Veränderungen der Alpha- und Beta-Lipoprotein-Fraktionen im Serum nach vierwöchiger Behandlung mit Chlorthalidon, 100 mg/d, Furosemid, 80 mg/d, oder Mefrusid, 50 mg/d, bei 16 normotonen oder grenzwertig hypertonen Individuen. Die Lipoprotein-Fraktionen dieser einleitenden Untersuchung wurden mittels Elektrophorese analysiert. Die P-Werte bezeichnen statistisch signifikante Veränderungen im Vergleich zu Kontrollmessungen, die am Ende einer vierwöchigen Placebo-Gabe durchgeführt wurden. (Aus Glück et al. [11])

Abb. 2. Einfluß der Therapie mit Chlorthalidon auf die Konzentrationen von Low-density-lipoprotein (LDL)- und High-density-lipoprotein (HDL)-Cholesterin im Serum normo- oder hypertoner Männer. Die schraffierten Balken bezeichnen die Kontrollwerte am Ende einer vierwöchigen Placebo-Gabe, die schwarzen Balken die Werte nach Chlorthalidon-Behandlung, 100 mg/d, über sechs Wochen. Die P-Werte kennzeichnen signifikante Unterschiede zwischen den Bedingungen bei Gabe eines Placebo und von Chlorthalidon. (Aus Glück et al. [13])

Einfluß von Indapamid und verschiedenen Diuretika auf Lipoproteine   121

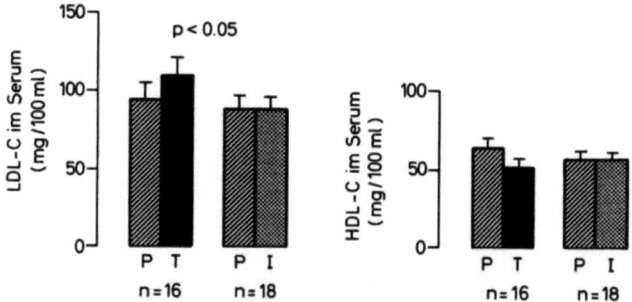

Abb. 3. Einfluß von Ticrynafen (Tielinsäure) oder Indapamid auf Low-density- and High-density-Lipoproteine im Serum. LDL-C = Low-density-lipoprotein-Cholesterin; HDL-C = High-density-lipoprotein-Cholesterin; P = Placebo × 4 Wochen; T = Ticrynafen, 250 mg/d × 6 Wochen; I = Indapamid, 2,5 mg/d × 6 Wochen. Der P-Wert bezeichnet einen signifikanten Unterschied zwischen den Bedingungen unter Placebo- und Ticrynafen-Behandlung. (Aus Weidmann et al. [36])

Im Gegensatz dazu veränderte sich die LDL-C-Fraktion im Serum von Männern, die sechs Wochen lang ausschließlich mit der diuretisch und blutdrucksenkend wirksamen Verbindung Indapamid, 2,5 mg/d, behandelt wurden, nicht. Dies wurde zuerst in einer Untersuchungsgruppe von 18 Patienten (10 Normotoniker, 8 Patienten mit mäßiger essentieller Hypertonie) beobachtet [36] (Abb. 3). Zur weiteren Sicherung der Ergebnisse wurde die Untersuchung auf Auswirkungen von Indapamid auf Lipide und Lipoproteine im Serum ausgedehnt, so daß nunmehr die gesamten Meßwerte von 41 Männern zur Verfügung stehen [4] (Tabelle 1). Das Ergebnis, nämlich unveränderte Serum-Konzentrationen von Gesamt-Cholesterin und LDL-Cholesterin nach Indapamid-Kurzzeitbehandlung normotoner Männer, Männern mit geringgradiger essentieller Hypertonie und

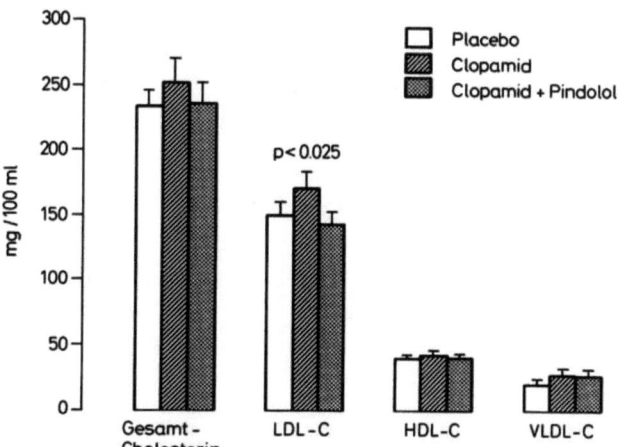

Abb. 4. Einfluß von Clopamid allein (5 mg/d × 4 Wochen) oder in Kombination mit Pindolol (10 mg/d × 4 Wochen) auf die Serum-Cholesterin-Fraktionen (C). Der P-Wert bezeichnet einen signifikanten Unterschied zwischen Clopamid-Monotherapie und Placebo-Gabe oder Clopamid-Pindolol-Kombinationstherapie. (Aus Schiffl et al. [6])

Tabelle 1. Lipid- und Lipoprotein-Konzentrationen im Serum und andere Parameter bei Placebo-Gabe und nach sechswöchiger Behandlung normo- oder leicht hypertoner Männer mit Indapamid, 2,5 mg/d (Mittelwerte ± Standardabweichung)

		Normotone Männer		Männer mit mäßiggradiger essentieller Hypertonie		Männer insgesamt	
		Placebo	Indapamid	Placebo	Indapamid	Placebo	Indapamid
Anzahl		32		11		43	
Alter (Jahre)		25 ± 5		35 ± 5		28 ± 7	
Serum	Gesamt-Cholesterin (mg/dl)	187 ± 35	191 ± 36	198 ± 44	195 ± 51	190 ± 31	193 ± 40
	LDL-Cholesterin (mg/dl)	112 ± 40	108 ± 33	112 ± 40	112 ± 22	112 ± 39	109 ± 30
	HDL-Cholesterin (mg/dl)	51 ± 12	53 ± 11	53 ± 15	51 ± 15	52 ± 12	52 ± 12
	VLDL-Cholesterin (mg/dl)	16 ± 7	15 ± 6	26 ± 19	23 ± 12	18 ± 12	17 ± 8
	Gesamt-Triglyceride (mg/dl)	94 ± 40	93 ± 31	109 ± 46	105 ± 43	98 ± 41	96 ± 34
	VLDL-Triglyceride (mg/dl)	49 ± 22	52 ± 19	54 ± 21	51 ± 22	50 ± 22	52 ± 19
	Apoprotein B (mg/dl)	77 ± 16	77 ± 15	77 ± 18	76 ± 24	77 ± 17	77 ± 18
Plasma	Glucose (mg/dl)	95 ± 12	94 ± 11	97 ± 10	94 ± 11	96 ± 12	94 ± 11
	Insulin (µU/ml)	16 ± 7	14 ± 7	15 ± 9	16 ± 9	16 ± 7	15 ± 7
	Harnsäure (mg/dl)	5,6 ± 0,9	6,8 ± 1,4[b]	5,6 ± 0,9	6,9 ± 1,1[a]	5,6 ± 0,9	6,8 ± 1,3[b]
	Kalium (mmol/l)	4,5 ± 0,3	3,7 ± 0,4[b]	4,3 ± 0,4	3,9 ± 0,4[a]	4,5 ± 0,4	3,8 ± 0,3[b]
	Natrium (mmol/l)	142 ± 2	142 ± 2	142 ± 2	141 ± 3	142 ± 2	142 ± 2
	Kreatinin (mg/dl)	1,0 ± 0,1	1,0 ± 0,1	1,0 ± 0,1	1,0 ± 0,1	1,0 ± 0,1	1,0 ± 0,1
Körpergewicht (kg)		71 ± 6	71 ± 6	77 ± 10	76 ± 11	73 ± 7	73 ± 7
Blutdruck (supiniert) (mmHg)		119/71 ± 8/8	114/70 ± 10/7	145/94 ± 20/9	139/89 ± 13/6	126/77 ± 17/12	120/75 ± 15/10

LDL = low-density lipoprotein; HDL = high-density lipoprotein; VLDL = very-low-density lipoprotein
[a] $p < 0,02$
[b] $p < 0,005$ gegen Placebo

aller Männer in der Gesamtbetrachtung, weist darauf hin, daß sich Indapamid in dieser Hinsicht möglicherweise von verschiedenen anderen bis jetzt untersuchten Diuretika unterscheidet.

Zur Untersuchung der Frage, ob Frauen ebenfalls unter Einfluß von Diuretika zu Veränderungen der Lipoproteine im Serum neigen, wurde der Standard-Wirkstoff Chlorthalidon gewählt. Die Feststellung eines ähnlichen Anstieges von LDL-C im Serum von Männern wie von Frauen in der Postmenopause im Gegensatz zu unveränderten LDL-C- und Gesamt-Cholesterin-Konzentrationen im Serum jüngerer Frauen [6] (Abb. 5), weist auf einen „schützenden" Einfluß prämenopausaler Bedingungen hin. Andere Untersucher bestätigten die Entwicklung erhöhter LDL-C-Spiegel im Serum unter Monotherapie mit Diuretika, nämlich Joos et al. [21] bei 12 gesunden Männern, die über drei Wochen mit Chlorthalidon oder Hydrochlorothiazid, 100 mg/d, behandelt wurden, Grimm et al. [15] bei 38 hypertonen Männern nach sechswöchiger Behandlung mit Chlorthalidon oder Hydrochlorothiazid, 100 mg/d, und Goldman et al. [14] bei 89 hypertonen Patienten nach einjähriger Behandlung mit Chlorthalidon (50 oder 100 mg/d allein oder in Kombination mit Reserpin). Die letztere Untersuchung schloß auch eine Minderheit von Frauen ein, die Beziehung zwischen Veränderungen der Konzentrationen von LDL-C im Serum und postmenopausalen Bedingungen wurden jedoch nicht betrachtet.

Die gleichzeitige Verabreichung eines Beta-Blockers verhütete oder kehrte bei unseren Patienten den unter Monotherapie mit Diuretika beobachteten Anstieg von LDL-C im Serum um. Die folgende Beobachtung wurde bei 17 hypertonen Männern gemacht [30]. Ein signifikanter (p < 0,025) Anstieg von LDL-C im Serum, der unter Monotherapie mit Clopamid auftrat, war vier Wochen nach zusätzlicher Verabreichung des Beta-Blockers Pindolol nicht mehr nachweisbar

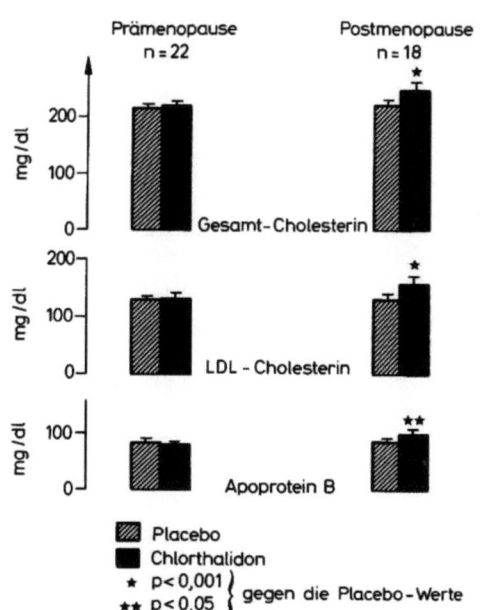

Abb. 5. Einfluß der Therapie mit Chlorthalidon (100 mg/d × 6 Wochen) auf die Serum-Konzentrationen von Gesamt-Cholesterin, LDL-Cholesterin und Apoprotein B bei Frauen in der Prä- oder Postmenopause. Die P-Werte bezeichnen statistisch signifikante Unterschiede zwischen Placebo-Gabe (schraffierte Säulen) und Chlorthalidon-Therapie (schwarze Säulen). (Aus Boehringer et al. [6])

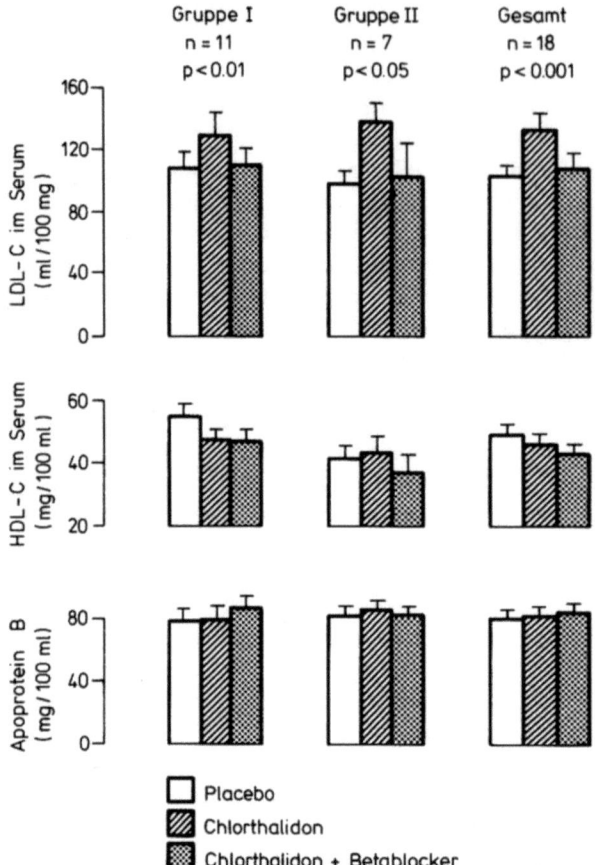

Abb. 6. Serum-Konzentrationen von low-density- und high-density Lipoprotein-Cholesterin ebenso wie von Apoprotein B nach 4wöchiger Placebo-Gabe, 6wöchiger Monotherapie mit Chlorthalidon, 100 mg/d, und 6- bis 24wöchiger Kombinationsbehandlung mit Chlorthalidon und einem Beta-Blocker. In der Gruppe II folgte den drei Behandlungsabschnitten eine umgekehrte Reihenfolge, d. h. zuerst Chlorthalidon-Beta-Blocker, dann Chlorthalidon- und zuletzt Placebo-Phase. Die P-Werte bezeichnen signifikante Unterschiede zwischen der Monotherapie mit Chlorthalidon und der Gabe eines Placebo. (Aus Meier et al. [26])

(Abb. 4). Die gleiche Feststellung war bei einer völlig unterschiedlichen Gruppe von 18 hypertonen Patienten zu treffen [26] (Abb. 6). Bei 11 von diesen wurde ein 22prozentiger Anstieg ($p < 0{,}001$) von LDL-C im Serum unter Monotherapie mit Chlorthalidon nach sechswöchiger Kombinationstherapie mit Chlorthalidon und einem Betablocker (Propranolol in neun und Atenolol in zwei Fällen) auf Kontrollwerte gesenkt. Bei den übrigen sieben Patienten, die unter Verabreichung der Pharmaka in umgekehrter Reihenfolge untersucht wurden, war der LDL-C-Spiegel nach 6- bis 24wöchiger Kombinationsbehandlung mit Chlorthalidon und einem Betablocker (Propranolol bei vier, Atenolol bei zwei und Oxprenolol bei einem Patienten) unverändert, stieg jedoch sechs Wochen nach dem Weglassen des Betablockers um 41% ($p < 0{,}05$) an.

Einfluß auf High-density-lipoprotein-Cholesterin (HDL-C)

Die Alpha-Lipoprotein- oder High-density-lipoprotein-Cholesterin-(HDL-C)-Fraktion im Serum blieb unter Monotherapie mit Indapamid oder anderen Diuretika bei unseren Untersuchungen [5, 6, 11, 12, 13, 26, 30, 36] (Abb. 1–6) und den Untersuchungen anderer Autoren [14, 15, 21, 35] weitgehend unverändert. Die Konzentrationen der Apoproteine A_1 und A_2 wurden unter Therapie mit Chlorthalidon, Hydrochlorothiazid-Amilorid oder Clopamid ebenfalls nicht erkennbar verändert [5, 6, 12, 13, 30]. Dies sprach für die Vorstellung, daß verschiedene Diuretika das Verhältnis von LDL zu HDL im Serum deutlich erhöhen können. Indapamid scheint jedoch diese Nebenwirkung nicht zu verursachen. Darüberhinaus verdeutlichen diese Befunde früher gemachte Beobachtungen eines leichten Anstieges der Gesamt-Cholesterin-Konzentration im Serum während der Therapie mit bestimmten Diuretika [1, 32].

Nach einer Kombinationsbehandlung mit Clopamid und Pindolol waren die Konzentrationen von HDL-Cholesterin und der Apoproteine A_1 und A_2 im Serum weitgehend unverändert [30] (Abb. 4). Eine nach Kombinationsbehandlung mit Chlorthalidon und einem Betablocker beobachtete Tendenz zu niedrigen HDL-C-Spiegeln erwies sich als statistisch nicht signifikant [26] (Abb. 6). Eine weitere Mitteilung von erniedrigten HDL-C-Spiegeln im Serum unter Kombinationstherapie mit einem Diuretikum und einem Betablocker ist schwierig einzuschätzen, da die Sera erst nach einer verlängerten Lagerungsphase untersucht wurden [17]. Die Planungen unserer und verschiedener anderer Untersuchungen über den Einfluß einer Monotherapie mit Betablockern sind unterschiedlich. Über diese Behandlung war berichtet worden, sie senke den HDL-C-Spiegel im Serum, obwohl die Gesamt-Cholesterin-Spiegel im Serum im allgemeinen unverändert blieben [8, 29].

Einfluß auf Triglyceride

Bei einigen [11, 14, 15, 21, 30, 36], wenn auch nicht allen [6, 13, 18] Untersuchungen wurde eine Tendenz zu leicht erhöhten Serumspiegeln der Gesamt- und/oder very-low-density (VLDL)-Triglyceride unter Monotherapie mit Diuretika festgestellt (Abb. 7). Unter Monotherapie mit Betablockern wurde eine ähnliche Ten-

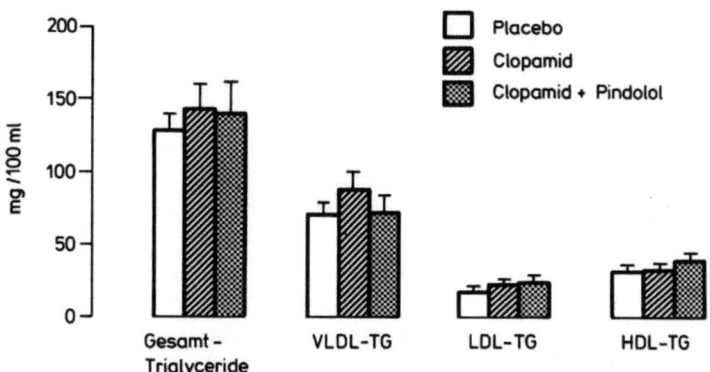

Abb. 7. Einfluß von Clopamid allein (5 mg/d × 6 Wochen) oder in Kombination mit Pindolol (10 mg/d × 4 Wochen) auf die Triglycerid-(TG)-Fraktionen im Serum. (Aus Schiffl et al. [30]). Keine der Veränderungen erreichte statistische Signifikanz

denz beobachtet [8, 29]. Diese Wirkung verstärkte sich nach kurzzeitiger Kombinationsbehandlung mit Pharmaka beider Gruppen nicht [30]. Über die fehlende Wirkung von Indapamid auf den LDL-C-Spiegel hinaus ist festzustellen, daß nach Kurzzeitbehandlung mit Indapamid keine Veränderung der Gesamt- und VLDL-Triglycerid-Konzentrationen zu beobachten war (Tabelle 1).

Mechanismen

Durch Hemmung der Phosphodiesterase [33] und/oder Verursachung einer leichten Aktivierung des symphatischen Systems [19] können Thiazid-ähnliche Diuretika die cAMP-Konzentration erhöhen und so die Lipolyse stimulieren [2]. Umgekehrt ist bekannt, daß eine Betablockierung, die die Katecholamin-Wirkungen dämpft, die Adenylat-Cyclase hemmt und dadurch die Aktivität der Hormongesteuerten Lipase erniedrigt [9, 16]. Wie ebenfalls vorgeschlagen wurde, könnte die während der Betablockierung nicht gegenregulierte Alpha-adrenerge Aktivierung das Enzym Lipoprotein-Lipase hemmen [8]. Obwohl diese Mechanismen wahrscheinlich zu Schwankungen der Triglycerid-Konzentrationen im Serum beitragen können, ist gegenwärtig keine Reaktionsfolge bekannt, die eine Verbindung zu den beobachteten Veränderungen der LDL-C-Konzentrationen im Serum herstellen könnte. Tatsächlich waren nämlich die Serum-Spiegel der Lipoprotein-Lipase und der Triglycerid-Lipase aus der Leber bei unseren männlichen, mit Chlorthalidon behandelten Patienten unverändert [27].

Unter kurzzeitiger Behandlung mit Diuretika oder Diuretika in Kombination mit Betablockern veränderten sich Plasmavolumen und Insulin im Plasma, Glucose- und Adrenalin-Spiegel nicht, auch korrelierten Veränderungen der LDL-C-Konzentrationen nicht mit einigen funktionellen, biochemischen oder endokrinen Wirkungen der Diuretika, wie Änderungen des Blutdrucks, des Körpergewichts, des Plasma-Kalium-, Harnsäure-, Renin-, Aldosteron- oder Noradrenalin-Spiegels [5, 6, 11, 12, 13, 26, 30, 36]. Die Messung unveränderter Konzentrationen des Apoprotein B nach Monotherapie mit Ticrynafen [36] oder Chlorthalidon [12, 13, 26] stimmte mit einer erhöhten Trägerkapazität der LDL-Fraktion für Cholesterin überein. Auf der anderen Seite wurde bei Frauen in der Postmenopause nach Behandlung mit Chlorthalidon eine Tendenz zu gleichsinnigen Erhöhungen der Konzentrationen von LDL-C und Apoprotein B beobachtet [6]. Daher könnte hierbei ein komplexer Mechanismus wirksam sein, so daß die Bedeutung einer erhöhten Trägerkapazität und des Auf- und Abbaues von LDL-C weiterer Klärung bedarf. Eine gewisse Bedeutung könnte dem relativen Mangel an Östrogen und Progesteron bei Männern und bei Frauen in der Postmenopause zukommen.

Bei der Ratte vermehrten bestimmte Östrogene die Bindungsstellen für LDL auf Leber- und Nebennierenzellen und beschleunigten so den Abbau von LDL [23, 24]. Auch können Östrogene die Aufnahme von Überresten von Chylomikronen in der Leber erhöhen, was dann seinerseits den Aufbau von VLDL in der Leber und deren anschließende Umwandlung zu LDL aufgrund der Lipolyse bestimmen kann. Auch muß die Möglichkeit in Betracht gezogen werden, daß bei Männern und bei Frauen in der Postmenopause, die einen relativen Östrogen-

Mangel aufweisen, bestimmte Diuretika in diese Reaktionsabfolgen eingreifen können [6].

Die nach Kurzzeitbehandlung mit dem Diuretikum und Antihypertensivum Indapamid unverändert gebliebenen Konzentrationen von LDL-C im Serum (Abb. 3, Tabelle 1) [4, 36] waren durch einen unterschiedlichen Einfluß dieses Pharmakon auf biochemische oder endokrine Parameter, von denen wir in unseren Untersuchungen einige ständig beobachteten, nicht zu erklären. Dieses Ergebnis, das sich von den Messungen mit allen anderen bis jetzt untersuchten Diuretika unterscheidet, muß solange als vorläufig betrachtet werden, bis eine noch größere Anzahl von Patienten untersucht ist. Auf der anderen Seite darf nicht vernachlässigt werden, daß bestimmte biologische Geschehnisse, die wir bei unseren Untersuchungen nicht überwacht haben, oder Unterschiede der biochemischen Struktur oder der verabreichten Dosen eventuell den Einfluß diuretisch wirksamer Verbindungen auf LDL-C im Serum modifizieren können. Der methyl-substituierte Isoindolin-Rest von Indapamid unterscheidet diese Verbindung in der Struktur von Chlorthalidon, Hydrochlorothiazid, Furosemid und Ticrynafen [28]. Im Vergleich zur durchschnittlichen, blutsenkend wirksamen Dosis von Indapamid [36] wurden in verschiedenen Untersuchungen relativ hohe tägliche Dosen von 100 mg Chlorthalidon oder Hydrochlorothiazid verabreicht [11, 12, 13, 14, 21]. Die sich gleichenden Erhöhungen der Konzentration von LDL-C im Serum nach hoch oder niedrig (50 mg/d) dosierter Therapie mit Chlorthalidon [14] oder nach niedrig dosierter Behandlung mit Clopamid [30] lassen jedoch darauf schließen, daß die Dosierung der Pharmaka nicht wesentlich zur Entstehung dieser Nebenwirkung beigetragen hat.

Kombinationstherapie mit Diuretika und Betablockern im Vergleich zur Kombinationstherapie mit Diuretika und herkömmlichen Sympatholytika

Obwohl die therapeutischen Bemühungen mit Diuretika, herkömmlichen Sympatholytika und, wenn notwendig, Hydralazinen bei Patienten mit Bluthochdruck nicht zu einer deutlichen Senkung der Myokardinfarkt-Rate führten [3, 20], gibt es nunmehr Anzeichen dafür, daß die Einführung der Betablocker in die Pharmakotherapie des Bluthochdrucks eine solche positive Wirkung zeitigen könnte [34]. Dies führt zu der Frage nach möglichen Wechselwirkungen zwischen den herkömmlichen Sympatholytika und Lipoproteinen im Serum. In der Ära vor Einführung der Betablocker waren Reserpin und Methyldopa wahrscheinlich die beiden am meisten verbreiteten Sympatholytika. Soweit Untersuchungen vorliegen, wirkten weder Methyldopa [5] noch Reserpin [14] dem durch Behandlung mit Diuretika verursachten Anstieg von LDL-C im Serum entgegen. Dies könnte auf einen spezifischen Unterschied zwischen der biologischen Wirkungsweise herkömmlicher Sympatholytika und der von Betablockern hinweisen. Wiederum andersgeartet könnten Alpha-Adrenoceptoren-blockierende Verbindungen sein, zumal über einen Abfall der LDL-C-, VLDL-C- und der Gesamt-Triglycerid-Spiegel im Serum unter Monotherapie mit dem postsynaptisch wirksamen Alpha-Rezeptoren-Hemmer Prazosin berichtet wurde.

Bedeutung und Ausblick

Zum gegenwärtigen Zeitpunkt sollten jegliche Veränderungen der Lipoprotein-Konzentrationen, die auf Diuretika oder andere antihypertensive Wirkstoffe zurückzuführen sind, lediglich als biochemische Nebenwirkungen aufgefaßt werden [37]. Trotzdem besteht eine Notwendigkeit zur Klärung ihrer möglichen pathogenetischen und prognostischen Bedeutung. Es werden Langzeitstudien notwendig sein, um sagen zu können, ob die unter Therapie mit verschiedenen Diuretika allein oder in Kombination mit herkömmlichen Sympatholytika (wie Reserpin oder Methyldopa) erhöhten LDL-C-Spiegel im Serum das Risiko einer koronaren Herzkrankheit erhöhen und dadurch teilweise die günstigen kardiovaskulären Wirkungen eines gesenkten Blutdrucks ausgleichen. Für die Zwischenzeit ist es von klinischem Interesse, daß Frauen in der Prämenopause oft gegen die Entwicklung Diuretika-bedingter, erhöhter LDL-C-Spiegel im Serum „geschützt" sein könnten, daß Indapamid möglicherweise beim Menschen eine solche Veränderung häufig nicht verursacht und daß die begleitende Verabreichung bestimmter Betablocker diese Nebenwirkung einiger diuretisch wirksamer Verbindungen bei Männern oder bei Frauen in der Postmenopause zu verhüten oder zumindest zu vermindern scheint.

Literatur

1. Ames RP, Hill P (1976) Elevation of serum lipid levels during diuretic therapy of hypertension. Am J Med 61:748–757
2. Arner P, Oestman J (1980) Importance of the cyclic AMP concentration for the rate of lipolysis in human adipose tissue. Clin Sci 59:199–201
3. Beevers DG, Fairman MJ, Hamilton M, Harpur JE (1973) Antihypertensive treatment and the course of established cerebral vascular disease. Lancet 1:1407–1409
4. Bianchetti MG, Weidmann P, Gerber A, Ferrier C, Link L, Mordasini R, Riesen W, Bachmann C. Unaltered composition of the serum lipoproteins in men treated short-term with the diuretic-antihypertensive agent indapamide. In Vorbereitung
5. Boehringer K, Meier A, Weidmann P, Schiffl H, Mordasini R, Riesen W (1981) Einfluß von Hydrochlorothiazid/Amilorid allein oder in Kombination mit Alpha-Methyldopa auf die Serumlipoproteine. Schweiz Med Wschr 111:525–530
6. Boehringer K, Weidmann P, Mordasini R, Schiffl H, Bachmann C, Riesen W (1982) Menopause-dependant plasma lipoprotein alterations in diuretic-treated women. Ann Intern Med 97:206–209
7. Castelli WP, Doyle JT, Gordon T, Hames CG, Hjortland MC, Hulley SG, Kagen A, Zukel W (1977) HDL cholesterol and other lipids in coronary heart disease. The cooperative lipoprotein phenotyping study. Circulation 55:767–772
8. Day JL, Metcalfe J, Simpson N (1982) Adrenergic mechanisms in the control of plasma lipids in man. In: Lipoproteins and Coronary Atherosclerosis, Noseda G, Fragiacomo C, Fumagalli R, Paoletti R, eds, Elsevier-North Holland, Amsterdam, 1982, pp. 355–361
9. Deacon SP (1978) The effects of atenolol and propranolol upon lipolysis. Br J Clin Pharmacol 5:123–125
10. Glück CJ, Fallat RW: Secondary hyperlipoproteinemia: Oral contraceptives and pregnancy. In: Fettstoffwechsel (Volume VIII), Schettler G, Greten H, Schlierf G, Seidel D, eds, Springer, Berlin, 1976, pp. 451–458
11. Glück Z, Baumgartner G, Weidmann P, Peheim E, Bachmann C, Mordasini R, Flammer J, Keusch G (1978) Increased ratio between serum beta- and alpha-lipoproteins during diuretic therapy: an adverse effect? Clin Sci 55:325s–328s

12. Glück Z, Weidmann P, Mordasini R, Peheim E, Bachmann C, Keusch G, Riesen W (1979) Einfluß einer Diuretikatherapie auf Serumlipoproteine: ein unerwünschter Effekt? Schweiz Med Wschr *109*:104–108
13. Glück Z, Weidmann P, Mordasini R, Bachmann C, Riesen W, Peheim E, Keusch G, Meier A (1980) Increased serum low-density lipoprotein cholesterol in men treated short-term with the diuretic chlorthalidone. Metabolism *29*:240–245
14. Goldman AI, Steele BW, Schnaper HW, Fritz AE, Frohlich ED, Perry HM, Jr (1980) Serum lipoprotein levels during chlorthalidone therapy. JAMA *244*:1961–1965
15. Grimm RH, Jr, Leon AS, Hunninghake DB, Lenz K, Hannan P, Blackburn H (1981) Effects of thiazide diuretics on plasma lipids and lipoproteins in mildly hypertensive patients. Ann Intern Med *94*:7–11
16. Harms HH, Gooren L, Spoelstra AJG, Hesse C, Verschoor L (1978) Blockade of isoprenaline-induced changes in plasma free fatty acids, immunoreactive insulin levels and plasma renin activity in healthy human subjects, by propranolol, pindolol, practolol, atenolol, metoprolol, and acebutolol. Br J Clin Pharmacol *5*:19–26
17. Helgeland A, Hjermann I, Leren P, Enger S, Holme I (1978) High density lipoprotein cholesterol and antihypertensive drugs: the Oslo study. Br Med J *2*:403
18. Helgeland A, Hjermann A, Holme I, Leren P (1978) Serum triglycerides and serum uric acid in untreated and thiazide-treated patients with mild hypertension. The Oslo study. Am J Med *64*:34–38
19. Himms-Hagen (1972) Effects of catecholamines on metabolism. In: Blaschko H, Muscholl E, eds, Catecholamines (Handbook of experimental pharmacology, Vol 33). Springer, Berlin Heidelberg New York, pp. 363–462
20. Hodge JV, Smirk FH (1967) The effect of drug treatment of hypertension on the distribution of deaths from various cases. Am Heart J *73*:441–452
21. Joos C, Kewitz H, Reinhold-Kouniati D (1980) Effects of diuretics on plasma lipoproteins in healthy men. Eur J Clin Pharmacol *17*:251–257
22. Kannel WB, Castelli WP, Gordon T (1979) Cholesterol in the prediction of the atherosclerotic disease. New perspectives based on the Framingham study. Ann Intern Med *90*:85–91
23. Kovanen PT, Brown MS, Goldstein JL (1979) Increased binding of low density lipoprotein to liver membranes from rats treated with 17-alpha-ethinyl estradiol. J Biol Chem *254*:11367–11373
24. Kovanen PT, Goldstein JL, Chappell DA, Brown MS (1980) Regulation of low density lipoprotein receptors by adrenocorticotropin in the adrenal gland of mice and rats in vivo. J Biol Chem *255*:5591–5598
25. Leren P, Foss PO, Helgeland A, Hjermann I, Holme I, Lund-Larsen PG (1980) Effect of propranolol and prazosin on blood lipids. The Oslo study. Lancet II:4–6
26. Meier A, Weidmann P, Mordasini R, Riesen W, Bachmann C (1982) Reversal or prevention of diuretic-induced alterations in serum lipoproteins with beta-blockers. Atherosclerosis *41*:415–419
27. Mordasini R, Glück Z, Weidmann P, Keusch G, Meier A, Riesen W (1980) Zur Pathogenese der Diuretika-induzierten Hyperlipoproteinämie. Klin Wochenschr *58*:359–363
28. Mudge GH (1975) Diuretics and other agents employed in the mobilisation of edema fluid. In: Goodman ES, Gilman A, eds. The Pharmacological Basis of Therapeutics, 5th Edition. Macmillan Publishing Co, New York, pp. 817–847
29. Sauvanet JP, Rouffy J (1981) Effets des traitements hypotenseurs sur les lipides et les lipoproteines. Pathol Biol *29*:435–440
30. Schiffl H, Weidmann P, Mordasini R, Riesen W, Bachmann C (1982) Reversal of diuretic-induced increases in serum low-density-lipoprotein cholesterol by the beta-blocker pindolol. Metabolism *31*:411–415
31. Schiffl H, Weidmann P, Mordasini R, Boehringer K, Riesen W, Bachmann C (1983) Serum lipoproteins in patients with renal disease treated with the diuretic muzolimine. Klin Wochnschr, im Druck
32. Schnaper H, Fitz A, Frohlich E, Goldman A, Perry HM, Jr (1977) Chlorthalidone and serum cholesterol. Lancet *2*:295

33. Senft G, Losert W, Schultz G, Sitt R, Bartelheimer HK (1977) Ursachen und Störungen im Kohlenhydratstoffwechsel unter dem Einfluß sulfonamidierter Diuretika. Naunyn-Schmiedeberg Arch Pharmacol Exp Pathol 255:369–382
34. Stewart I McD (1976) Compared incidence of first myocardial infarction in hypertensive patients under treatment containing propranolol or excluding beta-receptor blockade. Clin Sci 51:509s–511s
35. Van Brummelen P, Gevers Leuven JA, Van Gent CM (1979) Influence of hydrochlorothiazide on the plasma levels of triglycerides, total cholesterol and HDL-cholesterol in patients with essential hypertension. Curr Med Res Opin 6:24–29
36. Weidmann P, Meier A, Mordasini R, Riesen W, Bachmann C, Peheim E (1981) Diuretic treatment and serum lipoproteins: effects of tienilic acid and indapamide. Klin Wochenschr 59:343–346
37. Weidmann P, Schiffl H, Mordasini R, Meier A, Boehringer K, Riesen W: Effects of diuretics alone or in combination with beta-blockers on serum lipoproteins. In: Lipoproteins and Coronary Atherosclerosis, Noseda G, Fragiacomo C, Fumagalli R and Paoletti R, eds, Elsevier Biomedical, Amsterdam, 1982, pp. 363–370

Wirkung von Atenolol und Metoprolol auf die Serumlipoproteine

S. Rössner und L. Weiner

Zusammenfassung

Während der Betablockade werden oft erhöhte VLDL-Triglyzerid- und erniedrigte HDL-Cholesterinwerte festgestellt. Der zugrundeliegende Mechanismus ist unklar. Da vermutet wurde, daß diese Lipoproteinveränderungen weniger ausgeprägt sind unter Therapie mit kardioselektiven Betablockern, haben wir zwei solche Substanzen, Metoprolol (200 mg/Tag) und Atenolol (50 mg/Tag) miteinander verglichen. Zwanzig Hypertoniker (WHO Schweregrad I–II) wurden vor und nach einer Behandlungsperiode von drei Monaten mit einem dieser Arzneimittel untersucht und die Serumlipoproteine bestimmt. Beide Medikamente senkten in gleichem Ausmaß den erhöhten Blutdruck. Atenolol hatte keine signifikante Wirkung auf die Serumlipoproteine. Unter Metoprolol wurden signifikante Erhöhungen von Serum-TG und VLDL-Cholesterin und eine signifikante Erniedrigung von HDL-Cholesterin gefunden. Hyperlipoproteine kommen bei Hypertonikern häufiger vor, und folglich hatten in dieser Gruppe etwa 40% eine Hypertriglyzeridämie und 25% eine Hypercholesterinämie. Nachteilige langfristige Effekte von Betablockern auf Serumlipoproteine können theoretisch den durch die Normalisierung des Blutdruckes erreichten Nutzen wieder zunichte machen. Aus klinischer Sicht ist es daher eventuell angebracht, die Serumlipoproteine unter Betablockertherapie zu beobachten.

Einleitung

Obwohl selektive Betablocker die Therapie der Hypertonie vereinfacht haben, können diese Pharamaka zu unerwünschten Wirkungen auf den Kohlenhydrat- und Lipoproteinstoffwechsel führen. In vielen Untersuchungen zeigte sich, daß die Betablockade erhöhte Serumtriglyzeridwerte zur Folge hatte und gleichzeitig die Konzentration der Lipoproteine hoher Dichte (HDL) abnahm [Übersicht s. Rössner, 1982 und Johnson, 1982].

Wenn nunmehr auch eine milde Hypertonie mit Betablockern behandelt wird, wird es zunehmend wichtig, auch leichtere Nebenwirkungen dieser Arzneimittel abzuschätzen. Es ist Patienten nicht zuzumuten, eine leichte Senkung eines geringfügig erhöhten Blutdruckes mit metabolischen Veränderungen zu erkaufen, die eventuell die Entwicklung eines atherosklerotischen Vorgangs beschleunigen.

In Schweden sind zwei selektive Betablocker verfügbar: Metoprolol und Atenolol. In einigen – aber nicht allen – Studien hatten diese Arzneimittel erhöhte

Serumtriglyzeridkonzentrationen und erniedrigte HDL-Cholesterinkonzentrationen zur Folge [Übersicht s. Johnson, 1982]. In einer früheren Untersuchung stellten wir fest, daß 100–200 mg/Tag Atenolol die VLDL-Triglyzeride um etwa 25% erhöhte [Eliasson, 1981]. In dieser Studie wollten wir nun die Wirkungen und Nebenwirkungen von 200 mg/Tag Metoprolol retard und 50 mg/Tag Atenolol auf den Blutdruck und die Serumlipoproteine weiter prüfen.

Patienten und Methoden

Die Lipoproteine wurden in dieser offenen, blind durchgeführten, gekreuzten Studie bei zwanzig Patienten im Alter von 30 bis 64 Jahren (Mittelwert 46,8 Jahre), die an essentieller Hypertonie (WHO-Schweregrad I–II) litten, gemessen. Jeder Behandlungszeitraum betrug drei Monate. Der Blutdruck und die Herzfrequenz wurden vor Beginn und nach Beendigung jedes Behandlungsabschnittes von einer Krankenschwester gemessen, die nicht über die augenblickliche Therapie unterrichtet war. Ein Fragebogen wurde zur Erhebung von Nebenwirkungen während einer Visite am Ende jeder Therapiephase benutzt.

Zur Lipoproteinfraktionierung wurde die von Carlson (1973) beschriebene Methode der kombinierten Ultrazentrifugierung und Präzipitation durchgeführt.

Für die statistische Analyse wurde der Fisher-Test für Paarvergleiche und der Spearman-Test angewandt. Werte von $p < 0,05$ wurden als statistisch signifikant eingestuft.

Ergebnisse

Die Wirkungen von 50 mg Atenolol oder 200 mg Metoprolol retard auf Blutdruck und Herzfrequenz sind in Tabelle 1 zusammengefaßt. Es wurden keine Unterschiede festgestellt. Die Anzahl der subjektiven Nebenwirkungen war während der Therapie mit Atenolol geringer als mit Metoprolol. Dieser Unterschied war für die Schlaflosigkeit statistisch signifikant ($p < 0,05$).

Schon vor der Therapie betrug der Mittelwert der TG-Konzentration bei den Hypertonikern $2,51 \pm 2,26$ mmol/l.

Tabelle 2 zeigt die Wirkungen der zwei Betablocker auf die Serumlipoproteine. Atenolol hatte keine signifikante Wirkung auf irgendeine Lipoproteinkonzentration. Unter Metoprolol hingegen war die Serum-TG-Konzentration 28% höher als bei Atenolol ($p < 0,05$). Dies beruhte hauptsächlich auf einer Erhöhung der VLDL-TG, die aber durch eine breite Streuung nicht ganz das Signifikanzniveau erreichte. Andererseits betrug die mittlere VLDL-Cholesterinkonzentration vor Therapiebeginn $1,00 \pm 1,15$ mmol/l. Während der Therapie mit Metoprolol erhöhte sich dieser Wert signifikant sowohl im Vergleich zum Vorbehandlungswert als auch zu den Atenololwerten auf $1,29 \pm 1,46$ mmol/l. Während der Therapie mit Metoprolol fiel die HDL-Cholesterinkonzentration von $1,42 \pm 0,37$ auf

Tabelle 1. Wirkung von Atenolol und Metoprolol auf den systolischen und diastolischen Blutdruck und auf die Herzfrequenz, x ± SD. Es wurde kein Unterschied zwischen den zwei Betablockern festgestellt. Sie setzten beide den Blutdruck signifikant herab (p > 0,001)

Blutdruck (mmHG)	Vor Therapiebeginn	Atenolol 50 mg/Tag	Metoprolol 200 mg/Tag
Im Liegen	174/108 ± 26/7	154/95 ± 19/10	150/93 ± 16/11
Im Stehen	172/110 ± 25/7	146/99 ± 31/9	148/98 ± 16/9

Tabelle 2. Triglycerid- und Cholesterinkonzentrationen der Serumlipoproteinfraktionen (mmol/l, Mittelwert ± SD) bei 20 Patienten vor und während Betablockertherapie

	VLDL		LDL	
	TG	Chol	TG	Chol
Vor Therapiebeginn	1,80 ± 2,15	1,00 ± 1,15	0,46 ± 0,13	4,57 ± 1,27
Atenolol 50 mg/Tag	1,91 ± 2,14	1,04 ± 1,17	0,47 ± 0,11	4,50 ± 1,17
Metoprolol 200 mg/Tag	2,42 ± 3,18	1,29 ± 1,46 [a,b]	0,52 ± 0,18	4,42 ± 1,35

	HDL		Total	
	TG	Chol	TG	Chol
Vor Therapiebeginn	0,17 ± 0,05	1,42 ± 0,37	2,51 ± 2,26	7,07 ± 1,45
Atenolol 50 mg/Tag	0,17 ± 0,06	1,39 ± 0,37	2,67 ± 2,31	7,05 ± 1,19
Metoprolol 200 mg/Tag	0,18 ± 0,06	1,31 ± 0,38 [b]	3,41 ± 3,73 [b]	7,25 ± 1,42

[a] $p < 0,05$ zwischen Vorbehandlungswerten und Werten unter Betablockertherapie
[b] $p < 0,05$ zwischen den Betablockern. Fisher-Test für Paarvergleiche

1,31 ± 0,38 mmol/l, dieser Wert ist signifikant niedriger als der während der Atenololtherapie ermittelte.

Eine signifikante Korrelation zwischen den Ausgangslipoproteinkonzentrationen und den Veränderungen während der Behandlung wurde nur für VLDL-Cholesterin unter Metoprolol beobachtet. Dementsprechend war die Erhöhung viel ausgeprägter bei Probanden mit schon zu Behandlungsbeginn hohen VLDL-Cholesterinwerten als bei Normolipidämikern. Diese Tendenz fand sich weder bei anderen Lipoproteinen noch unter der Therapie mit Atenolol wieder.

Diskussion

Aus unserer Studie schließen wir, daß 200 mg/Tag Metoprolol retard den Blutdruck genauso stark senken wie 50 mg/Tag Atenolol. Welche Atenolol-Dosis einer gegebenen Metoprolol-Dosis bei der Senkung eines erhöhten Blutdruckes entspricht, ist jedoch noch nicht ganz geklärt: So wurde in anderen Studien festgestellt, daß 100 mg Atenolol 100 mg Metoprolol, aber auch 200 mg Metoprolol in Retardform entsprechen [Lyngstam und Ryden, 1981; Wilcox und Hampton, 1981].

Eine Hyperlipoproteinämie kommt bei hypertonen Patienten häufiger vor [Thomas et al., 1977]. In früheren Studien über die Verteilung der Lipoproteinkonzentrationen bei gesunden Probanden wurde festgestellt, daß in der Gegend von Uppsala die obere 90. Perzentile für VLDL-TG 1,05 mmol/l für weibliche und 1,80 mmol/l für männliche Probanden beträgt [Carlson und Ericsson, 1975]. In der vorliegenden Studie wurden diese Werte von etwa 40% der Patienten schon vor der Betablockertherapie überschritten. Eine generelle Änderung des Lipoproteinmusters bei nicht normaler Ausgangs-Konzentration in eine ungünstige Richtung hin wurde jedoch nicht beobachtet, wenn auch eine solche Tendenz bei VLDL-Cholesterin unter Metoprolol bestand.

Während 50 mg Atenolol/Tag keinen Effekt auf die Serumlipoproteine hatten, riefen 200 mg/Tag Metoprolol eine signifikante Erhöhung des VLDL-Cholesterins und eine signifikante Abnahme des HDL-Cholesterins hervor.

Die klinische Bedeutung einer achtprozentigen Reduktion von HDL-Cholesterin währen Metoprololtherapie ist schwer zu beurteilen. Der Abfall könnte wichtig sein. Die Differenz liegt in derselben Größenordnung wie die zwischen Männern und Frauen beobachtete, und es wurde vermutet, daß dieser Unterschied eine mögliche Erklärung für die zwischen den Geschlechtern vor der Menopause unterschiedliche Inzidenzrate der koronaren Herzkrankheiten darstellt [Kim und Kalkhoff, 1979].

Man könnte einwenden, daß der Behandlungszeitraum in unserer Studie zu kurz gewesen sei, und daß die unter Metoprolol festgestellten Wirkungen nach längerer Therapie verschwinden würden. In einer Studie in Göteborg zeigte sich, daß die Serumlipide nach sechs Jahren Betablockertherapie unverändert waren [Berglund und Andersson, 1981]. Die Möglichkeit, daß der Untersuchungszeitraum zu kurz war, kann nicht ausgeschlossen werden. Andererseits wurde in unserer früheren Studie über die Wirkungen von 100–200 mg Atenolol auf die Lipoproteine die zweite Bestimmung, die eine fortbestehende Erhöhung der VLDL-Triglyzeride um 25% zeigte, nach Therapiezeiträumen von 3 bis 15 Monaten durchgeführt [Eliasson et al., 1981].

Der zugrundeliegende Mechanismus der HDL-Cholesterinreduktion nach Betablockertherapie wurde noch nicht geklärt. Der unmittelbare Effekt einer Betablockergabe besteht in einer Abnahme der freien Fettsäurekonzentration (FFS), bedingt durch die antilipolytische Wirkung des Pharmakon [Newman, 1977]. Es wurde auch gezeigt, daß Propranolol die lipolytische Aktivität nach Heparingabe reduziert [Tanaka et al., 1976]. Bis jetzt wurde aber nicht geklärt, ob diese Effekte, die an erster Stelle den Stoffwechsel der VLDL-Fraktion betreffen, auch sekundär die HDL-Fraktion beeinflussen.

In einer kürzlich erschienenen Veröffentlichung von Day et al. (1982) werden nicht-selektive (Propranolol und Oxprenolol) mit selektiven (Atenolol und Metoprolol) Betablockern in ihrer Wirkung auf die Serumlipoproteine verglichen. Die Autoren postulieren, daß erhöhte VLDL-Triglyzeride und erniedrigtes HDL-Cholesterin, wie dies bei allen Betablockern beobachtet wurde, dadurch erklärt werden könne, daß eine nicht gegenregulierte Alpha-Stimulation die Hemmung der Fettgewebslipase-Aktivität zur Folge hat.

In Bezug auf die Wirkung von Atenolol auf die Serumlipoproteine zeigt ein Vergleich zwischen der vorliegenden Studie und unserer früheren Untersuchung, daß eine Dosis/Wirkungsbeziehung besteht, da 50 mg/Tag Atenolol in dieser Studie überhaupt keinen Effekt auf die Lipoproteine aufwiesen, während 100–200 mg Atenolol die VLDL-TG-Konzentrationen erhöhten [Eliasson et al., 1981]. Es ist durchaus möglich, daß eine ähnliche Dosis/Wirkungsbeziehung auch für Metoprolol gefunden werden kann.

Literatur

Berglund, G. and Andersson, O.: Beta-blockers or diuretics in hypertension? A six year follow-up of blood pressure and metabolic side effects. Lancet 1:744–747 (1981)

Carlson, K.: Lipoprotein fractionation. Journal of Clinical Pathology 26 (Suppl.) (Association for Clinical Pathology) 5:32–37 (1973)

Carlson, L. A. and Ericsson, M.: Quantitative and qualitative serum lipoprotein analysis. Part I. Studies in healthy men and women. Atherosclerosis 21:417–433 (1975)

Day, J. L.; Metcalfe, J. and Simpson, C. N.: Adrenergic mechanisms in control of plasma lipid concentrations. British Medical Journal 284:1145–1148 (1982)

Eliasson, K.; Lins, L.-E. and Rössner, S.: Serum lipoprotein changes during atenolol treatment of essential hypertension. European Journal of Clinical Pharmacology 20:335–338 (1981)

Johnson, B. F.: The emerging problem of plasma lipid changes during antihypertensive therapy. Journal of Cardiovascular Pharmacology 4 (Suppl. 2):213–221 (1982)

Kim, H. J. and Kalkhoff, R. K.: Changes in lipoprotein composition during the menstrual cycle. Metabolism 28:663–668 (1979)

Lyngstam, O. and Ryden, L.: Metoprolol and atenolol administered once daily in primary hypertension. Acta Medica Scandinavica 209:261–266 (1981)

Newman, R. J.: Comparison of the antilipolytic effect of metoprolol, acebutolol, and propranolol in man. British Medical Journal 2:601–603 (1977)

Rössner, S.: Serum lipoproteins and ischemic vascular disease: On the interpretation of serum lipid versus serum lipoprotein concentrations. Journal of Cardiovascular Pharmacology 4 (Suppl. 2):201–205 (1982)

Tanaka, N.; Sakaguchi, S.; Oshige, K.; Niimura, T. and Kanehisa, T.: Effect of chronic administration of propranolol on lipoprotein composition. Metabolism 25:1071–1075 (1976)

Thomas, G. W.; Mann, J. I.; Beilin, L. J. and Ledingham, J. G.: Hypertension and raised serum lipids. British Medical Journal 2:805 (1977)

Wilcox, R. G. and Hampton, J. R.: A comparative study of atenolol, metoprolol Durules and slow-release oxprenolol in essential hypertension. British Heart Journal 46:498–502 (1981)

Vergleich zwischen Atenolol und Pindolol bei essentieller Hypertonie

E.-Ch. Foerster, P. Greminger, W. Siegenthaler, H. Vetter und W. Vetter

Zusammenfassung

Ziel dieser Studie war es, die antihypertensive Wirkung von Atenolol mit der von Pindolol und Propranolol zu vergleichen. In die vorliegende Cross-over-Studie wurden 107 Patienten mit essentieller Hypertonie aufgenommen, die (nach einer 2wöchigen Auswaschphase, falls sie vorbehandelt waren) randomisiert entweder Atenolol (1 × 100 mg/Tag) oder Pindolol (1 × 20 mg retard/Tag) einnahmen. Die Patienten, die auf die Therapie ansprachen (diastolischer Blutdruck unter 95 mm Hg), nahmen den verordneten Betablocker bis zu 24 Wochen ein. Die übrigen Patienten (diastolischer Blutdruck über 95 mm Hg und/oder nicht tolerierbare Nebenwirkungen) wechselten zum anderen Betablocker über und wurden zwei Wochen später erneut eingestuft. Zuletzt wurde den Patienten, die weder auf Atenolol noch auf Pindolol ansprachen, Propranolol verabreicht (1 × 160 mg retard/Tag).

Auf die Anfangsbehandlung mit Atenolol sprachen 58% (31 von 53 Patienten), auf Pindolol 37% (20 von 54 Patienten) an ($p < 0,025$). Nach Umstellung auf den anderen Betablocker sprachen nur 2 der 22 Atenolol-Nonresponder auf Pindolol an, während 15 (44%) der 34 Pindolol-Nonresponder eine adäquate Senkung des Blutdrucks unter Atenolol zeigten ($p < 0,001$). Die Verwendung von Propranolol in den Fällen, die weder auf Atenolol noch auf Pindolol reagierten, brachte nur einen Responder unter 39 Patienten hervor. Sowohl Atenolol als auch Pindolol zeigten während der gesamten Versuchsdauer von 24 Wochen eine gute blutdrucksenkende Wirkung. Atenolol senkte den diastolischen Blutdruck jedoch besser als Pindolol ($p < 0,01$).

Schon vor Beginn der Betablockertherapie zeigte ein relativ hoher Prozentsatz der Patienten bereits Nebenwirkungen wie Müdigkeit, Schlafstörungen, Alpträume, Raynaud-Phänomen, Muskelkrämpfe, Potenz- und gastro-intestinale Störungen, eine Tatsache, die wir der hohen Sensitivität der angewandten Erfassungsmethode (Analogskala) und dem nicht unüblichen Vorkommen solcher Symptome bei unbehandelten Patienten zuschreiben. Besonders interessant war die Tatsache, daß bei beiden Betablockern sowohl die Müdigkeit als auch die Alpträume unerwarteterweise an Häufigkeit abnahmen ($p < 0,03$ bzw. $p < 0,05$), während Schlafstörungen bei Pindolol signifikant zunahmen und bei Atenolol abnahmen ($p < 0,05$). Die Schlußfolgerung ist, daß Atenolol ein effektiveres Mittel zur Blutdrucksenkung als Pindolol darstellt. In Bezug auf die Nebenwirkungen ist der einzige bedeutende Unterschied zwischen beiden Betablockern die höhere Inzidenz von Schlafstörungen bei Pindolol.

Einführung

Es wird gewöhnlich behauptet, daß die antihypertensiven Wirkungen der Betablocker sich ähnlich sind [Davidson et al., 1976; Waal-Manning, 1979; Frishman et al., 1979a] und unabhängig von Kardioselektivität, intrinsischer sympathomimetischer und membran-stabilisierender Aktivität sind [Frishman et al., 1979b; Simpson et al., 1974; Waal-Manning, 1976]. Obwohl Betablocker äquipotente blutdrucksenkende Mittel sind, muß der Kliniker oft von einem Betablocker zum anderen wechseln. Der übliche Grund dafür ist das Auftreten von arzneimittelinduzierten Nebenwirkungen [Frishman, 1976]. In der Vergangenheit zeigten vergleichbare Studien mit Atenolol und anderen Betablockern [Waal-Manning, 1979; McNeil et al., 1979; Frewin et al., 1980], daß tatsächlich ein unterschiedliches pharmakologisches Profil vorhanden ist, aber exakte Beweise für eine unterschiedliche antihypertensive Wirksamkeit noch fehlen. Darum berichten wir über die Ergebnisse einer randomisierten Studie, in der die antihypertensive Wirkung von 100 mg Atenolol, 20 mg Pindolol retard und 160 mg Propranolol retard verglichen wird.

Patienten und Methoden

In die randomisierte, gekreuzte Studie wurden 119 Patienten mit essentieller Hypertonie (diastolischer Blutdruck ohne antihypertensive Therapie > 100 mm Hg) aufgenommen. Nach dem Ausscheiden von 12 Patienten blieben 107 Hypertoniker übrig (70 Männer, 37 Frauen, Durchschnittsalter 41,7 Jahre, Altersspanne von 19–63 Jahren). Keiner der Patienten hatte kardiovaskuläre Begleiterkrankungen, AV-Überleitungsstörungen oder obstruktive Atemwegserkrankungen in der Anamnese. Der Blutdruck wurde nach 5 Minuten im Liegen mittels eines Standard-Quecksilberspygmomanometers gemessen. Der diastolische Blutdruck wurde beim Verschwinden der Korotkow-Geräusche (Phase V) abgelesen. Bei jeder Kontrolle, normalerweise jede zweite Woche, wurden die Nebenwirkungen nach einer Analogskala beurteilt, die 10 cm maß und folgende Items beinhaltete: Müdigkeit, Schlafstörungen, Alpträume, Raynaud-Phänomen, Muskelkrämpfe und Potenz-Störungen. Veränderungen unter 1 cm wurden als nicht-signifikant gewertet, während Werte über 1 cm als „echte" Nebenwirkungen eingestuft wurden. Die bei jeder Visite erhobenen Daten wurden zwischen der 1. und 12. Woche und zwischen der 13. und 24. Woche zusammengefaßt.

Die statistische Auswertung wurde mittels Chiquadrat-Test, Student-t-Test für gepaarte und ungepaarte Daten und Wilcoxon-Test erstellt.

Versuchsanordnung

Nach einer 2wöchigen Auswaschphase bei vorbehandelten Patienten wurden die Probanden durch Randomisierung der Atenolol- (1 × 100 mg/Tag) oder der Pindololgruppe (1 × 20 mg retard/Tag) zugeteilt. Beide Gruppen waren bezüglich

Tabelle 1. Alters- und Geschlechtsverteilung bei 107 Patienten mit essentieller Hypertonie, die entweder mit Atenolol (n = 53) oder mit Pindolol (n = 54) behandelt wurden

	Zahl der Patienten	Männer	Frauen	Alter (Jahre, Mittelwert und Spanne)
Gesamtkollektiv	107	70	37	41,4 (19–63)
Atenolol	53	34	19	41,7 (19–63)
Pindolol	54	36	18	41,1 (20–58)

Alters- und Geschlechtsaufteilung nahezu gleich (Tabelle 1). Nach 2wöchiger Behandlung wurden die Patienten in „Responder" (diastolischer Druck < 95 mm Hg ohne starke Nebenwirkungen) oder „Nonresponder" (diastolischer Druck > 95 mm Hg und/oder mit Nebenwirkungen, die jenseits von 6,6 cm auf der Analogskala lagen) eingeteilt. Die Responder nahmen weiter den anfänglich verordneten Betablocker ein, während die Nonresponder zum jeweils anderen Betablocker überwechselten und 2 Wochen später wieder eingestuft wurden. Letztlich wurden die Fälle, die weder auf Atenolol noch Pindolol ansprachen, mit Propranolol retard behandelt (1 × 160 mg/Tag).

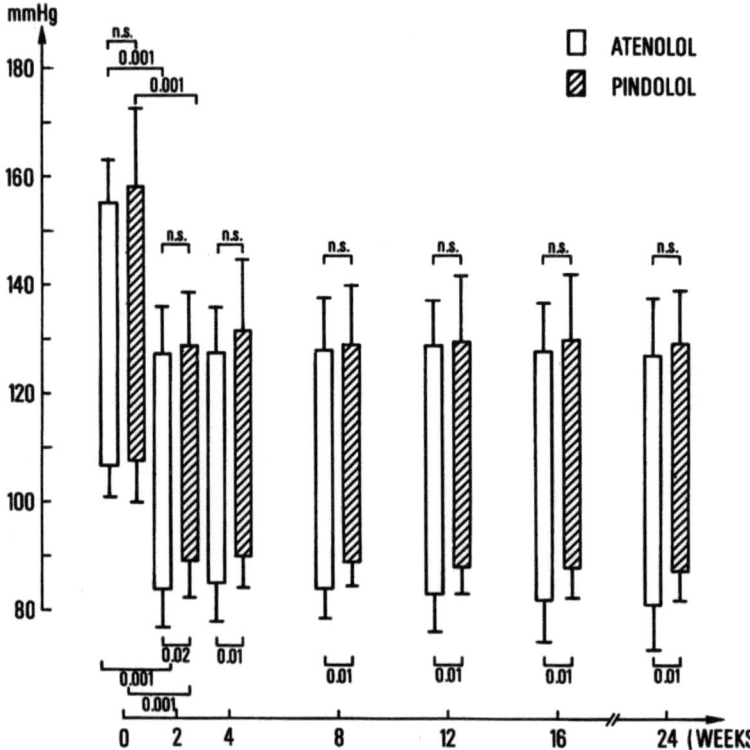

Abb. 1. Langzeitsenkung der mittleren systolischen und diastolischen Blutdruckwerte bei Patienten mit einer primären und/oder sekundären Reaktion auf entweder Atenolol (n = 46) oder Pindolol (n = 22). Mittelwerte, Standardabweichungen und statistisch signifikante Unterschiede sind angegeben (n. s. = nicht signifikant)

Ergebnisse

Blutdruck und Herzfrequenz (Mittelwerte)

Abbildung 1 zeigt die Entwicklung der mittleren systolischen und diastolischen Blutdruckwerte während der 24 Behandlungswochen bei Patienten, die primär und/oder sekundär auf entweder 100 mg Atenolol (n = 46) oder 20 mg Pindolol retard (n = 22) ansprachen. Vor der Betablockertherapie waren die systolischen und diastolischen mittleren Blutdruckwerte der beiden Gruppen nicht statistisch signifikant unterschiedlich ($155 \pm 7/106 \pm 6$ gegen $158 \pm 12/107 \pm 8$ mm Hg). Es gab eine hochsignifikante Senkung (p < 0,001) nach 2 Wochen sowohl unter Atenolol ($127 \pm 9/84 \pm 4$ mm Hg) als auch unter Pindolol ($129 \pm 9/89 \pm 6$ mm Hg). In beiden Gruppen blieb dieser antihypertensive Effekt bis zum Ende der Beobachtungsperiode von 24 Wochen bestehen. Während kein signifikanter Unterschied in den systolischen Blutdrucksenkungen festgestellt werden konnte, zeigte Atenolol eine signifikant stärkere Senkung des diastolischen Blutdrucks als Pindolol (p < 0,02–0,01).

Während der gesamten 24wöchigen Behandlungsdauer bewirkte Atenolol, aber nicht Pindolol, eine signifikante Herabsetzung der mittleren Herzfrequenz (Atenolol von 78 auf 60 Schläge/min, p < 0,001. Pindolol von 77 auf 72 Schläge/min, keine statistische Signifikanz).

Individuelle Blutdruckantwort: Responder-, Nonresponder-Raten und Nebenwirkungen

Responderrate zu Behandlungsbeginn: Abbildung 2 zeigt, daß die Responderrate zu Behandlungsbeginn bei Patienten nach 2wöchiger Behandlung in der Atenololgruppe mit 58 % (31 von 43 Patienten) signifikant höher war als in der Pindololgruppe mit nur 37 % (20 von 54 Patienten). Die Inzidenz von Nebenwirkungen war für beide Gruppen vergleichbar: 10 Patienten (19 %) unter Atenolol- und 12 Patienten (22 %) unter Pindololtherapie.

Responderrate nach Wechsel zum alternativen Betablocker: Beim Wechsel der Patienten, die auf Atenolol bzw. auf Pindolol nicht ansprachen, zum alternativen Betablocker zeigten 15 der 34 Pindolol-Nonresponder (44 %) eine gute Blutdruckeinstellung unter Atenolol, während nur 2 der 22 Atenolol-Nonresponder (9 %) auf Pindolol ansprachen. Dieser Unterschied war statistisch signifikant (p < 0,001). Die letztere Gruppe zeigte nach dem Wechsel zu Pindolol eine signifikant höhere (p < 0,01) Nebenwirkungsrate (9 Fälle, 41 %) als die Patienten, die zuerst mit Pindolol und dann mit Atenolol behandelt wurden (4 Fälle, 12 %).

Responderrate nach Wechsel zu Propranolol: Die Verwendung von Propranolol bei Probanden, die auf Atenolol und Pindolol nicht reagierten, brachte keine weitere Verbesserung der Responderrate, da nur einer von 39 Patienten (3 %) eine gute Blutdruckkontrolle zeigte. 29 Patienten (72 %) sprachen nicht auf Propranolol an, und außerdem zeigten 9 Patienten Nebenwirkungen (25 %).

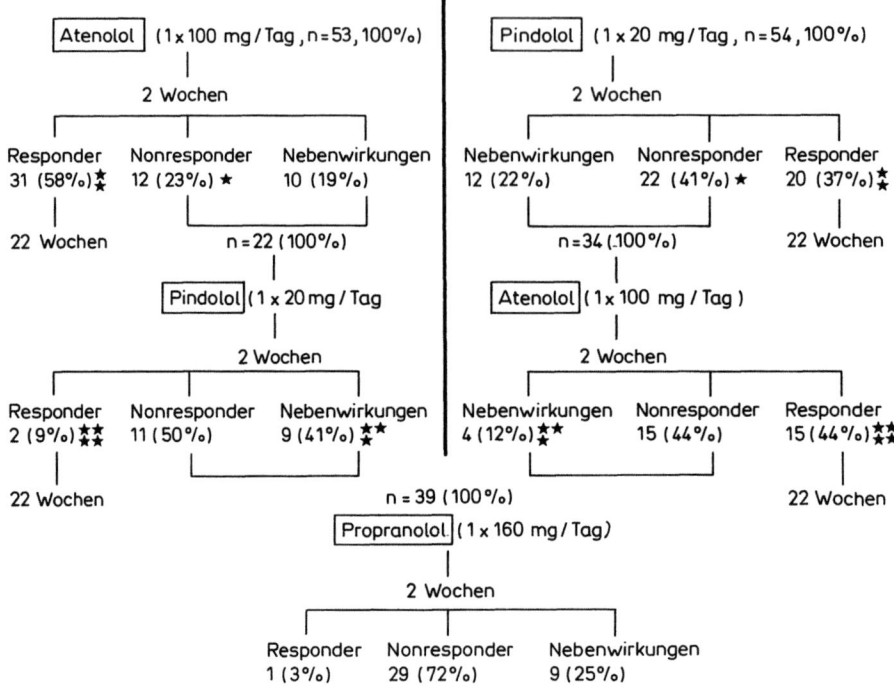

Abb. 2. Responderrate und Nebenwirkungen von 100 mg Atenolol, 20 mg Pindolol retard oder 160 mg Propranolol retard bei 107 Patienten mit essentieller Hypertonie. Statistisch signifikante Unterschiede sind durch ein * gekennzeichnet. * p < 0,05; ** p < 0,025; *** p < 0,01; **** p < 0,001

Nebenwirkungen

Die Inzidenz und Art der Nebenwirkungen vor und nach 12- und 24wöchiger Behandlung mit entweder Atenolol oder Pindolol ist in Abb. 3 wiedergegeben.

Schon vor Anfang der Betablockertherapie wies ein relativ hoher Prozentsatz der Patienten bereits Nebenwirkungen auf wie Müdigkeit, Schlafstörungen, Alpträume, Raynaud-Phänomen, Muskelkrämpfe, Potenzstörungen und gastrointestinale Störungen. Mit Ausnahme von Schlafstörungen zeigten beide Patientengruppen unter Atenolol- oder Pindololtherapie eine unerwartete Abnahme der Müdigkeit (p < 0,03) und der Alpträume (p < 0,05). Ein statistisch signifikanter Unterschied zwischen Atenolol und Pindolol wurde nur in Bezug auf Schlafstörungen festgestellt: die Pindololgruppe wies mehr Schlafstörungen auf. Sie erhöhten sich von 33% in der 12. Woche auf 44% bei Versuchsende (p < 0,05). Im Gegensatz dazu zeigte die Atenololgruppe eine signifikante (p < 0,05) Abnahme der Schlafstörungen von 38% vor der Behandlung auf 18% am Ende der Beobachtungsperiode.

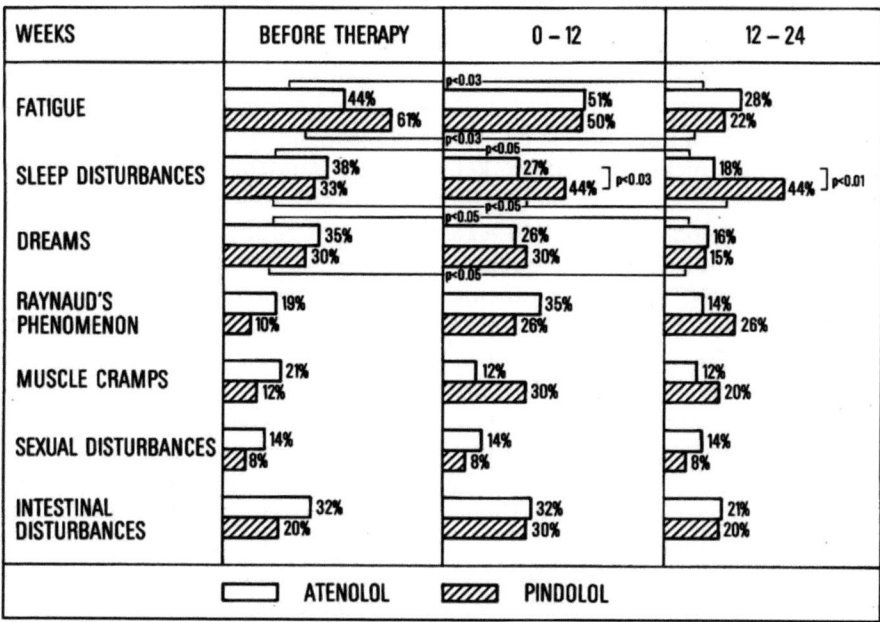

Abb. 3. Häufigkeit (%) der Nebenwirkungen bei mit Atenolol und Pindolol behandelten Patienten vor und während einer Therapiedauer von 24 Wochen. Die während der Betablockertherapie gesammelten Daten wurden für die 1.–12. Woche und für die 13.–24. Woche zusammengefaßt

Diskussion

Atenolol, Pindolol und Propranolol sind als effektive blutdrucksenkende Mittel bekannt [Hansson et al., 1975; Waal-Manning und Simpson, 1974]. Die Ergebnisse der vorliegenden Studie unterstützen unsere früheren Beobachtungen [Greminger et al., 1983], daß eine einzelne tägliche Dosis von 100 mg Atenolol oder 20 mg Pindolol retard die mittleren systolischen und diastolischen Blutdruckwerte bei einer großen Zahl von Patienten mit essentieller Hypertonie signifikant senkt. Nach 2wöchiger Behandlungsperiode zeigte der systolische Wert nur einen geringen, nicht signifikanten Unterschied zwischen beiden Arzneimitteln, während der diastolische Wert über die gesamte Versuchsdauer unter Atenolol konstant signifikant niedriger war ($p < 0,01$). Dieser signifikant bessere blutdrucksenkende Effekt von Atenolol (200 mg/Tag) im Vergleich zu Pindolol (15 mg/Tag) wurde auch von Wilcox beobachtet (1978). Die randomisierte gekreuzte Studie von McNeil und Lewis (1979) zeigte hingegen keinen signifikanten Unterschied zwischen Atenolol und Pindolol in der mittleren Blutdrucksenkung. Die letztere Studie ist jedoch nicht mit unseren Ergebnissen vergleichbar, da alle Patienten zusätzlich mit einem Thiaziddiuretikum behandelt wurden.

Unsere vorliegende Studie weist auf die ausgesprochen stärkere Wirksamkeit von 100 mg Atenolol im Vergleich zu 20 mg Pindolol retard hin. Atenolol zeigt eine signifikant höhere primäre Responderrate (58 % gegen 37 %, $p < 0,025$), während die Zahl der durch nicht tolerierbare Nebenwirkungen hervorgerufenen

Therapieunterbrechungen bei beiden Antihypertonika annähernd gleich war (19% gegen 22%). Eine ähnliche Responderrate und eine vergleichbare antihypertensive Wirksamkeit wurden von Morgan et al. (1974) festgestellt beim Vergleich zwischen Pindolol (42%), Propranolol (43%), Alprenolol (45%) und Timolol (49%). In ihrer Studie erreichten sie jedoch bei Patienten, die auf einen der Betablocker nicht ansprachen, keine bessere Kontrolle des Blutdrucks beim Wechsel auf einen anderen. Dies steht im Gegensatz zu unseren Ergebnissen, da ein Großteil unserer Patienten (44%) auf 100 mg Atenolol ansprachen, nachdem sie auf 20 mg Pindolol primär nicht reagiert hatten. Umgekehrt reagierten nur wenige Patienten (9%) positiv auf einen sekundären Therapieversuch mit Pindolol. Wenn letztlich Propranolol in den Fällen, die auf Atenolol und Pindolol nicht reagiert hatten, als dritter Betablocker eingesetzt wurde, konnte nur ein Patient von 39 als Responder eingestuft werden.

Die Interpretation der Ergebnisse jeder betablockervergleichenden Studie hängt unter anderem sowohl von der Vergleichbarkeit in Bezug auf Alter, Geschlecht und anfänglichem mittlerem Blutdruck als auch von der Äquipotenz der untersuchten Pharmaka ab. Die Einwände gegen erstere können mit einer gewissen Sicherheit ausgeschlossen werden, da die statistische Analyse eine identische Verteilung zeigte. Die andere Frage ist, ob wir vergleichbare Dosierungen verabreicht haben. Vom pharmakologischen Standpunkt her wird die Äquipotenz üblicherweise am Ausmaß der Hemmung der durch Isoprenalin oder Belastung induzierten Tachykardie im Vergleich zu Propranolol gemessen. Die relative Wirkungsstärke (Propranolol = 1) von Pindolol wird als 6mal stärker als die von Atenolol bezeichnet [Gibson, 1974; Barret, 1973; Waal-Manning, 1976]. Nach diesem Kriterium wären die exakten äquivalenten Dosierungen 16,6 mg Pindolol gegen 100 mg Atenolol oder 20 mg Pindolol gegen 120 mg Atenolol. Es gibt jedoch gewisse Vorbehalte gegen die oben genannten Methoden zur Feststellung der Betablockeräquipotenz [Conway, 1976]. Im günstigsten Fall geben sie einen relativ groben Anhalt für die vergleichbaren Dosierungen der verschiedenen Betablocker, und unter diesem Vorbehalt können wir behaupten, daß unsere gewählten Dosierungen tatsächlich vergleichbar waren [Richards, 1976].

Es ist bekannt, daß Patienten mit hoher Plasmareninaktivität durch eine Arzneimittel-bewirkte Hemmung der Reninsekretion auf Betablocker besser reagieren als Patienten mit niedriger Plasmareninaktivität [Bühler et al., 1972/1975]. Andere Arbeitsgruppen widersprechen diesen Ergebnissen: Sowohl mit Atenolol [Amery et al., 1974; Aberg, 1974], als auch mit Pindolol [Morgan et al., 1975; Nussberger et al., 1974; Stokes et al., 1974] wurden unterschiedliche Effekte auf die Reninsekretion festgestellt. Obwohl wir bei unseren Patienten die Reninaktivität nicht gemessen haben, scheint unsere Beobachtung, daß ein statistisch signifikanter Anteil unserer Patienten, die zuerst auf Pindolol nicht reagierten, auf eine anschließende Therapie mit Atenolol ansprachen, einen solchen Mechanismus auszuschließen.

In unserer Studie bekamen die Probanden, die weder auf Atenolol noch auf Pindolol reagierten, zuletzt Propranolol (1 × 60 mg/Tag). Nur ein Patient von 39 sprach jedoch auf Propranolol an. Diese Ergebnisse decken sich mit der Beobachtung, daß die optimale Propranololdosis stark zwischen 160 und 480 mg/Tag variiert [Conway et al., 1975; Galloway, 1976; Hansson, 1973].

In dieser Studie wurden die bekannten Betablockernebenwirkungen mit Hilfe einer Analogskala bewertet. Vor dem Beginn einer Betablockertherapie litt ein relativ hoher Prozentsatz der Patienten schon an Betablocker-„induzierten" Nebenwirkungen. Dies ist wahrscheinlich auf 1) die Sensitivität der angewandten Methode und 2) das häufige Vorkommen solcher Symptome bei unbehandelten Hypertonikern zurückzuführen. Ferner sank die Inzidenz der zwei am häufigsten genannten Beschwerden (Müdigkeit und Alpträume) unerwarteterweise sowohl unter Atenolol- als auch unter Pindololtherapie im Laufe unserer Studie. Dieses Phänomen könnte durch die gegensätzliche Wirkung einer individuellen, einfühlsamen Betreuung und einem möglichen substanzspezifischen Effekt der verordneten Betablocker verursacht worden sein. Die erstere Wirkung ist sicherlich bedeutender als die letztere. Wir wissen nicht, ob über ähnliche Ergebnisse schon früher berichtet wurde. Der einzige signifikante Unterschied zwischen beiden Betablockern war eine Zunahme der Schlafstörungen unter Pindolol (33% gegen 44%, $p < 0,05$), während eine signifikante Abnahme bei Atenolol im Laufe der Studie beobachtet wurde (38% gegen 18%, $p < 0,05$). Diese erhöhte Inzidenz einer typischen zentral-nervösen Nebenwirkung ist wahrscheinlich auf die Lipophilie zurückzuführen, die für Atenolol niedrig ist [Cruickshank, 1980; McNeil et al., 1979; Waal-Manning, 1974].

Literatur

Aberg H (1974) Beta-receptors and renin release. N Engl J Med 290:1026
Amery A, Bielliet L, Fagard R (1974) Beta-receptors and renin release. N Engl J Med 290:288
Barret AK, Carter J, Fitzgerald JD, Hull R, Le Count D (1973) A new type of cardioselective adrenoreceptor blocking drug. Br J Pharmacol 48:340
Bühler FR, Laragh JH, Baer L, Vaughan Jr ED, Brunner HR (1972) Propranolol inhibition of renin secretion. N Engl J Med 287:1209–1214
Bühler FR, Burkart F, Lütold BE, Küng M, Marbert G, Pfisterer M (1975) Antihypertensive beta-blocking action as related to renin and age: a pharmacologic tool to identify pathogenetic mechanism in essential hypertension. Am J Cardiol 36:653–669
Conway J, Amery A (1975) The antihypertensive effect of propranolol and other beta-adrenoceptor antagonists. In: Davies and Reid (eds) Central action of drugs in blood pressure regulation. Pitman, London, p 277
Conway FJ et al. (1976). Br J Clin Pharmacol 3:267
Cruickshank JM (1980) The clinical importance of cardioselectivity and lipophilicity in beta blockers. Am Heart J 100:160–178
Davidson JM, Thadani U, Singleton W, Taylor SH (1976) Comparison of antihypertensive activity of beta-blocking drugs during chronic treatment. Br Med J 27:7–9
Frewin DB, Penhall RK, Leonello PP, Clapp RJ (1980) Atenolol in hypertension: follow up of patients crossed over to this agent from propranolol, pindolol, or metoprolol. NZ Med J 92:389–390
Frishman W (1976) Clinical pharmacology of the new beta-adrenergic blocking drugs. Part I. Pharmacodynamic and pharmacokinetic properties. Am Heart J 97:663–670
Frishman W, Silverman R (1979a) Clinical pharmacology of the new beta-adrenergic blocking drugs. Part 3. Comparative clinical experience and new therapeutig applications. Am Heart J 98:119–130
Frishman W, Silverman R (1979b) Clinical pharmacology of the new beta-adrenergic blocking drugs. Part 2. Physiologic and metabolic effects. Am Heart J 97:797–807
Gibson DG (1974) Pharmacodynamic properties of beta-adrenergic receptor blocking drugs in man. Drugs 7:8–38

Greminger P, Vetter H, Boerlin HJ, Havelka J, Baumgart P, Walger P, Lüscher T, Siegenthaler W, Vetter W (1983) A comparative study between 100 mg atenolol and 20 mg pindolol slow release in essential hypertension. Drugs 25:37–41

Hansson L (1973) Beta-adrenergic blockade in essential hypertension. Acta Med Scand (Suppl 550):5–38

Hansson L, Aberg H, Karlberg BE, Waterlund A (1975) Controlled study of atenolol in the treatment of hypertension. Br Med J 2:370–376

McNeil JJ, Louis WJ (1979) A double-blind cross-over comparison of pindolol, metoprolol, atenolol and labetalol in mild hypertension. Br J Clin Pharmacol 8:163s–166s

Morgan TO, Sabto J, Anavekar SM, Louis WJ, Doyle AE (1974) A comparison of beta-adrenergic blocking drugs in the treatment of hypertension. Postgrad Med J 50:253–289

Morgan TO, Roberts R, Carney SL, Louis WJ, Doyle AE (1975) Beta-adrenergic receptor blocking drugs, hypertension, and plasma renin. Br J Clin Pharmacol 2:159–164

Nussberger J, Vetter W, Furrer J, Beckerhoff R, Würsten D, Schmied U, Siegenthaler W (1976) Blutdruck und Reninaktivität bei essentieller Hypertension unter Pindolol. Schweiz Med Wochenschr 106:831–834

Richards DA (1976). Br J Clin Pharmacol (Suppl 3) 3:721

Simpson FO (1974) Beta-adrenergic receptor blocking drugs in hypertension. Drugs 7:85–105

Stokes GS, Weber MA, Thornell IR (1974) Betablockers and plasma renin activity in hypertension. Br Med J 1:60–62

Waal-Manning HJ, Simpson FO (1974) Pindolol: a comparison with other antihypertensive drugs and a double-blind placebo trial. NZ Med J 80:151–155

Waal-Manning HJ (1976) Hypertension, which betablocker? Drugs 12:412–441

Waal-Manning HJ (1979) Atenolol and three non-selective betablockers in hypertension. Clin Pharmacol Ther 25:8–18

Wilcox RG (1978) Randomised study of six beta-blockers and a thiazid diuretic in essential hypertension. Br Med J 2:383–385

Betablocker versus Diuretika in der antihypertensiven Therapie: Beeinflussung des Lipid- und Glukosestoffwechsels

K. O. Stumpe, H. M. Müller, G. Klautke, A. Overlack und R. Kolloch

Einleitung

Mehrere Interventionsstudien haben überzeugend demonstriert, daß die Gesamt-Morbidität und -Mortalität an kardiovaskulären Erkrankungen bei Patienten mit essentieller Hypertonie durch antihypertensive Therapie gesenkt werden kann [1–4]. Bei genauerer Analyse der Ergebnisse stellt sich aber heraus, daß Herzinsuffizienz, cerebrovaskuläre Ereignisse und Nierenversagen bei den aktiv behandelten Patienten zwar signifikant weniger häufig auftreten, die Rate an Myokardinfarkten dagegen nicht abnimmt. Dies gilt insbesondere für Patienten bis zum 50. Lebensjahr [3].

Unter den Erklärungen (Tabelle 1), die für das Versagen der antihypertensiven Therapie das coronare Risiko zu senken, herangezogen wurden [5], wird auch die Möglichkeit diskutiert, daß bestimmte Antihypertensiva Störungen im Lipid-, Glukose- und Purin-Metabolismus induzieren, wodurch das coronare Risiko erhöht und der günstige Effekt der Blutdrucksenkung aufgehoben werden könnte. So sind insbesondere für diejenigen Substanzen, die wir heute als Mittel der ersten Wahl empfehlen, – Beta-Blocker und Diuretika – ungünstige Effekte auf den Lipoprotein-Metabolismus, für Diuretika zusätzlich auch auf den Glukosestoffwechsel, mitgeteilt worden. Im einzelnen sind unter Beta-Rezeptorenblockern eine Zunahme der Gesamt-Triglycerid-Konzentration, der LDL- und VLDL-Cholesterin-Konzentration beobachtet worden sowie eine Abnahme der HDL-Cholesterin-Konzentration [6–16]. Unter diuretischer Therapie, insbesondere unter relativ hohen Chlorthalidon- und Hydrochlorothiazid-Dosen, ist ein Anstieg der Gesamt-Cholesterin- und Triglycerid-Konzentrationen, der LDL- und VLDL-Cholesterin-Konzentrationen sowie von einer Arbeitsgruppe eine geringe Abnahme der HDL-Cholesterin-Konzentration beschrieben worden [17–20]. Hinzuweisen ist weiterhin auf eine von Ames und Hill [21] berichtete

Tabelle 1. Mögliche Ursachen für das Versagen der antihypertensiven Therapie, das koronare Risiko zu senken

1. Zwischen hohem Blutdruck und koronarer Herzkrankheit besteht keine kausale Beziehung.
2. Die koronare Arteriosklerose ist trotz Blutdruckkontrolle progredient.
3. *Episodische Blutdrucksteigerungen* bei behandelten Patienten könnten für die koronare Herzkrankheit verantwortlich sein.
4. Durch Diuretika und andere Antihypertensiva (β-Blocker) induzierte *Fettveränderungen* könnten das Risiko einer koronaren Arterienerkrankung erhöhen. (Aufhebung des günstigen Effekts der Blutdrucksenkung)

Zunahme des glykosylierten Hämoglobin-Anteils unter mehrmonatiger kombinierter Chlorthalidon- bzw. Hydrochlorothiazid- und Beta-Blockertherapie. Das glykosylierte Hämoglobin gilt als prognostischer Index für die Entwicklung der diabetischen Mikro-Angiopathie.

Die bisher erhobenen Befunde zu Veränderungen im Lipid- und Glukose-Metabolismus unter Beta-Blockern und Diuretika sind in keiner Weise einheitlich. Die Interpretation der Ergebnisse verschiedener Arbeitsgruppen ist schwierig, da große Variationen in der Patienten-Selektion, der Dosierung, der Behandlungsdauer, der Begleittherapie und den Methoden zur Analyse der Serum-Lipoprotein-Veränderungen bestehen.

In unserer Klinik beinhalteten die pharmakologischen Maßnahmen zur Blutdrucksenkung in den vergangenen 10 Jahren zu etwa 90% Diuretika und Beta-Rezeptorenblocker, allein und in Kombination oder kombiniert mit anderen Antihypertensiva. Zur Klärung der Frage, inwieweit diese Medikamente den Lipid-Metabolismus beeinflussen, haben wir in den letzten eineinhalb Jahren bei Patienten mit essentieller Hypertonie, die mit Beta-Blockern, Diuretika oder Angiotensin-Converting-Enzym-(ACE)-Hemmern therapiert wurden, Bestimmungen der Serum-Cholesterin- und Triglycerid-Konzentrationen sowie der Lipoproteinfraktionen durchgeführt.

Methodik

In die Untersuchung und Auswertung wurden 89 Patienten, 20 Frauen und 69 Männer, mit einem mittleren Lebensalter von 45,3 Jahren aufgenommen. Alle Patienten hatten eine essentielle Hypertonie mit diastolischen Blutdruckwerten von 100 mm Hg und höher, aber nicht höher als 110 mm Hg (Mittel: 172/106 mm Hg). Klinisch nachweisbare, hochdruckbedingte Organschäden lagen nicht vor. 21 Patienten wurden mit dem nicht-kardioselektiven Beta-Blocker Propranolol, 17 Patienten mit dem kardioselektiven Beta-Blocker Atenolol, 11 Patienten mit dem nicht-kardioselektiven Beta-Blocker Bucindolol, der gleichzeitig sympathikomimetische Eigenwirkung und geringe alpha-blockierende Eigenschaften besitzen soll, und 27 Patienten mit dem Thiazid-Diuretikum Hydrochlorothiazid behandelt. Eine weitere Gruppe von 13 Patienten erhielt den Angiotensin-Converting-Enzym-Hemmer MK 421 (Enalapril) (Tabelle 2). In die Auswertung wurden nur Daten von denjenigen Patienten aufgenommen, deren Blutdruckwerte sich unter Monotherapie mit dem jeweiligen Antihypertensivum normalisiert hatten (n = 89).

Blutentnahmen erfolgten am nüchternen Patienten nach einer 3- bis 4wöchigen Placebo-Vorperiode sowie nach 6- bis 12-, 25- und 58wöchiger aktiver Behandlungsdauer. Die Therapie mit Bucindolol wurde nur für 12 Wochen durchgeführt. In jeder der einzelnen Therapiephasen erfolgten mindestens drei Bestimmungen der Blutfette, deren Ergebnisse gemittelt wurden. Der arterielle Mitteldruck vor der Behandlung war ebenso wie die erzielte Blutdrucksenkung in den verschiedenen Gruppen vergleichbar.

Die Bestimmung der Gesamt-Cholesterin-Konzentration erfolgte im enzymatischen Farbtest nach der Katalasemethode (Fa. Boehringer, Mannheim) [22]. Die

Tabelle 2. Allgemeine Daten

DRUG	Dose (mg)	N M/F	Age (years)	Blood pressure (systol/diastol)	Treatment duration (weeks)
Propranolol	155 ± 9.2	21 17/4	42.8 ± 2.7	175/108	58
Atenolol	92 ± 6.6	17 13/4	47.5 ± 3.5	178/106	58
Bucindolol	311 ± 35	11 8/3	46.5 ± 3.5	165/104	12
Enalapril	23 ± 3.9	13 9/4	41.2 ± 3.5	170/107	58
Hydrochlorothiazide	50 ± 4.9	27 22/5	48.6 ± 1.2	171/104	58

Triglycerid-Konzentration im Serum wurde enzymatisch als Gesamt-Glycerin nach enzymatischer Verseifung [23] (Fa. Hoffmann La Roche, Grenzach/Baden) bestimmt. Die Lipoproteinfraktionen wurden mit Hilfe der Lipid-Elektrophorese unter Anwendung des Lipidiphor-Systems (Fa. Immuno Diagnostika, Heidelberg) aufgetrennt. Die einzelnen Lipidfraktionen wurden nach der Methode von Wieland und Seidel [24] errechnet. Dabei wird ein konstanter Cholesteringehalt für die Alpha-Lipoproteine von 18%, für die Beta-Lipoproteine von 45% und die Präbeta-Lipoproteine von 15% zugrundegelegt. Zur Ermittlung der statistischen Signifikanz von Veränderungen in den einzelnen Therapiephasen wurde der Wilcoxon-Test für Paardifferenzen angewandt. Die Mittelwerte wurden mit dem mittleren Fehler des Mittelwertes angegeben; ein p-Wert von $< 0,05$ wurde als signifikant akzeptiert.

Ergebnisse

In Abb. 1 sind die prozentualen Änderungen der Gesamt-Serum-Cholesterin- (obere Hälfte der Abbildung) und Triglycerid-Konzentrationen (untere Hälfte der Abbildung) nach 6- bis 12wöchiger Monotherapie mit den Beta-Blockern Propranolol, Atenolol und Bucindolol sowie unter dem ACE-Hemmer Enalapril dargestellt. Während sich die Gesamt-Cholesterin-Konzentration nicht signifikant änderte, kam es zu signifikanten Zunahmen der Triglycerid-Konzentrationen unter den drei verschiedenen Beta-Blockern ($p < 0,01$).

Die Ausgangswerte der Serum-Triglycerid-Konzentrationen waren in den drei Beta-Blocker-Gruppen vergleichbar und lagen zwischen 140 und 170 mg/100 ml. Es bestand keine Beziehung zwischen der Höhe der Triglycerid-Konzentration vor der Behandlung und dem Ausmaß des Anstiegs der Triglycerid-Konzentration unter der Beta-Blockade. Der Converting-Enzym-Hemmer Enalapril führte zu keinen signifikanten Änderungen in den Cholesterin- und Triglycerid-Konzentrationen. Während der Behandlungszeiträume wurden keine

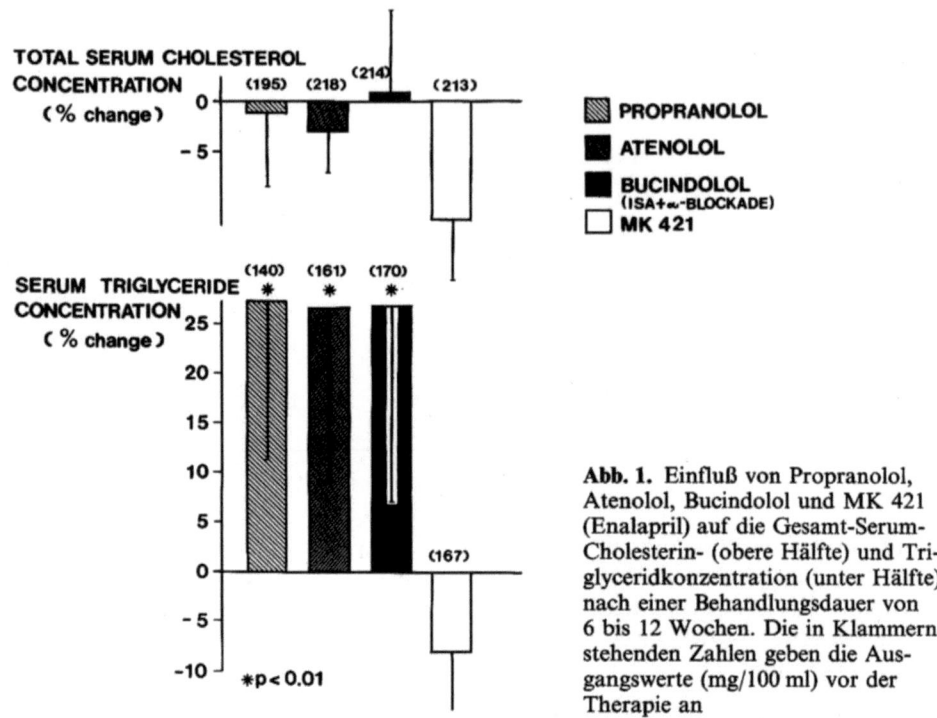

Abb. 1. Einfluß von Propranolol, Atenolol, Bucindolol und MK 421 (Enalapril) auf die Gesamt-Serum-Cholesterin- (obere Hälfte) und Triglyceridkonzentration (unter Hälfte) nach einer Behandlungsdauer von 6 bis 12 Wochen. Die in Klammern stehenden Zahlen geben die Ausgangswerte (mg/100 ml) vor der Therapie an

signifikanten Änderungen in den Lebensgewohnheiten der Patienten festgestellt. Der Blutdruckabfall in den einzelnen Therapiegruppen war vergleichbar und betrug im Mittel 19 mm Hg systolisch ($p < 0{,}01$) und 11 mm Hg diastolisch ($p < 0{,}01$). Die Herzfrequenz nahm unter Propranolol und Atenolol im Mittel um 12 Schläge/min ($p < 0{,}001$) ab, unter Bucindolol um 2 Schläge/min zu ($p < 0{,}01$) und blieb unter Enalapril unverändert.

Abbildung 2 demonstriert in der oberen Hälfte die Veränderungen der HDL-Cholesterin-Konzentration nach 6- bis 12wöchiger Beta-Blockade und ACE-Hemmung. Sowohl unter Propranolol als auch unter Atenolol fielen bei vergleichbaren Ausgangswerten die HDL-Cholesterin-Konzentrationen um 10% ($p < 0{,}05$) bzw. 9,7% ($p < 0{,}05$) signifikant ab. Dagegen kam es unter Bucindolol zu keiner signifikanten Änderung der HDL-Cholesterin-Konzentrationen. In der Bucindolol-Gruppe waren die HDL-Ausgangswerte mit 48 mg/100 ml geringgradig niedriger als in der Propranolol- (53 mg/100 ml) und Atenolol-Gruppe (52 mg/100 ml).

Es bestand keine signifikante Beziehung zwischen Ausgangshöhe der HDL-Cholesterin-Konzentration und der HDL-Cholesterin-Änderung unter Propranolol und Atenolol. Dagegen fand sich eine inverse Korrelation zwischen den basalen Triglycerid- und HDL-Cholesterin-Konzentrationen sowie unter Propranolol eine reziproke Veränderung in den Triglycerid- (Anstieg) und HDL-Cholesterin-Konzentrationen (Abnahme). Ähnliche Befunde wurden von anderen Autoren mitgeteilt [25, 26].

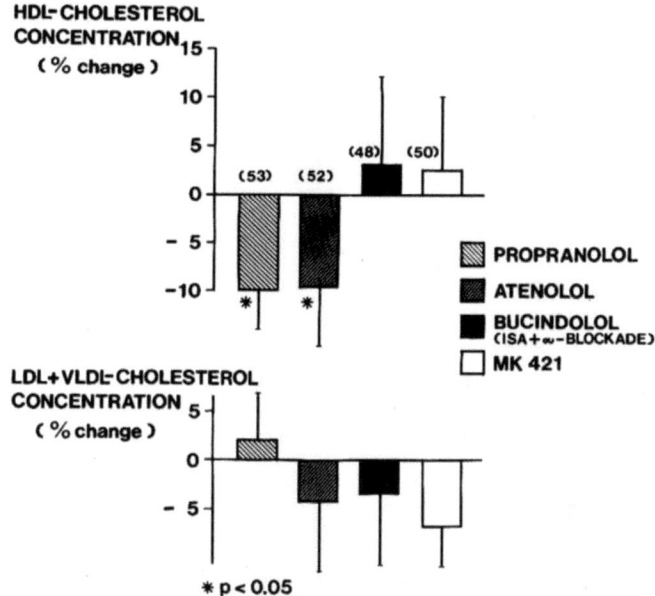

Abb. 2. Einfluß von Propranolol, Atenolol, Bucindolol und MK 421 (Enalapril) auf die HDL-Serum-Cholesterin-konzentration (obere Hälfte) und die Summe aus LDL-+VLDL-Cholesterin-Konzentration (untere Hälfte) nach einer Behandlungsdauer von 6 bis 12 Wochen. Die in Klammern stehenden Zahlen geben die Ausgangswerte (mg/100 ml) vor der Therapie an

Die Behandlung mit Enalapril führte zu keiner Änderung der HDL-Konzentration. Die untere Hälfte der Abb. 2 zeigt die prozentuale Änderung der Summe aus den LDL- und VLDL-Cholesterin-Konzentrationen für die einzelnen Antihypertensiva. Sowohl unter der Beta-Blockade als auch unter der Angiotensin-Converting-Enzym-Hemmung kam es zu keiner signifikanten Änderung dieses Parameters.

Eine Berechnung des sogenannten „atherogenen Index" LDL/HDL ergab eine signifikante Zunahme des Quotienten unter Propranolol und Atenolol, während sich keine signifikanten Änderungen unter Bucindolol und Enalapril fanden. Als „anti-atherogener Index" wird das Verhältnis von HDL zu LDL plus VLDL bezeichnet. Dieses Verhältnis nahm geringgradig (nicht signifikant) unter der Propranolol- und Atenolol-Therapie ab, während keine signifikanten Veränderungen unter Bucindolol und Enalapril festgestellt wurden.

In Abb. 3 sind die Veränderungen in den Cholesterin- und Triglycerid-Konzentrationen nach 25- und 58wöchiger Behandlungsdauer unter Propranolol, Atenolol und Enalapril dargestellt. Für die Behandlung mit Bucindolol liegen keine Langzeit-Ergebnisse vor. Die Abbildung zeigt, daß nach 25- und 58wöchiger Behandlung mit Propranolol und Atenolol keine signifikanten Änderungen in den Serum-Cholesterin-Konzentrationen auftraten. Die geringe Abnahme der Serum-Cholesterin-Konzentration unter Enalapril war nicht signifikant. Dagegen war, ähnlich wie während der Kurzzeitbehandlung, unter Propranolol und Atenolol ein signifikanter Anstieg der Triglycerid-Kon-

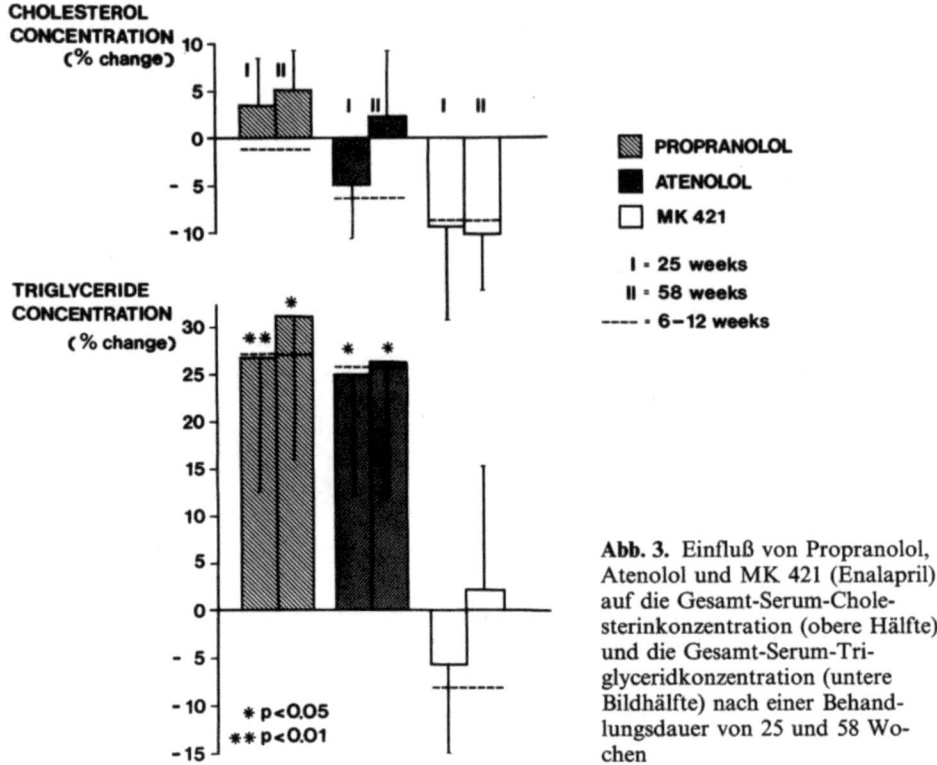

Abb. 3. Einfluß von Propranolol, Atenolol und MK 421 (Enalapril) auf die Gesamt-Serum-Cholesterinkonzentration (obere Hälfte) und die Gesamt-Serum-Triglyceridkonzentration (untere Bildhälfte) nach einer Behandlungsdauer von 25 und 58 Wochen

zentrationen nachweisbar. Dabei ist festzustellen, daß nur etwa die Hälfte der untersuchten Patienten in beiden Gruppen mit einem deutlichen Anstieg der Triglyceride reagierten. Die Triglycerid-Konzentrationen unter der Therapie überstiegen in beiden Gruppen 210 mg/100 ml nicht. Unter Enalapril wurde keine signifikante Änderung der Triglycerid-Konzentration beobachtet. Es bestand keine Beziehung zwischen der Höhe der Triglycerid-Konzentration vor der Behandlung und dem Anstieg unter der Behandlung.

In Abb. 4 sind die Langzeitveränderungen der HDL-Cholesterin-Konzentration (obere Bildhälfte) und der Summe aus VLDL- und LDL-Cholesterin-Konzentration (untere Hälfte der Abbildung) dargestellt. Während in der 25. Woche noch eine signifikante Abnahme der mittleren HDL-Konzentration sowohl unter Propranolol als auch unter Atenolol festzustellen war, waren diese Veränderungen nach 58 Wochen nicht mehr signifikant; im Mittel ließ sich nur noch eine geringe Abnahme nachweisen. Die absoluten HDL-Konzentrationen lagen unter der Beta-Blocker-Therapie mit Propranolol und Atenolol für die meisten Patienten nach 25 Wochen über 40 mg/100 ml. Die Behandlung mit Enalapril führte weder nach 25 Wochen noch nach 58 Wochen zu signifikanten Änderungen in der HDL-Cholesterin-Konzentration. Die Summe aus der LDL-plus VLDL-Cholesterin-Konzentration war nach 25 und 58 Wochen sowohl unter Propranolol als auch Atenolol signifikant erhöht. Bei einer Differenzierung

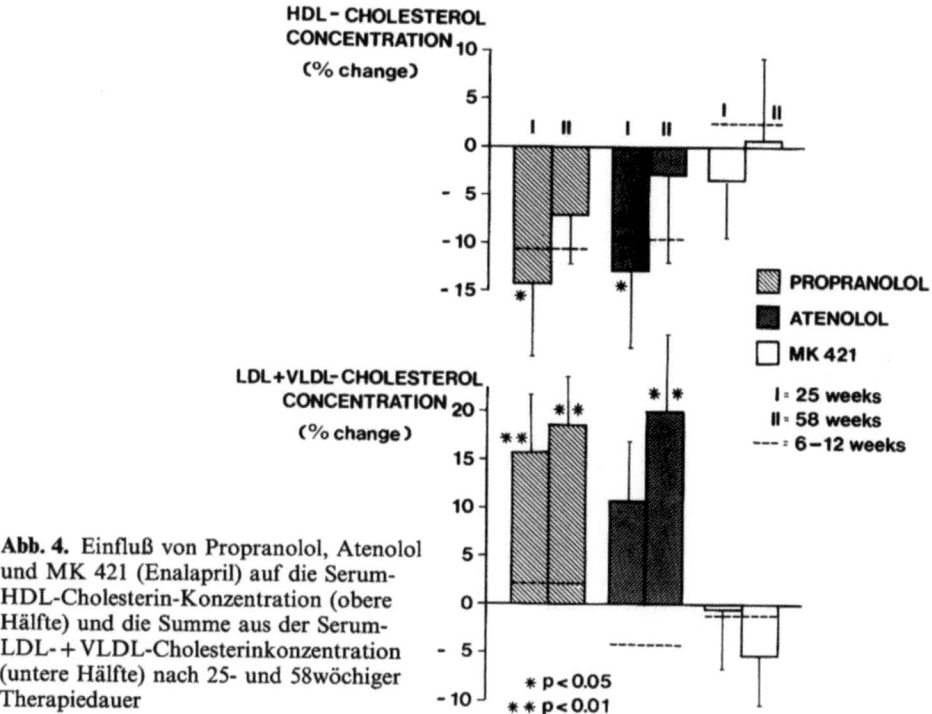

Abb. 4. Einfluß von Propranolol, Atenolol und MK 421 (Enalapril) auf die Serum-HDL-Cholesterin-Konzentration (obere Hälfte) und die Summe aus der Serum-LDL- + VLDL-Cholesterinkonzentration (untere Hälfte) nach 25- und 58wöchiger Therapiedauer

zwischen LDL und VLDL, die aus methodischen Gründen nur bei 10 Patienten unter Propranolol und 8 Patienten unter Atenolol möglich war, zeigte sich, daß die Zunahme der LDL- plus VLDL-Summe im wesentlichen Folge eines Anstiegs der VLDL-Cholesterin-Konzentration war. Die LDL-Konzentration änderte sich nicht signifikant. Unter Enalapril kam es zu keinen signifikanten Änderungen in der Summe aus LDL- und VLDL-Cholesterin-Konzentrationen.

Der ermittelte LDL-/HDL-Quotient war unter der Propranolol- und Atenolol-Behandlung nach 25 Wochen signifikant erhöht, dagegen fand sich für Atenolol keine signifikante Änderung nach 58 Wochen. Der ACE-Hemmer Enalapril führte zu keiner signifikanten Änderung des Quotienten.

Der Cholesterin-Quotient war sowohl unter Propranolol als auch unter Atenolol nach 25 Wochen geringgradig signifikant erniedrigt, während sich nach 58 Wochen keine Signifikanz fand. Unter Enalapril änderte sich der Quotient nicht signifikant.

In Abb. 5 sind die Veränderungen der Gesamt-Cholesterin- und Triglycerid-Konzentrationen und der Verteilung des Cholesterins auf die Lipoproteinfraktionen nach 25- und 58wöchiger Behandlung mit im Mittel 50 mg Hydrochlorothiazid dargestellt. Im Mittel kam es zu keiner signifikanten Änderung der Werte, insbesondere fand sich nicht, wie von Ames und Hill [27] beschrieben, eine inverse Beziehung zwischen Cholesterin-Ausgangswert und Zunahme der Cholesterin-Konzentration unter der diuretischen Therapie. Dies könnte möglicherweise durch die in dieser Untersuchung kleinere Anzahl von Patienten erklärt werden

152 K. O. Stumpe et al.

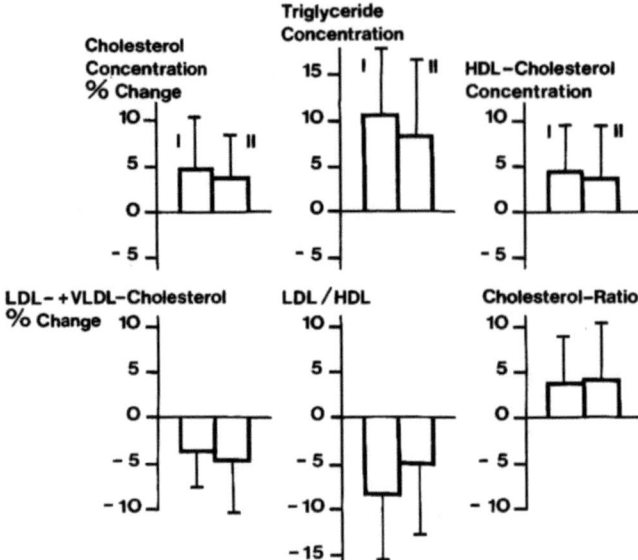

Abb. 5. Einfluß einer diuretischen Therapie mit Hydrochlorothiazid (HCTZ) 50 mg/Tag auf die Serum-Lipide und Lipoproteinfraktionen nach 25- und 58wöchiger Behandlungsdauer

oder durch die geringeren interindividuellen Variationen in den Cholesterin-Ausgangswerten, die zwischen 195 und 214 mg/100 ml lagen, oder durch die im Mittel höheren Cholesterin-Konzentrationen vor der Therapie.

Bei 12 Patienten haben wir unter der diuretischen Therapie und 3 Monate nach Absetzen der Therapie die Glukose-Konzentration sowie den Anteil des glykosylierten Hämoglobins gemessen [28]. Ähnlich wie von Ames und Hill beschrieben [21], fand sich nach Absetzen der Therapie eine geringgradige, nicht signifikante Abnahme der nüchternen Glukose-Konzentration sowie eine geringe, ebenfalls nicht signifikante Abnahme des glykosylierten Hämoglobins von 8,3 auf 7,5%. Das glykosylierte Hämoglobin gilt als prognostischer Index für das Auftreten der diabetischen Mikroangiopathie, und die Hb A_1C-Fraktion wird im wesentlichen durch die Höhe der Glukose-Konzentration bestimmt.

Diskussion

Die Ergebnisse der vorliegenden Untersuchung zeigen, daß die chronische Applikation des nicht-kardioselektiven Beta-Blockers Propranolol und des kardioselektiven Beta-Blockers Atenolol zu einer Zunahme der Serum-Triglycerid-Konzentration sowie der Summe aus LDL- plus VLDL-Cholesterin führt. Diese Veränderungen sind von einer Abnahme der HDL-Cholesterin-Konzentration begleitet. Die im Normbereich liegende Gesamt-Cholesterin-Konzentration änderte sich unter der Beta-Blockade nicht.

Die unter der Beta-Blockade beobachteten Veränderungen konnten nicht durch Veränderungen im Alkohol-, Nikotin-Konsum, im Körpergewicht oder

der körperlichen Aktivität erklärt werden. In diesem Zusammenhang können die Patienten, die mit dem Angiotensin-Conversions-Enzym-Hemmer Enalapril therapiert wurden, als Kontrollgruppe angesehen werden; unter dieser Behandlung kam es zu keinen signifikanten Veränderungen im Lipid-Metabolismus.

Eine Analyse der einzelnen Lipidparameter unter Beta-Blockade während des 58wöchigen Behandlungszeitraums zeigt, daß die geringgradige Abnahme der HDL-Konzentration nur in den ersten 25 Wochen signifikant nachweisbar war, während sich nach 58 Wochen eine deutliche Tendenz zur Rückkehr der erniedrigten Konzentrationen auf die Ausgangswerte fand. Die Triglycerid-Konzentrationen waren dagegen unter beiden Beta-Rezeptorenblockern auch nach 58 Wochen um im Mittel 30 % (Propranolol) und 25 % (Atenolol) erhöht.

Die Mechanismen, die der beobachteten vorübergehenden Abnahme der HDL-Konzentration und der persistierenden Zunahme der Triglycerid-Konzentration zugrunde liegen, sind unklar.

Die von anderen Autoren [25, 26, 29] und die in dieser Untersuchung beobachtete inverse Korrelation zwischen basalen Triglycerid- und HDL-Cholesterin-Konzentrationen könnten ebenso wie die reziproke Änderung in den Triglycerid- und HDL-Cholesterin-Konzentrationen unter der Beta-Blockade darauf hinweisen, daß die Bildung von HDL-Cholesterin wahrscheinlich aus dem Katabolismus triglyceridreicher Lipoproteine stammt [30, 31]. Untersuchungen von Day et al. [29] sprechen dafür, daß die unter Beta-Blockade ungehemmte Alpha-Stimulation die Lipoprotein-Lipase hemmt, wodurch es konsekutiv zu einem Anstieg der Plasma-Triglyceride und zu einem Abfall der HDL-Cholesterin-Konzentration kommt. Für einen solchen adrenergen Mechanismus könnte auch der Befund sprechen, daß der postsynaptische Alpha-1-Rezeptorblocker Prazosin [13] sowie der nicht-kardioselektive Beta-Blocker Labetalol [32], der geringe Alpha-1-Rezeptor-blockierende Wirkung besitzt, zu keiner signifikanten Änderung der Triglyceride führt bzw. im Fall des Prazosins eher eine Abnahme der Triglycerid-Konzentration induzieren kann. Der in unserer Untersuchung eingesetzte Beta-Blocker Bucindolol mit geringer sympathikomimetischer Eigenwirkung und geringer alpha-1-blockierender Wirkung führte zu einer vergleichbaren Zunahme der Triglycerid-Konzentration, jedoch zu keiner signifikanten Abnahme der HDL-Konzentrationen. Die Bewertung der Daten unter diesem Beta-Blocker wird aber durch die geringe Anzahl der untersuchten Patienten erschwert.

Die bei unseren Untersuchungen nur bei wenigen Patienten mögliche genauere Differenzierung zwischen LDL- und VLDL-Konzentration weist darauf hin, daß der Anstieg in der Summe beider Parameter im wesentlichen Folge von Änderungen der VLDL-Fraktion war.

Insgesamt kann man daher feststellen, daß sich die in unseren Untersuchungen nachgewiesenen Lipidveränderungen unter Beta-Blockade im wesentlichen auf eine geringe persistierende Erhöhung der Triglycerid-Konzentration beschränken. Die funktionelle Relevanz dieser pharmakologisch induzierten Veränderung bezüglich einer möglichen Erhöhung des coronaren Risikos ist unklar.

Obwohl mehrere Untersuchungen für eine epidemiologische Assoziation zwischen Erhöhung der Triglycerid-Konzentration und Prävalenz sowie Inzidenz der coronaren Herzkrankheit sprechen, ist die biologische Basis dieser Assoziation ungewiß. Bei Anwendung multipler Regressions-Analysen unter Miteinbeziehung der Cholesterin-Konzentration und anderer Risikovariablen hat sich gezeigt [32], daß die Triglycerid-Konzentration sehr wahrscheinlich keinen unabhängigen Risikofaktor darstellt. Mit Ausnahme der Beobachtung, daß atheromatöse Plaques in den Coronargefäßen Triglyceride enthalten [34], gibt es außer den genannten epidemiologischen Daten, die keine strenge Kausalität implizieren, keine Hinweise, die die Feststellung unterstützen, daß erhöhte Triglycerid-Konzentrationen zu einer Progredienz arteriosklerotischer Veränderungen in den Coronararterien führen. Die von uns erhobenen Daten weisen auch nicht darauf hin, daß die beobachtete Erhöhung in den Triglycerid-Konzentrationen auf Dauer von relevanten sekundären Abnahmen der HDL-Cholesterin-Konzentration begleitet sind.

Schließlich zeigen die Befunde, daß es unter der diuretischen Therapie (Hydrochlorothiazid in einer Dosis von 50 mg/Tag) zu keinen signifikanten Veränderungen in den Triglycerid- und Cholesterin-Konzentrationen sowie in den Lipoproteinfraktionen kommt. Inwieweit die geringen, nicht signifikanten Veränderungen im glykosylierten Hämoglobin eine prognostische Bedeutung haben und auf relevante Störungen im Glukose-Metabolismus unter diuretischer Therapie hinweisen, läßt sich aufgrund der Daten nicht sagen. Die im Gegensatz zu unseren Befunden von Ames und Mitarbeitern [17, 21] beobachtete geringe Zunahme der Cholesterin-Konzentration unter Diuretika könnte möglicherweise durch die von diesen Untersuchern angewandten höheren Hydrochlorothiazid- bzw. Chlorthalidon-Dosen erklärt werden.

Zusammenfassend erscheint es aufgrund der bisher vorliegenden Daten spekulativ anzunehmen, daß Beta-Blocker und Diuretika über die nachgewiesenen geringen Änderungen im Lipidstoffwechsel das atherogene Risiko erhöhen bzw. dem günstigen Effekt der Blutdrucknormalisierung bezüglich der Entwicklung einer Arteriosklerose relevant entgegenwirken oder ihn aufheben können. Insbesondere muß die Beteiligung der geringen Erhöhung der Serum-Triglycerid-Konzentration unter Beta-Blockade als Risikofaktor für arteriosklerotische Manifestationen wahrscheinlich als minimal bzw. nicht existent angesehen werden.

Literatur

1. McFate Smith W, Edlavitch SA, Krushat WM (1979) U.S. Public Health Service hospitals intervention trial in mild hypertension. In: Onesti G, Klimt CR (ed) Hypertension-determinants, complications and intervention. Grune and Straton, New York, p 381–399
2. Australian National Blood Pressure Study Management Committee. The Australian therapeutic trial in mild hypertension. (1980) Lancet 1:1261–1267
3. Hypertension Detection and Follow-up Program Cooperative Group. (1979) Five-year findings of the hypertension detection and follow-up program. (1) Reduction in mortality of persons with high blood pressure, including mild hypertension. (2) Mortality by race, sex and age. Jama 242:2562–2577
4. Helgeland A (1980) Treatment of mild hypertension: A five-year controlled drug trial. The Oslo study. Am J Med 69:725–732
5. Lowenstein J, Neusy AJ (1982) The biochemical effects of antihypertensive agents and the impact on atherosclerosis. J Cardiovasc Pharmacol 4 Suppl 2:262–264
6. Day JL, Simpson N, Metcalfe J et al (1979) Metabolic consequences of atenolol and propranolol in treatment of essential hypertension. Br Med J 1:77–80

7. Tanaka N, Sakaguchi S, Oshige K et al (1976) Effect of chronic administration of propranolol on lipoprotein composition. Metabolism 25:1071–1075
8. Kristensen BØ (1981) Effect of long-term treatment with beta-blocking drugs on plasma lipids and lipoproteins. Br Med J 283:191–192
9. Lehtonen A, Viikari J (1979) Long-term effect of sotalol on plasma lipids. Clin Sci 57:405s–407s
10. Bielmann P, Leduc G, Davignon J (1980) Bêta-bloquants sélectif (métoprolol) vs non-sélectif (propranolol) Effets comparés sur la composition des lipoprotéines plasmatiques et la pression sanguine. Union Med Can 109:1734–1740
11. Schauer I, Schauer U, Ruhling K et al (1980) The effect of propranolol treatment on total cholesterol, HDL cholesterol, triglycerides, postheparin lipolytic activity and lecithin: Cholesterol acyltransferase in hypertensive individuals. Artery 8:146–150
12. Leren P, Foss OP, Helgeland A et al (1981) Effects of pindolol and hydrochlorothiazide on blood lipids. The Oslo Study. Clin Trials J 18:254–261
13. Leren P, Helgeland A, Holme I, Foss OP, Hjermann I, Lund-Larsen PG (1980) Effect of propranolol and prazosin on blood lipids. The Oslo Study. Lancet II:4–6
14. England JDF, Simons LA, Gibson JC, et al (1980) The effect of metoprolol and atenolol on plasma high density lipoprotein levels in man. Clin Exp Pharmacol Physiol 7:329–333
15. Ballantyne D, Ballantyne FC, McMurdo (1981) Effect of slow oxprenolol and a combination of slow oxprenolol and cyclopenthiazide on plasma lipoproteins. Atherosclerosis 39:301–306
16. Eliasson K, Lis LE, Rössner S (1981) Serum lipoprotein changes during atenolol treatment of essential hypertension. Eur J Clin Pharmacol 20:335–338
17. Ames RP, Hill P (1976) Increase in serum-lipids during treatment of hypertension with chlorthalidone. Lancet 1:721–723
18. Gluck Z, Weidmann P, Mordasini R, et al (1979) Einfluß einer Diuretikatherapie auf die Serumlipoproteine: Ein unerwünschter Effekt? Schweiz Med Wochenschr 109:104–108
19. Goldman AI, Steele BW, Schnaper HW, et al (1980) Serum lipoprotein levels during chlorthalidone therapy. Jama 244:1691–1695
20. Joos C, Kewitz H, Reinhold-Kourniati D (1980) Effects of diuretics on plasma lipoproteins in healthy men. Eur J Clin Pharmacol 17:251–257
21. Ames RP, Hill P (1982) Improvement of glucose tolerance and lowering of glycohemoglobin and serum lipid concentrations after discontinuation of antihypertensive drug therapy. Circulation 65:899–904
22. Röschlau P, Bernt E, Gruber W (1974) Enzymatische Bestimmung des Gesamt-Cholesterin im Serum. Z Klin Chem Klin Biochem 12:403–407
23. Bucolo G, David H (1973) Quantitative determination of serum triglycerides by the use of enzymes. Clin Chem 19:476–482
24. Wieland H, Seidel D (1978) Fortschritte in der Analytik des Lipoproteinmusters. Innere Medizin 7:290–300
25. Myers LH, Phillips NR, Havel RJ (1976) Mathematical evaluation of methods for estimation of the concentration of the major lipid components of human serum lipoproteins. J Lab Clin Med 88:491–505
26. Schonfeld G, Bailey A, Steelman R (1978) Plasma apolipoproteins, A-I and A-II levels in hyperlipidemia. Lipids 13:951–959
27. Ames RP, Hill P (1978) Raised serum lipid concentrations during diuretic treatment of hypertension: a study of predictive indexes. Clin Sci Mol Med 55:311s–314s
28. Abraham CE, Huff TA, Cope ND, Wilson JB, Bransome ED, Huisman JHT (1978) Determination of the glycosylated hemoglobin (Hb A1) with a new microcolumn procedure. Diabetes 27:931
29. Day JL, Metcalfe J, Simpson CN (1982) Adrenergic mechanisms in control of plasma lipid concentrations. Br Med J 284:1145–1148
30. Eisenberg S, Patsch JR, Olivecrona T, Gotto AM (1978) Effects of lipolysis on human lipid density lipoproteins (HDL). Circulation 58:suppl abstract 47
31. Tall AR, Small DM (1978) Plasma high density lipoproteins. N Engl J Med 299:1232–1236

32. McGonigle RJS, Williams L, Murphy MJ, Parsans V (1981) Labetalol and lipids. Lancet I:163
33. Hulley SB, Rosenman RN, Bawol RD, et al (1980) Epidemiology as a guide to clinical decisions. The association between triglyceride and coronary heart disease. N Engl J Med 302:1383–1389
34. Böttcher CJF, Boelsma-van Houte E, Romeny-Wachter CC, Woodford FP, van Gent CM (1960) Lipid and fatty-acid composition of coronary and cerebral arteries at different stages of atherosclerosis. Lancet 2:1162–1166

Diskussion und Schlußwort

Assmann: In der Diskussion soll der eine Fragenkomplex mehr auf den biochemisch-laborchemischen Aspekt eingehen, der andere Teil mehr auf die klinischen Aspekte. Zunächst möchte ich fragen, ob Fragen hinsichtlich der Biochemie, hinsichtlich der Veränderung von Triglyceriden und HDL-Cholesterin vorliegen. Herr Professor Herbert hat Daten vorgestellt, die darauf hinweisen, daß es zu einer Veränderung der Relativkomposition von Lipoproteinen kommt bei einer Behandlung mit Betablockern. Das ist sehr bedeutsam. Es gibt eine ganze Reihe von Fragestellungen, wie korrekt und richtig kann man zum Beispiel Apolipoproteine bestimmen, soll man das grundsätzlich in klinische Studien einführen, oder wäre es besser, vielleicht sogar Enzyme mit einzuschließen?

Vetter: Wie erklärt man sich, daß man zum Beispiel bei den Diuretika kurzfristig Veränderungen sieht und die neuen Ergebnisse der HDFP-Studie über fünf Jahre keine Veränderungen zeigen?

Mordasini: Die kurzfristigen Studien sind in ihrer Mehrzahl relativ sauber gemacht, d. h. plazebokontrolliert, während bei allen Langzeitstudien eine ganz neue Kategorie von Problemen dazukommt, z. B. Patientenalter, Ernährungskontrolle, methodische Probleme, so daß die Beurteilung der unterschiedlichen Resultate Kurzzeitstudie/Langzeitstudie noch weiterer Abklärungen im Sinne von ganz sauber geführten, methodisch einheitlich strukturierten Langzeitstudien bedarf.

Assmann: Ich möchte Herrn Mordasini voll beistimmen. Es ist außerordentlich schwierig, eine Langzeitkonstanz im Laboratorium zu gewährleisten, selbst für einfache Parameter, wie z. B. HDL-Cholesterin. Im Falle der Apolipoproteine A I, A II fehlt heute komplett jede Standardisierung und die Daten von verschiedenen Arbeitsgruppen sind wegen unterschiedlicher Methodologie, unterschiedlichen Standards usw. nicht miteinander zu vergleichen. Beispielsweise hat sich bei der Bestimmung des HDL-Cholesterins vor wenigen Monaten eine Veränderung eingeschlichen derart, daß man neuerdings das Cholesterin zu 100 % erfaßt, während vormals das Cholesterin nur zu ca. 92–94 % bestimmt werden konnte. Das lag daran, daß das Enzym, die Cholesterinestherhydrolase, nicht komplett die in der Probe vorhandenen Cholesterinester spaltete. Wenn jemand über zwei Jahre lang HDL-Cholesterin mißt und das nicht mit exakt den gleichen Reagenzien durchführt, findet er nun höhere HDL-Cholesterinwerte im Vergleich zu den Werten, die er früher bestimmt hätte. Eine andere große Schwierigkeit, wenn es um die Triglyceride geht, ist die Frage, ob Triglyceride eben nur aus Nüchternplasma bestimmt werden sollen.

Herbert: Zunächst einmal glaube ich, daß Sie recht haben. Das ist eine alte Regel. Einer der Vorteile bei Untersuchungen bei einer extrem hohen Zahl von Probanden – so z. B. auch die Studie, an der wir beteiligt sind – besteht darin, daß solche Probleme wie z. B. Nüchternsein an Bedeutung verlieren. Die Stärke der Studie ist nämlich die hohe Probandenzahl und nicht der weniger relevante Sachverhalt, wann die Probanden untersucht werden. Bei unserer Untersuchung waren die Probanden nicht nüchtern. Die Messungen des Tagesprofils sind von größerer Relevanz, und die meisten Versuchspersonen sind tagsüber nicht nüchtern.

Holzgreve: Eine ganz probate Erklärung habe ich für den rückläufigen Trend der Serumlipidveränderungen nach langfristiger Gabe von Diuretika nicht. Aber ich bin nicht einverstanden mit dem Kommentar, den Herr Mordasini dazu gegeben hat, er hat eigentlich versucht, diese Daten in Zweifel zu ziehen. Das ist jedoch eine Frage einer gut angelegten Studie. Darüberhinaus muß man schlicht und einfach sagen, die Studien, die jetzt langfristig durchgeführt worden sind, zeigen übereinstimmend, daß nach einer längeren Frist tatsächlich die Serumlipidveränderungen unter den Diuretika rückläufig sind oder verschwinden.

Schettler: Ich möchte die Aussagen von Herrn Mordasini und von Herrn Herbert eigentlich bestätigen und ergänzen. Wir haben hier eine Reihe von Studien kennengelernt mit relativ kleinen Zahlen und kurzfristigen Zeiträumen. Gerade für die ist es sehr wichtig, in welchem Zustand die Probanden gewesen sind. Ich kann Ihnen viele Patienten vorweisen, die bei einer deutlichen Gewichtsreduktion einen enormen Abfall der Triglyceride zeigen. Das ist allgemein bekannt. Und wenn Sie die gleichzeitig unter Betablocker setzen, dann muß das absolut kein Betablockereffekt sein. Und dann spielt noch eine ganz große Rolle die Alkoholzufuhr, gerade mit Bezug auf die Triglyceride. Regelmäßig hohe Dosen Alkohol machen eben auch erhebliche Veränderungen der Triglyceride und wenn man Einzelergebnisse auswertet, muß man diese Dinge betrachten. Natürlich kommt das nicht bei den großen Studien, wie sie Herr Herbert zitiert hat, hier ins Spiel. Da haben sie durchaus eine saubere Statistik, auch durch eine gute Randomisierung haben sie diese Dinge ausgeschaltet. Ich meine, man müßte doch auch die „Compliance" des Einzelnen mitbedenken. Die Tatsache, daß jemand an einer Betablockerstudie beteiligt ist, besagt noch lange nicht, daß er nun wirklich in der „Compliance" vorbildlich ist. Unsere Patienten sind viel schwieriger als Versuchstiere, die kontrolliert sind. Und das sollte man eigentlich für den täglichen Gebrauch mit berücksichtigen, nicht so sehr für hochwissenschaftliche Untersuchungen. Ich werde darauf im klinischen Teil nochmal zurückkommen.

Krone: Gibt es Studien, die das Arterioskleroserisiko korrelieren, einmal zum Nüchtern- und einmal zum postprandialen Status der Lipide? Mir scheint der postprandiale Status auch wesentlich mehr dem zu entsprechen, was unser Gefäßsystem an Exposition von Lipiden zu erleiden hat. Denn wir befinden uns doch den größten Teil des 24-Stunden-Zyklus eigentlich eher postprandial als im völlig nüchternen Zustand.

Diskussion und Schlußwort 159

Assmann: Sie haben völlig recht mit Ihrem Kommentar. In der Tat würde aus der heutigen Sicht heraus Atherogenese in einem hohen Maße ein Problem der Postprandialphase sein, weil zum Beispiel das Lipoprotein β-VLDL, welches ich Ihnen vorstellte, im Nüchternplasma bei der überwiegenden Zahl der Patienten selbstverständlich nicht mehr vorhanden ist, aber durchaus in der Postprandialphase. Die Problematik jedoch resultiert daraus, daß interindividuell die Resorption von Fett aus dem Darm sehr verschieden ist, und Sie bei manchen Patienten sechs Stunden postprandial das Maximum der Hypertriglyceridämie finden und bei anderen Patienten erst sieben oder acht Stunden später. Mit anderen Worten, es ist bisher nicht gelungen, einen solchen Test in irgendeiner Form zu standardisieren. Es wäre durchaus wünschenswert, nach standardisierten Bedingungen zu suchen, die es erlauben, im Postprandialplasma atherogene Lipoproteine zu identifizieren und das mit und ohne Arzneimittel zu messen.

Schlierf: Ich möchte zwei Punkte kurz ansprechen, die gerade diskutiert werden. Zum einen steigen die Triglyceride nach einem üblichen Frühstück mit 20–30 g Fett kaum an, sie sind erst nach einem Mittag- und besonders dann nach einem Abendessen deutlich erhöht. Die Belastungstests bei Gesunden müssen 60–100 Gramm Fett enthalten, um einen Anstieg der Triglyceride zu zeigen. Insofern sind, wenn die Probanden vormittags kommen, solche Werte durchaus valide und werden ja dann durch die große Zahl noch weiter validiert. Zweitens zur Antwort auf die Frage von Herrn Vetter: ich glaube schon, daß die Beobachtungen zutreffen, daß in der Tat zum Beispiel unter Thiaziden die Triglyceride anfangs steigen und nach längerer Beobachtung abfallen. Es gibt auch andere Beispiele. So steigen unter einer kohlenhydratreichen Kost die Triglyceride und fallen unter derselben Kost nach Wochen bis Monaten ab, oder bei akuter Gewichtsreduktion bleibt das HDL niedrig und bei weiterer Gewichtsreduktion steigt es dann nach Monaten. Das sagt jetzt nichts über die Effekte, aber das Phänomen als solches ist sicher gültig und man muß sich bemühen, es pathophysiologisch zu deuten.

Assmann: Herr Lohmann, Sie haben in Ihrem Vortrag nachgewiesen, daß es kompensatorisch zu einer STH-induzierten Lipolyse kommt, die ihrerseits die VLDL-Biosynthese induziert, und folgerten, daß möglicherweise ein Teil der Hypertriglyceridämie auf eine Erhöhung der freien Fettsäuren (Übersynthese) zurückzuführen ist. Andere Sprecher kommen dagegen zu dem Schluß, daß die freien Fettsäuren im Plasma auch bei Langzeitmedikation von Betablockern niedrig sind und verlagerten das Problem mehr auf die Seite eines gestörten Katabolismus vom VLDL. Es wäre sicherlich interessant, das nun auseinanderzudividieren.

Lohmann: Ich will dazu gerne Stellung nehmen. Zunächst möchte ich jedoch noch eine Anmerkung zu dem methodischen Problem machen. Wir haben bei unseren Untersuchungen auch immer gesehen, daß die Triglyceride sehr labil sind und abhängig sind von der Nahrungsaufnahme bzw. Nahrungskarenz, aber auch von der Tageszeit und von der vorangegangenen körperlichen Aktivität. Und das trifft auch für die freien Fettsäuren zu. Das ist vielleicht schon eine erste Teilantwort zu Ihrer Frage, warum auch bezüglich der freien Fettsäuren unterschiedliche

Befunde existieren. Auffällig war aber, daß das HDL-Cholesterin weder abhing von der Nahrungsaufnahme, noch von der körperlichen Aktivität, noch von der Tageszeit. Es ist also offenbar eine sehr konstante und unbeeinflußbare Größe.

Jetzt zu der Frage Übersynthese oder veränderter Katabolismus. Ich habe das als eine Möglichkeit herausgestellt, wie die erhöhten VLDL und damit die Triglyceride erklärt werden können, ohne im einzelnen quantifizieren zu können, welcher Anteil der erhöhten Triglyceride über diesen Mechanismus oder über eine veränderte Lipoproteinlipaseaktivität geht. Diese Befunde der gesteigerten STH-Konzentration und damit vermehrten Katecholamin-unabhängigen Lipolyse existieren jedoch. Auch beim Fasten ist die Lipolyse ausschließlich katecholaminunabhängig reguliert. Nach 48 Stunden Nulldiät ist zum Beispiel durch eine Beta-Rezeptoren-Blockade die Lipolyseaktivität überhaupt nicht mehr, auch im akuten Versuch, zu beeinflussen. Dies spricht für einen biologischen Mechanismus, der chronisch bei adaptativen Vorgängen von Bedeutung ist. Aber die genaue Quantifizierung ist sicherlich zur Zeit nicht möglich.

Assmann: In der klinischen Medizin gibt es ein klassisches Beispiel, welches zeigt, wie unterschiedlich die Rolle der Triglyceride zu bewerten ist: Patienten mit familiärer Hypertriglyceridämie auf der einen Seite haben ein nahezu gleichgroßes Infarktrisiko wie die Durchschnittsbevölkerung. Patienten mit familiärer kombinierter Hyperlipidämie, bei denen die VLDL-Triglyceridspiegel ähnlich erhöht sind wie bei der familiären Hypertriglyceridämie befinden sich dagegen in einem sehr hohen Infarktrisiko. Wir gehen davon aus, daß ungefähr ein Fünftel unserer Bevölkerung, das einen Infarkt vor dem 60. Lebensjahr bekommt, eine solche familiäre kombinierte Hyperlipidämie haben. Hypertriglyceridämie ist nicht gleich Hypertriglyceridämie, sondern es kommt darauf an zu wissen, ob eine Übersynthese oder ein defekter Katabolismus vorliegt. Dies kann durch „Turn-over"-Untersuchungen abgeklärt werden. Das wäre sicherlich eine Empfehlung für die klinische Forschung, doch unbedingt solche Studien anzustellen bei Betablocker- und Diuretika-Therapie.

Mutschler: Wie sehen Sie die Aussagen von Herrn Cruickshank, nämlich daß eventuell die Beta-Rezeptorenblocker das Richtige tun, daß sie einfach die Aufnahme des Fettes oder auch die des Cholesterins in die Gefäßwand verhindern. Das würde dann ja sogar wieder günstig sein, wenn die Triglyceride ansteigen.

Assmann: Wie die Lipoproteine in die Gefäßwand aufgenommen werden, das weiß man natürlich nicht ganz genau. Ich glaube, daß das, was Herr Cruickshank andeutete, mehr im Rahmen der Arbeitshypothese zu sehen ist als im Rahmen von bekannten Versuchsergebnissen.

Schlierf: Ich möchte an eine ganz alte Untersuchung in der Mitte der fünfziger Jahre erinnern von Rutstein und Mitarbeiter, die als eine der ersten die Lipidaufnahme in Gefäßwandzellen untersucht haben, unter verschiedenen diätetischen Bedingungen und Lipoproteinkombinationen, und die besten Korrelationen zu den aktuellen Spiegeln der freien Fettsäuren fanden. Die Betablocker senken natürlich die freien Fettsäuren sehr deutlich.

Schettler: Nach neueren Untersuchungen ist eine Endothelläsion absolut nicht notwendig für das Eindringen der Fette, und Herr Assmann hat ein sehr gutes Beispiel zusammen mit Schäfer gezeigt, wie über die Mastzellen bei noch intakter Endothelschicht ein Umbau der subendothelialen Schichten, mit allen Folgeerscheinungen, stattfindet. Ich glaube also, daß schon jetzt geklärt ist, daß eine Läsion nicht zwangsläufig notwendig ist. Wir wissen nur noch nicht, wie die Betablocker hierbei eingreifen.

Cruickshank: Die von Dr. Herbert und Professor Wilhelmssen dargestellten Sachverhalte tauchen mit Sicherheit in der Postinfarkt-Periode auf. Die Beta-Blocker haben überwältigend positive Wirkungen gezeigt, obwohl es bisher noch keine langfristig angelegten Nachfolgeuntersuchungen über 10 oder 20 Jahre hinweg gibt. Alle uns bekannten Informationen in Bezug auf die Hypertonie, wie unzulänglich sie auch immer sein mögen, sprechen durchweg für die Betablocker. Es gibt keine Anzeichen über negative Auswirkungen. Langfristige Nachfolgeuntersuchungen sind allerdings erforderlich. Würde sich da nicht der Affe als Versuchstier eignen? Er würde wahrscheinlich ein ausgezeichnetes Modell abgeben, um praktisch über die Gesamtlebenszeit oder zumindest über die Hälfte der Lebenszeit dieses Tieres bei Verabreichung von Betablockern, evtl. auch von Diuretika oder Vasodilatantien, die Atherombildung in den Koronararterien zu beobachten.

Day: Ehe ich auf den Affen als Versuchsmodell eingehe, möchte ich noch etwas zur Methodik sagen. Ich glaube, daß wir große Gefahr laufen, Untersuchungen epidemiologischer Art und grundlegende Untersuchungen des Mechanismus durcheinander zu bringen. Ich bin nicht der Ansicht, daß die eine Untersuchung Antworten auf die Fragen der anderen liefern kann. Dabei beziehe ich mich vor allem auf Dr. Herberts Beitrag, in dem es zunächst um die Untersuchung der Überlebensresultate ging. Bei einigen dieser Daten traten deutliche Diskrepanzen auf, deren Ursachen höchstwahrscheinlich methodische Probleme sind. Bei einer Versuchsgruppe von Personen, die einen Myokardinfarkt überlebt hatten und in der Folgezeit mit keinerlei Medikamenten behandelt wurden, lagen die Triglyceridwerte bei Nüchternsein nach etwa zwei Wochen über dem Basalwert, um dann nach jeweils drei und sechs Monaten sukzessive erfolgreich abzusinken. Bei seinen Versuchspersonen steigen sie dagegen allem Anschein nach an. Das war doch nicht zu erwarten, nachdem sie sich von dem Stress und der Hypertriglyceridämie des Infarkts erholt hatten. Ich würde sagen, daß die Stichprobenerhebung in der Klinik und in der Folgezeit unterschiedlich war, wie auch er angenommen hat. Und aus diesem Grund kann die Untersuchung offensichtlich auch die Fragen nach dem Mechanismus nicht beantworten. Was die Triglycerid-Synthese betrifft, so meine ich, daß im wesentlichen der Umfang der freien Fettsäuren nicht wertmindernd wirkte und daher die Reduzierung freier Fettsäuren nach unserer Beobachtung die Triglycerid-Synthese wahrscheinlich nicht beeinflussen würde.

Um schließlich noch zu dem Vorschlag mit dem Affen zu kommen: Meine auf Diabetes spezialisierten Kollegen versuchen mich immer davon zu überzeugen, ebenso wie meine Patienten, Affennahrung zu mir zu nehmen. Aber ich glaube, Affen haben ganz andere Nahrungsprobleme.

Herbert: Ich glaube nicht, daß die Studie darauf ausgerichtet war, kurzfristig auftretende, vorübergehende Veränderungen des Triglyceridspiegels zu untersuchen. Ein Vergleich unserer Basalwerte für den Triglyceridspiegel mit denen nicht-hospitalisierter, nicht nüchterner Patienten zu einem späteren Zeitpunkt berührt überhaupt nicht die Frage, worin die Veränderungen vor dem Infarkt bestanden, da offenbar diätetische Faktoren einen weit größeren Einfluß auf den Triglyceridspiegel ausüben als kurzfristig auf das Cholesterin oder die HDL.

Assmann: Ich glaube, eine Reihe Ihrer Daten ist von großer Bedeutung. Die Rolle der Apolipoproteine als diagnostisches Instrument basiert häufig auf der Evaluierung der Daten von Postinfarkt-Patienten in kontrollierten Fallstudien. Sie haben dargestellt, daß es zwei Jahre dauert, bis sich das Apolipoprotein I nach einem Infarkt wieder normalisiert. Das könnte also im Fall von A2-, E- oder anderen Apolipoproteinen ganz anders aussehen. Auf der Grundlage Ihrer Erfahrungen meine ich, daß kontrollierte Fallstudien mit Postinfarkt-Patienten nicht zu Schlußfolgerungen über die Rolle von Apolipoproteinen führen dürfen, da sie sich von den Nichtlipid-Parametern zur Prognose kardiovaskulärer Erkrankungen unterscheiden.

Meine zweite Anmerkung gilt Ihrer Beobachtung, die Masse der HDL sei mehr oder weniger unverändert geblieben, was ganz unseren Erfahrungen entspricht. Die Konzentration von HDL-SP und HDL-SPM steigerte sich durch die Verabreichung selektiver Betablocker, dagegen blieb das HDL-Cholesterin in unserer Studie weitgehend konstant. Offenbar kann man also aus der Bestimmung einer einzigen Lipoprotein-Komponente keine Schlüsse ziehen. Würden Sie dieser Interpretation Ihrer Daten zustimmen, oder interpretieren Sie sie anders?

Herbert: Vielleicht kann man die Daten, wie sie uns zwei Jahre nach dem Infarkt zur Verfügung stehen, überhaupt nicht mehr interpretieren. Ein grundlegendes Ziel dieser Tagung besteht doch darin, zu entscheiden, ob eine Veränderung des HDL-Cholesterins, die nicht durch eine veränderte HDL-Apolipoproteinkonzentration zustande kam, überhaupt von klinischer Bedeutung ist. Es würde mich interessieren, wie die anderen Teilnehmer darüber denken.

Wilhelmsson: Es ist sehr interessant, was Sie über die Lipide nach dem Myokardinfarkt sagen, nämlich, daß man sich überhaupt nicht mehr auf sie verlassen kann. Das trifft vielleicht auf einen Teil zu, aber wir verfügen zumindest über einige Erfahrungen mit dem Gesamtcholesterin. Wir untersuchten im Rahmen einer Studie zur primären Prävention in Gotenburg etwa 12 000 Personen. Unsere bisherigen Erfahrungen haben gezeigt, daß das Gesamtcholesterin drei Monate nach dem Myokardinfarkt durchaus repräsentativ ist für die Werte vor dem Infarkt. Das ist vielleicht von Gruppe zu Gruppe unterschiedlich, aber ich glaube, daß Ihre Schlußfolgerungen bezüglich der Postinfarkt-Determinanten zu rigide sind.

Herbert: Ja, genau diese Erfahrungen haben wir auch gemacht, wenn Sie sich einmal die Kurve der infarktbezogenen Veränderungen 21 Tage nach dem Infarkt ansehen. Tatsächlich stimmten die Werte zu 90% mit denen überein, die sechs

Monate später gewonnen wurden. Und auch in der Zeit von sechs Monaten bis zu zwei Jahren danach traten fast keine Veränderungen ein.

Schwandt: Wir kommen methodisch ins Schleudern mit dem was bisher gesagt worden ist. Auf der einen Seite haben Sie, Herr Assmann, ziemlich deutlich gemacht, daß mit Messen von Triglyceriden, HDL-Cholesterin und Cholesterin es bei weitem nicht getan ist. Auf der anderen Seite sagen Sie uns jetzt gegenseitig, daß selbst diese Dinge sehr schwierig zu messen sind und bringen die freien Fettsäuren noch mit ins Spiel. Diese haben Halbwertszeiten von drei bis vier Minuten im Plasma, d. h. sie werden auch vom Nüchternzustand ganz entscheidend beeinflußt. Können wir einmal versuchen, einen Stufenplan zu machen, was denn sinnvoll, wichtig, meßbar und aussagefähig ist?

Vetter: Man sollte vielleicht noch weiter differenzieren. Es ist doch ein Unterschied, wenn wir schließlich auf ein kardiovaskuläres Risiko einzelner Faktoren, auch der Lipide und anderer hinaus wollen, ob ich eine normale Population, Hypertoniker oder Postinfarkt-Patienten untersuche.

Schwandt: HDL-2, -3 oder C zumindest ist ja sehr schwierig zu messen. Wie können wir mit den möglicherweise leichter meßbaren Apoproteinen A1 und A2 Hinweise auf die HDL-Verteilung bekommen?

Assmann: Damit kein falscher Eindruck entsteht, ich glaube nicht, daß mit einer Laboratoriumsdiagnostik, selbst wenn sie noch so „sophisticated" ist, direkte Schlüsse bezüglich des klinischen Risikos oder eines epidemiologischen Risikos gezogen werden können. Solche biochemisch orientierten Daten können nur einen Hinweis geben, in welcher Richtung man „clinical investigation" betreiben muß. Die Schlußfolgerungen von dem einen auf das andere sind sicherlich invalide und in keiner Weise hier beabsichtigt.

Menotti: Man sollte aufzeigen, in welchem Maße die Vorteile durch mögliche Risiken beeinträchtigt werden. Obwohl bisher sehr wenig darüber gesprochen wurde, daß Betablocker zur Erhöhung des Cholesterins beitragen könnten, möchte ich beispielsweise auf die Möglichkeit hinweisen, bei der präventiven Behandlung des Myokardinfarktes bei Hochdruckpatienten das Gesamtcholesterin als Bezugsgröße zu verwenden, da es einfach zu handhaben und tatsächlich prognostisch verwertbar ist. Wenn zum Beispiel der systolische Druck um etwa 5 mm Hg gesenkt werden kann, steht dem eine Erhöhung des Cholesterins um 10 mg entgegen. Wir könnten auch anders Lösungen versuchen und die gleiche Argumentation auf HDL oder Triglyceride übertragen, falls diese auch prognostisch bedeutsam sind.

Assmann: Wenn man prognostische Koeffizienten hat, aber das sind statistische Größen aus epidemiologischen Untersuchungen; als Arzt in der Praxis muß man ein Risiko individualisieren, und dabei nützen statistische Koeffizienten manchmal gar nichts. Damit möchte ich herausstellen, daß es zu den Herausforderungen unserer Zeit gehört, Risiken zu individualisieren. Eine Therapie auf der Basis von

Diskussion und Schlußwort

Cholesterin oder HDL-Cholesterin kann ziemlich risikoreich sein, da sie für manche Individuen überhaupt nicht zutrifft.

Aber an diesem Punkt verschiebt sich der Schwerpunkt mehr auf klinische Aspekte. Ich möchte Professor Schettler bitten, mit der Diskussion fortzufahren. Aber Herr Krone hat noch eine Frage.

Krone: Meine Frage berührt beide Bereiche. Wenn man den Daten glaubt, daß β_2-Rezeptoren wesentliche Effekte auf die Cholesterinbiosynthese in der Zelle haben, wenn LDL-Rezeptoren durch β_2-Rezeptoren beeinflußt werden, dann stellt sich von der Seite der Klinik oder der Biochemie die Frage nach der Indikation für nicht-selektive Blocker.

Assmann: An sich kann man die Frage an Sie zurückgeben. Aus den Studien die Sie durchführen, in denen Sie in polymorphkernigen Leukozyten den Cholesterinstoffwechsel messen, kann man keine direkten Rückschlüsse auf die „in vivo" Situation ziehen, wie Sie auch selber gesagt haben.

Krone: Das sehe ich auch so, aber wenn Sie nach Gabe von kardioselektiven oder nicht-selektiven Blockern Unterschiede in der Lipolyse messen, kann ich mir vorstellen, daß man jetzt für oder gegen einen kardioselektiven oder nicht-kardioselektiven Blocker eine Entscheidung treffen kann.

Vetter: Das biochemische Syndrom ist ein zweites Problem. Ein Epiphänomen durch Therapie. Bei der Behandlung der Hypertonie durch Betablocker muß man sich immer vergegenwärtigen, daß jeder Patient anders zu reagieren vermag. Wenn man also Patienten hat, die auf einen nicht-selektiven Blocker mit vertretbaren oder wenigen Nebenwirkungen und mit einer Drucknormalisierung reagieren, dann läßt man sie auf dieser Medikation. Das gilt ja jetzt nicht nur für Betablocker, sondern für alle Antihypertensiva.

König: Für mich bleibt die doch noch etwas bedrückende Frage mit der Überhöhung der Triglyceride, wie sie von einigen nachgewiesen worden war unter Betablocker-Therapie. Der Stellenwert der erhöhten Triglyceride in der Atherogenese ist ja offenbar nicht geklärt. Weiterhin an Sie, Prof. Schettler, die Frage nach der Viskosität, die ja auch ein Faktor ist, wenn auch sicher untergeordneter Bedeutung, hinsichtlich der Atherogenese. Die Viskosität wird ja durch die Betablocker eher etwas gesenkt. Ob das möglicherweise ein Faktor sein könnte, der die Überhöhung der Lipide letztlich in der Verhinderung des koronaren Risikos neutralisiert.

Schettler: Wir sind jetzt schon mitten in der klinischen Diskussion. Ich will zunächst einmal versuchen, das herauszuarbeiten, wo wir einen Konsensus erzielt haben.

Wir alle sind uns im klaren, daß die Betablocker als neue Wirkstoffgruppe gut und nützlich sind. Wir alle wissen, daß dies vor allem in der sekundären Prävention bei Patienten mit überstandenem Herzinfarkt der Fall ist, ebenso bei allen Folgen der Hochdruckkrankheit, wenngleich wir den Wirkungsmechanismus im

Einzelnen noch nicht kennen. Wir wissen, daß die Betablocker außerordentlich unterschiedliche Angriffspunkte haben, nicht nur beim Fettstoffwechsel, sondern auch bezgl. der Viskosität. Und an rheologischen Fragen kann man einfach nicht vorbeigehen. Ich möchte nun auf die Erfahrungen der schwedischen Kollegen eingehen, die ganz eindeutig gezeigt haben, daß die Betablocker in der Sekundärprävention der koronaren Herzkrankheiten sich absolut durchgesetzt haben und zwar eigentlich alle Arten von Betablockern. Aber hier beginnt schon der Dissens. Es gibt hier zwei Meinungen. Die einen sagen, alle Betablocker sind praktisch vom Wirkungsmechanismus und von der klinischen Wirkung identisch. Als Kliniker muß ich allerdings sagen, daß es zwischen den einzelnen Betablockergruppen enorme Unterschiede gibt, nicht nur bezüglich der Herzfrequenz, sondern auch mit Bezug auf die Wirkung auf die Herzkraft, auf die Entwicklung einer Herzinsuffizienz, auf die antihypertensive Wirkung und noch mehr auf die Nebenwirkungen. Das kam bei den Referaten von Herrn Stumpe, Herrn Vetter und Herrn Mordasini deutlich heraus. Zu dem Thema primäre und sekundäre Prävention der koronaren Herzkrankheiten sind in letzter Zeit drei internationale Statements erschienen: Das erste wurde 1982 von der WHO erstellt durch ein Expertenkommitee unter der Leitung von Hery Blackburn und Geoffrey Rose. Die zweite ist ein Statement der American-Health-Foundation, das vor wenigen Wochen erschien, über die Bedeutung der Lipide in der Entwicklung der Arteriosklerose bei Kindern, Jugendlichen und jungen Erwachsenen. Und das dritte Statement, zwei Jahre alt, ist das sogenannte Kronberg-Paper, von der Internationalen Society and Federation of Cardiology, mit dem Thema: sekundäre Prävention. Hierin sind die Betablocker speziell und unter anderen Risikokonstellationen angesprochen. Es wird darin gesagt, daß Hochdruck, Lipidveränderungen, rheologische Größen durch die Betablocker außerordentlich stark beeinflußt sind, und daß die Betablocker sich durchgesetzt haben in der sekundären Prävention der koronaren Herzkrankheiten, auch wenn wir im einzelnen noch nicht wissen, wie sie wirken. In diesem Statement wird bereits die Frage, die wir uns hier gestellt haben, dahingehend beantwortet, daß die möglichen Nebenwirkungen auf dem Lipidsektor nicht die günstigen Wirkungen des kardioprotektiven oder hochdruckprotektiven Effektes der Betablocker aufhalten oder auslöschen können. Dieses Statement möchte ich ebenfalls zur Diskussion stellen.

Ich möchte Sie auffordern, zu einem weiteren Punkt zu diskutieren. Es wird in dem Kronberg-Paper über die sekundäre Prävention festgestellt, daß auch die Diuretika einen festen Platz haben, daß aber da die Nebenwirkungen auf dem Lipidsektor doch offenbar distinkter sind, und es wird ferner gesagt, daß es enorm wichtig ist, auf den Gesamtstoffwechsel einzugehen: a: Differenzierung der Lipide. b: Stoffwechselsituation, Stichwort Diabetes, Prä-Diabetes, gestörte Glukosetoleranz. Ich glaube, daß diese letzten drei Punkte für die Triglyceride und auch für die Beeinflussung durch Betablocker diskutiert werden müßten. Etwas, worauf unsere britischen Kollegen immer großen Wert legen, möchte ich hier noch herausstellen, nämlich die enormen Unterschiede der genetischen Gegebenheiten, gerade auf dem Gebiet der Hyperlipidämie. Herr Assmann hat das mit anderen Worten gesagt, da das Syndrom der Hyperlipidämie sehr vieldeutig ist und nicht zwangsläufig ein atherogenes Risiko beinhaltet. Aber wenn Sie nun eine Unterklasse der familiären Hyperlipidämie betrachten wie die Masse der Typ 2- und der

166 Diskussion und Schlußwort

Typ 4-Hyperlipoproteinämien, spielen die genetischen Verhältnisse auch hinsichtlich des Risikos eine ganz enorme Rolle. Das ist ein weiterer Punkt, den ich zur Diskussion stellen möchte.

Ich habe aus diesem Symposium eigentlich mitgenommen, daß zwar Bewegungen auf dem Gebiete der Lipide, der Triglyceride usw. unter Betablockern vorkommen, daß die Veränderungen vorwiegend die Triglyceride betreffen und weniger sicher andere Lipoproteinklassen. Ferner, daß die Triglyceridveränderungen, die VLDL-Veränderungen via IDL doch auch atherogen sind, daß aber für den Kliniker und für den Praktiker diese Bewegungen doch vorwiegend in den ersten Phasen der Therapie liegen, und daß sie sich dann wieder im allgemeinen adaptieren. Die Abwägung des Risikos kann bei protektiver Wirkung vernachlässigt werden. Das ist meine persönliche Meinung, die ich hier aus den Expertengesprächen mitgenommen habe, aber ich würde diese Dinge auch einmal zur Diskussion stellen.

Wir wollen nicht besprechen, wie man die Lipide tanzen läßt, sondern wir wollen wissen, was das für die Praxis und für die Empfehlung einzelner Betablocker in der Langzeittherapie bedeutet. Ich möchte also die erste Frage stellen: Gibt es Zweifel an dem „benefit" der Betablocker in der sekundären Prävention oder vielleicht auch in der primären Prävention? Für mich ist diese Stoffklasse einfach positiv und akzeptiert.

Wilhelmsson: Wenn wir über sekundäre Prävention im allgemeinen oder auch die primäre Prävention diskutieren, über Hypertonie, den überstandenen Myokardinfarkt oder Lipide, so stellt sich uns das Problem der sog. Überbehandlung. Ausgehend z. B. von einer Therapie des Myokardinfarkts über fünf Jahre hinweg, treten bei einer nicht behandelten Personengruppe bei 55% Todesfälle oder Zweitinfarkte auf. Bei einem hundertprozentig wirksamen Medikament würden wir also bei 45% überbehandeln – aber ich bezweifle, daß jemand von Ihnen ein solches Medikament kennt. Eine fünfzigprozentige Wirkung ist ausgezeichnet, kein Medikament konnte eine derart gute Wirkung erzielen. Betablocker waren zu 25% wirksam. Das heißt, daß wir bei einer Zahl von 100 Patienten 90 überbehandeln. Bei jedem Medikament mit einem so niedrigen Wirkungsgrad stehen wir vor dem großen Problem der Überbehandlung. Ich glaube, wir sollten deswegen nur die Lipidstörungen oder andere Nebenwirkungen diskutieren. Vielleicht besteht für uns die wichtigste Aufgabe darin, bei jeder Art von Krankheit den richtigen Patienten für die richtige Behandlung auszuwählen.

Schettler: Natürlich müssen Sie bei der Auswahl des Patienten auch den Zustand des Myokards beachten. Sie können nicht sagen, der hat ein wunderbares Risiko, weil die Lipide gesenkt worden sind, wenn die Myokardfunktion bereits schwerst beeinträchtigt ist.

Day: Meiner Ansicht nach bestehen an den Vorteilen der Betablocker keine Zweifel. Ich möchte nur auf die australische Studie über den milden Bluthochdruck hinweisen, bei der die mit Placebo behandelte Gruppe, deren Blutdruck sich normalisierte, etwas besser abschnitt als die Gruppe, bei der der Blutdruck durch Medikamente wieder normalisiert werden konnte. Auch wenn man annimmt, daß das Medikament eine Nebenwirkung hatte, so wurde diese durch den Erfolg bei weitem ausgeglichen. Ich glaube, wir sollten uns klar darüber sein, daß individuell Patienten durch die deutliche Erhöhung der Lipide gefährdet sind, und wir die Werte vielleicht messen sollten. Und wenn wir bei einigen Patienten deutliche Steigerungen der Triglyceridwerte und eine auffallende Senkung des HDL-Cholesterins feststellen, könnte eine alternative Therapie erwogen werden.

Was andere Medikamente betrifft, so sollte man ihre Wirkungsweise aufzeigen können, nicht bezüglich einer Erhöhung oder Senkung der Lipide, sondern gemessen an den Todesfällen oder Infarkten. Tatsächlich können wir viele individuelle Fälle von Überbehandlung wegen sog. Hyperlipidämie vermeiden, wenn wir uns klar machen, daß diese Symptome aufgrund der Behandlung mit Betablockern auftreten, was oft die einzige Ursache für diese Erscheinung ist.

Schlierf: Meiner Ansicht nach hat Dr. Wilhelmsson eindeutig belegt, warum die Hyperlipidämie durch Betablocker ungefährlich ist.

Lang: Als Epidemiologe sehe ich nur einen Grund zur Besorgnis, der meiner Meinung nach im Rahmen dieses hervorragenden klinischen Expertengremiums nicht verschwiegen werden sollte: Wir bezogen uns während dieser Tagung meist auf die wirklich hochdruckkranken Patienten, die einer streng medikamentösen Behandlung bedürfen, und auf Patienten mit überstandenem Myokardinfarkt, bei denen durch die Behandlung eindeutig Leben gerettet werden können. Wir sollten aber von diesen Fällen einmal absehen und uns überlegen, wie die Ergebnisse dieser hochinteressanten Tagung wohl nach einem Jahr interpretiert werden, daß nämlich die Hochdruckbehandlung mit Betablockern positiv bewertet und mögliche schädliche Nebenwirkungen infolge der Erhöhung der Lipide außer acht gelassen werden. Damit soll nicht gesagt werden, daß sie schwerwiegend sind. Ich meine nur, daß die Angelegenheit einen ganz anderen Stellenwert erhält, wenn es um die milde Hypertonie geht, bei der nicht einmal die Notwendigkeit einer medikamentösen Behandlung erwiesen ist bzw. um andere Erscheinungen, die nicht so erheblich sind wie ein Myokardinfarkt. Außerdem sollte man darauf hinweisen, daß die hier von uns erzielten Übereinstimmungen nur auf diese eine, genau abgegrenzte Kategorie von Patienten zutrifft.

Vetter: In der Frage der Behandlung der Hypertonie sollte man natürlich auch die unspezifischen Maßnahmen, die wir hier gar nicht erwähnt haben, anführen, wie diätetische Möglichkeiten, Gewichtsabnahme und körperliche Betätigung. Ich glaube, man muß gerade bei der milden Hypertonie diese Dinge anwenden. Der erste Schritt ist immer die unspezifische Behandlung und dann erst die medikamentöse, es sei denn, es ist eine ganz schwere Hypertonie; auf diesen Konsens sollte man sich einigen.

Rost: Aber das ist ja das, was die wissenschaftliche Welt und die praktische medizinische Welt z. Z. beschäftigt, die milde Hypertoniestudie und die MRFIT-Studie mit ihren „misinterpretations" und „faulty results". Die Bemerkung von Herrn Vetter gibt mir Anlaß jetzt über die körperliche Belastung des Patienten unter Betablockern etwas zu sagen, weil ja sehr viele unserer Patienten, die sich körperlich belasten, Betablocker erhalten. Wir haben ja praktisch die gleiche Indikationsstellung für den Hypertoniker, den Koronarkranken, den Patienten mit hyperkinetischem Herzsyndrom, für Betablocker im Sport. Hier stellt sich die Frage nicht nur des Entweder/Oder, wie es eben für den milden Hypertoniker angeklungen ist, sondern die Frage, kann und soll der Patient unter Betablocker Sport treiben. Zum einen ist im kardiologischen Bereich die Wirkung des Betablockers und die des Trainings ähnlich, nämlich eine Ökonomisierung des Herz-Kreislauf-Geschehens. Betablocker erhöhen jedoch die Triglyzeride und senken das HDL, beim Sport ist es umgekehrt. Vielleicht sollten wir uns die Frage stellen, ob wir unseren Betablocker-behandelten Patienten nicht empfehlen sollten, diesem Risiko gewissermaßen davonzulaufen. Ich kenne leider bisher noch keine kontrollierten Studien, in denen die Triglyceride unter Training und unter Betablocker verfolgt worden sind. Die andere Frage ist allerdings, ob er diesem Risiko davonlaufen kann, und wieweit er dabei kommt. Wir wissen, daß die Betablocker in die Energiefreisetzung eingreifen. Die Senkung der freien Fettsäuren ist unter körperlicher Belastung ganz drastisch, und dieses Argument wird u. a. dazu benutzt, bei der Auswahl des geeigneten Betablockers den kardioselektiven Blocker zu empfehlen. Die Glykogenreserven werden ja vorwiegend über β_2-Stimulatoren freigesetzt, und dabei würde es sich zumindest theoretisch empfehlen, kardioselektive Blocker zu geben. Wir haben dieses Problem ausführlich untersucht (unveröffentlichte Daten). Wir haben sehr unterschiedliche Betablocker verwendet und haben dabei auch ein Problem berücksichtigt, welches heute zu wenig angesprochen wurde, die Dosisabhängigkeit. Dabei haben wir gesehen, daß innerhalb einer Stunde Training mit 50% der Maximalbelastung – was ein Patient, der sich körperlich belastet, eigentlich nie erreicht – kein Unterschied besteht zwischen dem kardioselektiven Blocker und dem nicht-selektiven Blocker. Bei beiden kommt es nicht zu einer klinisch gefährlichen Hypoglykämie. Es gibt schwedische Untersuchungen, welche zeigen, daß es nach 1 h unter den nicht-selektiven Blockern zu einem vorzeitigen Zusammenbruch des Kohlenhydratstoffwechsels kommt. Der Patient, der z. B. Marathon läuft und wegen einer Hypertonie mit Betablockern behandelt wird, dem sollten wir vielleicht wirklich kardioselektive Blocker geben, falls wir ihm überhaupt einen Marathonlauf empfehlen. Auf der anderen Seite mag es Sondergruppen geben, und wir haben hier speziell den Diabetiker untersucht und gesehen, daß unter körperlicher Belastung die Patienten unter dem nicht-selektiven, nicht aber unter dem kardioselektiven Blocker in die Hypoglykämie kamen.

Schettler: Dieser Punkt war sicher wichtig, hier diskutiert zu werden. Es ist nur die Frage, ob Sie einem Leistungssportler Betablocker zumuten wollen oder nicht. Ich kann mir schlecht einen Marathonläufer vorstellen, der unter Dauertherapie mit Betablockern steht.

Cruickshank: Ich glaube, wenn jemand milden Bluthochdruck hat, kann er durchaus Marathonrennen laufen, wenn er jung ist, und trotzdem Betablocker einnehmen. Wir haben aus Schweden und nun auch aus Amerika von der Gruppe Professor Shands bestätigt bekommen, daß bei regelmäßiger sportlicher Betätigung, wie z.B. Jogging, ein selektiver Betablocker eine positivere Wirkung erzielt, weil die Toleranz hinsichtlich der körperlichen Belastbarkeit viel weniger beeinträchtigt wird als bei nicht-selektiven Betablockern. Darauf hat auch Karlsson aus Schweden hingewiesen. In der Biochemie, z. B. beim niedrigen Blutzukker, bestehen eindeutige Unterschiede zwischen selektiven und nicht-selektiven Betablockern. Auch in bezug auf die Lebensqualität glaube ich, daß ein selektiver Beta$_1$-Blocker empfehlenswert ist, vorausgesetzt man hält die Dosis niedrig und die Wahl des Betablockers ist auf den Patienten nach dem Infarkt abgestimmt. Aus allen diesen Daten, die von den Professoren Wilhelmsson, Karlsson und anderen ermittelt wurden, läßt sich schließen, daß die wichtige Eigenschaft in der Beta$_1$-Blockade zu sehen ist.

Ein anderer wichtiger Aspekt in diesem Zusammenhang, der noch nicht seiner Bedeutung gemäß diskutiert worden ist, sind die ISA-Betablocker wie z. B. Pindolol, die sich zweifellos nur sehr wenig auf den Triglycerid- und Lipoproteinspiegel auswirken. Was geschieht nun aber, wenn diese Medikamente dem Patienten nach dem Infarkt verabreicht werden? Summiert man alle Untersuchungen der Postinfarkt-Periode und separiert die ISA- und Nicht-ISA-Medikamente, dann ist festzustellen, daß selektive Beta$_1$-Blocker und nicht-selektive Blocker ohne ISA die Mortalität um etwa 25% verringern. Die ISA-Medikamente haben entweder gar keine Wirkung oder sie verringern die Mortalität um 5 oder 8%. Die letzte Pindolol-Studie, die noch nicht veröffentlicht ist, verzeichnet keine Wirksamkeit dieses Betablockers in der Postinfarkt-Periode. Betablocker ist also nicht gleich Betablocker.

Schettler: Ich glaube, alle in dieser Runde sind sich darüber einig, daß es verschiedene Gruppen von Betablockern mit unterschiedlicher Wirkung gibt.

Rössner: Es wurde erwähnt, daß als allgemeiner Aspekt bei der Behandlung des Bluthochdrucks auch das Körpergewicht berücksichtigt werden muß. Wenn wir bei mildem Hochdruck die Gewichtsabnahme als primäre Behandlungsform vertreten, müssen wir berücksichtigen, daß es sich dabei um eine nur temporäre Maßnahme handeln könnte, da die Patienten möglicherweise wieder zunehmen, sobald der Kontakt mit dem Programm unterbrochen ist. Andererseits haben Untersuchungen gezeigt, daß ein Gewichtsverlust von zehn Kilogramm zu einer weitgehenden Normalisierung des Blutdrucks führen kann. Untersuchungen der israelischen Gruppe zeigten auch, daß diese Blutdrucknormalisierung ziemlich lange anhalten kann. Bei der Diskussion allgemeiner Maßnahmen gegen Bluthochdruck sollte man also, ehe eine Behandlung mit Betablockern eingeleitet wird, die Reduzierung des Körpergewichts als Instrument zur Blutdrucksenkung anstreben. Dabei sollte jedoch darauf geachtet werden, daß es sich nicht nur um einen vorübergehenden Gewichtsverlust handelt.

Vetter: Man sollte eine Gewichtsabnahme in jedem Fall versuchen, da doch ein gewisser Prozentsatz von Patienten sehr positiv darauf antwortet und auch permanent eine Gewichtsreduktion aufweist.

Mordasini: Muß man bei Leuten, die mit Betablockern behandelt werden, nun Lipide kontrollieren oder nicht? Wenn ja, wie oft muß man das tun, wie behandelt man eine Betablocker-induzierte Dyslipoproteinämie, behandelt man sie überhaupt?

Mutschler: Ich denke eben, man sollte wirklich in diesen Fällen differenzieren. Wenn er unter Betablocker-Behandlung innerhalb 4 Wochen wieder völlig normal wird, dann kann man das vernachlässigen. Außerhalb der Norm sich entwikkelnde Lipidämien muß man in jedem Falle mit Mitteln, die uns heute an die Hand gegeben sind, behandeln.

Der Aspekt der Dosis ist aus meiner Sicht noch ganz zu kurz gekommen. In Studien wird mit 50 mg Hydrochlorothiazid pro Tag dosiert oder mit 100 mg Chlortalidon. Ich glaube, das ist schlichtweg überdosiert. Wir wissen heute, daß man mit 12,5 mg Hydrochlorothiazid pro Tag die gleiche Blutdrucksenkung bekommt wie mit 25 mg oder mit 50 mg. Durch diese hohen Dosierungen nimmt die Inzidenz von „side-effects" zu. Auch die Betablocker hat man sicher lange Zeit überdosiert. Ich bin der festen Überzeugung, und das zeigen entsprechende Studien, daß man mit 50 mg Atenolol fast den gleichen Effekt bekommt wie mit 100 mg. Wenn man dann noch mehr braucht, auf 200 mg geht, sollte man sich überlegen, ob man da nicht besser eine 2. Substanz, beispielsweise ein Diuretikum in niedriger Dosierung dazunimmt und dann durch die beiden niedrig dosierten Antihypertensiva mit viel weniger „side-effects" den gleichen Erfolg erzielt. Das gleiche gilt natürlich auch für andere Medikamente. Auch wenn Sie Chinidin und Derivate oder Disopyramid geben, brauchen Sie viel weniger an Betablockern, um einen vergleichbaren Effekt zu erzielen.

Borchard: Die Dosis ist sehr entscheidend, denn wir wissen ja, daß die verschiedenen Betarezeptorenblocker ganz unterschiedliche Affinitäten, auch interindividuell, für die verschiedenen Betarezeptoren zeigen. Man sollte die Dosisabhängigkeit der Wirkung auf die Lipide untersuchen. Möglicherweise könnte man hier eine Betarezeptoren-Schwellendosis finden, die die Lipide nicht verändert, aber trotzdem einen deutlichen therapeutischen Effekt erzielt.

Kather: Ich möchte zu der Therapiebedürftigkeit Betablocker-induzierter Liderhöhungen Stellung nehmen. Ich halte es nicht für sinnvoll, dann noch ein 2. Medikament hinzuzutun. Wir haben ja eine ganz breite Palette antihypertensiv wirksamer Substanzen. Und es ist die Frage, ob es dann nicht sinnvoll ist, beispielsweise Prazosin zu nehmen. Hier die medikamentöse Therapie auszuweiten, noch ein Medikament und noch ein Medikament, das halte ich für wenig sinnvoll.

Schettler: Das ist aber das Prinzip des „step care", das sich in vielen Bereichen bewährt hat.

Holzgreve: Zur Frage, wie die Diuretika und die Betablocker in der antihypertensiven Langzeittherapie gegenseitig zu bewerten sind, möchte ich zwei Anmerkungen machen. Das erste: Mir ist aufgefallen, daß in den letzten Jahren eigentlich die Diuretika aufgrund ihrer Lipidstoffwechselveränderungen, aber auch der anderen Veränderungen, in Mißkredit gekommen sind. Mit fällt auf, wenn heute plötzlich die erhöhten Triglyceridwerte als positives Faktum hingestellt werden, daß die Betarezeptorenblocker den Zelleintritt verhindern.

Das zweite: Ich glaube, daß die Frage „Diuretika und Betablocker" durch die Studien, die ich genannt habe, entschieden werden müßte. Nach meinem Urteil werden diese Studien jedoch kein entscheidendes Ergebnis bringen. Wir haben von Herrn Bühler gehört, daß die IPPPSHP-Studie zum Ende d. J. planmäßig abgebrochen wird, wenn in den letzten Monaten kein signifikanter Unterschied zwischen Diuretika- und Betablocker-behandelten Patienten herauskommt. Im MRC-Trial sind, nach den letzten Informationen, bereits 5000 Patienten in jeder Gruppe mit Diuretika bzw. Betablockern behandelt worden. Insgesamt sind dies 20 000 Patientenjahre, und ich finde es schon bemerkenswert, daß, da kein statistisch signifikanter Unterschied herauskommt, kein Abbruch aus ethischen Gründen erfolgt ist. Das gleiche trifft auch für unsere HAPPHY-Studie zu, die ja mittlerweile auch schon ihre 10 000 Patientenjahre hat. Ich fürchte also sehr, daß die bluthochdrucksenkende Wirkung, sowohl der Diuretika als auch der Betablocker, ganz eminent positiv zu beurteilen ist und stärker wiegt als die eventuellen ungünstigen hormonalen, endokrinen und metabolischen Veränderungen.

Weber: Ich bezweifle, daß 3 bestimmte Punkte in den Studien optimal gelöst worden sind. Erstens einmal sind fixe Dosen verwendet worden im Vergleich der Betablocker untereinander. Eigentlich müßten die vorher individuell ausgetestet werden, um zu sagen, der eine Betablocker macht das und der andere macht jenes. Der 2. Punkt ist die statistische Auswertung, hier fehlt eine Korrektur für die wiederholte Signifikanzmessung. Ich bezweifle, daß viele dieser signifikanten Unterschiede tatsächlich statistische Signifikanzen sind. Und das dritte, daß die Compliance nicht ausreichend in den Studien berücksichtigt worden ist.

Lang: Ich glaube, was Herr Holzgreve gesagt hat, war sehr wichtig, aber ich habe seine Schlußfolgerung nicht so ganz verstanden. Die 3 Studien haben bisher ihre Resultate gemeldet, weil sie keine signifikanten Ergebnisse mit der Hauptzielsetzung gehabt haben, weder in der „mild hypertension study" noch in den 3 anderen. Ich verstehe nicht, wie man daraus den Rückschluß ziehen kann, daß die Nebenwirkungen unwichtig sind, wenn die Hauptwirkungen nicht bewiesen waren.

Holzgreve: Die bisherigen Hypertonie-Interventionsstudien 5 und 6 wurden mit Diuretika durchgeführt und haben einen deutlichen Erfolgsnachweis gezeigt. Die drei laufenden Studien sind initiiert worden, weil man von der Hypothese ausging, daß die Betarezeptorenblocker sich den Diuretika noch überlegen erweisen. Dies scheint möglicherweise nicht geprüft oder bestätigt werden zu können.

Schettler: Ich bin ein Individualist und sehe mir den einzelnen Patienten an und sehe, daß bei einzelnen Patienten die Betablocker hinsichtlich der unerwünschten Wirkungen und der therapeutischen Wirkungen den Diuretika ganz eindeutig überlegen sind. Ich bin 40 Jahre Arzt, für mich gibt es keinen Zweifel, daß die Betablocker einen eminenten Erfolg auch gegenüber den Diuretika darstellen. Aber das ist eine persönliche Meinung.

König: Anknüpfend an die Diskussionsbemerkung von Herrn Kather habe ich die Sorge bekommen, daß wir vielleicht doch das biochemische Syndrom der Hypertriglyzeridämie unter Betablockern überbewerten. Es fehlt für mich, und das kam ja wohl aus allen Beiträgen heraus, auch letztlich der Beweis, daß damit wirklich ein atherogener Faktor induziert wird. Die Konsequenz für die Praxis wäre natürlich sehr ungünstig, wenn wir dann mit der Betablocker-Therapie eine regelmäßige Überprüfung des Lipidstatus empfehlen müßten. Ich glaube, man kann mit solchen Äußerungen, die nach draußen dringen, gar nicht vorsichtig genug sein. Denn so etwas würde sofort alle kostenbegrenzenden Maßnahmen auf den Plan rufen, und wenn wir das fordern würden, ginge das sicher zu weit.

Der zweite Punkt, der letztlich nicht ganz geklärt wurde, ist, was an Lipiden eben außer HDL, Gesamtcholesterin und Triglyceriden überhaupt bestimmt werden muß und kann in einem peripheren Krankenhauslabor oder auch in einer normalen Laboreinrichtung.

Schettler: Die Dinge werden sehr kompliziert, wenn wir jetzt in die ganzen biochemischen Details gehen, und wir werden in der Praxis damit nichts anfangen können, weil sie zu kompliziert und zu weitschweifig sind. Wir können nicht voraussagen, wie der einzelne auf den Betablocker reagiert. Ich als Kliniker bestimme bei jedem Patienten, auch beim Hypertoniker, den Lipidstatus. Ich bestimme LDL, Gesamtcholesterin und die Triglyceride. Wenn es unter der Therapie innerhalb von bis zu einem Vierteljahr wirklich zu einer signifikanten Veränderung der Lipide kommt, dann muß ich schauen, ob das eine medikamenteninduzierte Wirkung ist. Und ich muß für diesen Patienten entscheiden, ob ich diese Therapie weitermache. Ich bin jedoch gegen einen sturen Schematismus, wo ich z. B. sage, alle meine Patienten in meiner Praxis werden gemäß der MRFIT-Studie behandelt. Ich meine, wir sollten uns wirklich auf die individuelle Patientenbetreuung beziehen.

Vetter: Kann man das nicht nochmal pointiert sagen? Das allgemeine Risiko ist nicht abschätzbar unter Betablockade. Aber das individuelle Risiko, auch abhängig von den Ausgangswerten, die ja in jedem Falle gemacht werden sollten, bestimmt die Art der Eingangstherapie.

Schettler: Richtig. Aber ich meine, daß doch die Abwägung von Nutzen und Schaden derzeit bei den Betablockern eindeutig zum Nutzen interpretiert werden muß.

Herbert: Versuche haben die positive Wirkung von Betablockern erwiesen, und wenn man derzeit auf der Basis epidemiologischer bzw. klinischer Resultate das Risiko einer leichten Lipidabnormalität gegen den Einsatz von Betablockern abwägen müßte, so sollte die Entscheidung nach meiner Überzeugung eindeutig für die Betablocker getroffen werden.

Menotti: Diese Position würde ich prinzipiell auch vertreten, da die leichte Triglyceridzunahme offenbar nie ein anderes Risiko impliziert hat.

Schettler: Dr. Lang, stimmen Sie dem zu?

Lang: Ja, in bezug auf die Behandlung des Patienten nach dem Myokardinfarkt und des schwer hochdruckkranken Patienten stimme ich dieser Position zu.

Stumpe: Ich halte es für sehr spekulativ, diesen geringfügigen Veränderungen der Triglyceride bei der Behandlung des Hochdrucks mit Betablockern einen Stellenwert als Risikofaktoren einzuräumen. Wir sollten sie nicht aus den Augen verlieren, aber momentan unsere Patienten mit Betablockern behandeln und die geringen Lipidveränderungen vernachlässigen.

Mörl: Ich würde sagen, daß man zu dem jetzigen Zeitpunkt praktisch diese biochemischen Veränderungen klinisch vernachlässigen kann, wenn man sie beobachtet. Nur in besonderen Fällen, bei einer diabetischen Stoffwechsellage oder bei einer vorbestehenden Hyperlipoproteinämie würde ich ein anderes Medikament vorziehen.

Day: Ich stimme Dr. Herbert zu. Ich würde jedoch die Lipide nach drei oder sechs Monaten kontrollieren; wenn dann keine Veränderungen feststellbar sind, dann haben Sie wahrscheinlich recht.

Schwandt: Jedes Medikament bedeutet Nutzen, aber auch potentielles Risiko, und dieses haben wir zu beachten.

Lohmann: Für mich steht der therapeutische Nutzen der Betarezeptorenblocker bei den klassischen kardiovaskulären Indikationen außer Zweifel. Die Lipidveränderungen sind zunächst nur biochemische Befunde mit nur ungewisser klinischer Dignität. Die Konsequenz sollte aber sein, vor einer Therapie den Lipidstatus zu bestimmen und unter Therapie zu beobachten und ggf., vor allem durch allgemeine Maßnahmen, Bewegungssport und Nikotinabstinenz zu reagieren.

Holzgreve: Ich habe am hohen Stellenwert der Betablocker in der Sekundärprophylaxe nach akutem Myokardinfarkt keinen Zweifel. Ich vermag aber in der antihypertensiven Langzeittherapie mich nicht festzulegen, ob die Diuretika oder die Betablocker besser sind.

Cruickshank: Die Vorteile der Betablocker überwiegen jegliche theoretischen Probleme infolge biochemischer Veränderungen.

Rost: Herr Lohmann hat meinen Punkt schon unterstrichen.

Vetter: Man muß sich bei einer Therapie im Einzelfall festlegen, was man gibt, das ist im Individualfall von vielen Dingen abhängig. Und je nach Konstellation würde ich die Therapie ansetzen und mit möglichst niederen Dosierungen anfangen.

Kather: Ich glaube, bei der Sekundärprävention und bei schwereren Hypertonien ist der Wert der Betablocker unumstritten. Das Problem ist die milde Hypertension. Ich glaube, man kann z.Z. nicht absehen, wie hier der Nutzen oder der Stellenwert ist.

Diskussion und Schlußwort

Mutschler: Ich glaube, daß die Betablocker einen ganz entscheidenden Fortschritt in der Behandlung der kardiovaskulären Erkrankungen gebracht haben und daß an diesem Stellenwert eigentlich nicht mehr zu zweifeln ist.

Schettler: Dann möchte ich vom klinischen Standpunkt aus hier eine Schlußbemerkung machen. Wir haben ein Problem diskutiert, das sich als sehr simpel dargestellt hat, und das sich bei der Einzeldiskussion als sehr komplex herausgestellt hat. Wir müssen daran weiterarbeiten, die Bedeutung dieser Bewegungen, aber auch der einzelnen Konstellationen herauszufinden und abzuwägen, die Kosten, den Nutzen und die „side effects". Deswegen glaube ich, wir sollten ICI bitten, in 2 Jahren wieder ein Symposion zu machen, um neue Daten vorzulegen. Ich glaube, es ist wichtig, jeweils das individuelle Risiko herauszuarbeiten, das geht vom Zustand des Myokards bis zur familiären Disposition, von der Differenzierung des Syndroms Hyperlipidämie oder Dyslipoproteinämie bis hin zur Feststellung von weiteren Risikokonstellationen. An der Polyätiologie der koronaren Herzkrankheiten und anderer arteriosklerotischer Manifestationen besteht heute kein Zweifel. Aber wir sollten nicht vergessen, es gibt eine ganze Gruppe von Myokardinfarkten gerade bei Jugendlichen, wo man mit den gängigen Risikofaktoren nichts anfangen kann. Diese Gruppe der scheinbaren Nicht-Risikoherzinfarkte müssen wir weiterverfolgen. Damit möchte ich mich für Ihre Diskussion bedanken. Ich gebe das Wort noch an unser biochemisches Gewissen weiter, aber ich möchte jetzt schon unseren Gastgebern sehr herzlich für die großzügige Anlage dieses Symposion danken.

Assmann: Die medizinische Entwicklung wird ja von einer Trias getragen aus der klinischen Erfahrung des praktizierenden und behandelnden Arztes, der Epidemiologie und der biochemischen Forschung. Diese drei Dinge befruchten sich gegenseitig und haben einen sehr ähnlichen Stellenwert. Was wäre die klinische Erfahrung eines Arztes ohne die Bestätigung durch die epidemiologische Erfahrung aus prospektiven Studien. Daß diese häufig schwer zu interpretieren sind, sehen Sie aus der MRFIT-Studie. Ich möchte den Befund aus dieser Studie, daß in der Gruppe der Diuretika-behandelten Patienten, die bereits elektrokardiographisch gesicherte Schäden zu Beginn der Behandlung hatten, eine höhere Mortalität festgestellt wurde als in der Kontrollgruppe, nicht einfach unter den Tisch kehren. Das ist ein Hinweis, wie man klinische Forschungen in der Zukunft orientieren muß, um zu signifikanten Ergebnissen zu kommen.

Was unser Symposion hier angeht, so gibt es überhaupt keinen Zweifel, daß die Betablocker in der Sekundärprävention einen enormen Stellenwert haben und daß man damit die Mortalität senkt. In der Primärprävention haben die Betablocker den wertvollen Effekt, daß man druckbezogene Probleme, d.h. Apoplexie, Linksherzhypertrophie, Niereninsuffizienz, Retinopathie ebenalls erfolgreich behandeln kann. Es bleibt die Frage, wie der Verlauf der KHK vor dem Hintergrund von Veränderungen im Metabolismus ist. Derzeit hat das Ganze einen akademischen Bezug. Man muß diese Frage jedoch zum Anlaß nehmen, um weiter signifikante „clinical investigation" zu betreiben.

Peter Herbert hat uns gezeigt, daß es, obwohl die Lipide erhöht waren, in der BHAT-Studie zur eindeutigen Reduktion der Mortalität kam. Das ist ein schönes klares Ergebnis.

LDL wird nicht erhöht, in keiner der Studien konnte das gezeigt werden, und wir alle glauben, daß die Low-density-Lipoproteine die atherogenste Fraktion ist. Insofern wäre das ebenfalls ein positives Moment in der Behandlung. Das HDL-Cholesterin kann nicht den Ausschlag geben, sondern man muß hier feststellen, ob die Masse der HDL sich unter der Betablocker-Behandlung verändert und ob dies pathophysiologische Implikationen hat.

Insofern ist für mich der Ausgang dieses Treffens ein sehr positiver dahingehend, daß das, was an Restunsicherheit dableibt, durchaus experimentell angegangen werden kann in guter klinischer Forschung. Die Ansatzpunkte dazu sind da und können u.U. auch in weitere epidemiologische Studien übertragen werden. Und an der Stelle sind alle gefordert, die hier am Tisch sitzen, gleich ob sie theoretisch oder mehr praktisch orientiert sind. Ich möchte beiden den gleichen Stellenwert geben und Ihnen danken für Ihre Teilnahme.

Danksagung

Für die Mithilfe bei der redaktionellen Aufarbeitung des Symposions danken wir Frau Dr. Leweling, ICI-Pharma. Für ihren Beitrag zu der Organisation des Symposions möchten wir Herrn Riepl, ICI-Pharma und Herrn Privatdozent Dr. J. Moerchel, M.A., Am Fort Weisenau 22, 6500 Mainz unseren Dank sagen.

Sachverzeichnis

Absetzphänomene 62
Acebutolol 30, 73
ACE-Hemmer 146
Adenylzyklase 36
Adenylzyklase-Komplex 39
Adipositas 3, 15, 17
Adrenalin 35, 39, 45, 59, 83
adrenerge Regulation 34
Adrenozeptoren 35
–, Antikörper 37
–, Subtypen 36
Alkohol 18
Alkoholabusus 113, 152
Allergie 37
Alphablocker 28
Alprenolol 55, 71, 142
Alter 16
Amilorid 119
Angina pectoris 4, 46, 52, 54 ff., 62
Angiotensin 45, 76
Apolipoproteine 18, 103 ff., 114
Apoplexie 5, 48, 116
Arthritis urica 113
Asthma bronchiale 31, 37, 55, 113
Atenolol 27, 30 ff., 44, 50, 59, 73, 84, 87, 90 ff., 100, 113, 118, 131 ff., 136 ff.
atherogener Index 149
Atherogenese 6f, 19, 43 ff.
Atherome 5, 44, 154
Atherosklerose, experimentelle 45
–, Komplikationen 5
–, Pathogenese 5 ff., 131
–, Risikofaktoren 3 ff.
Autoimmunerkrankungen 9, 37
AV-Block 40, 113
Azidose 28

Belastungsangina 54
Betablocker 3 ff., 16, 20, 27 ff., 34 ff.
–, antihypertensive Langzeittherapie 112
–, – Wirkung 27
–, Halbwertszeit 31
–, Interaktionen 32
–, kardioprotektive Wirkung 44, 59, 80
–, Langzeitstudien 70

–, Monotherapie 63 ff.
–, Nebenwirkungen 136, 140
–, Pharmakokinetik 30
–, sekundärpräventive Wirkung 71
–, Selektivität 29
–, Wirkprofil 30
Bewegungsmangel 6
Bindungsproteine 35
Blutviskosität 76
Bradykardie 40
Bronchialmuskulatur 35
Bronchitis, chronische 113
Bronchospasmen 41
Bucindolol 146 ff.
Butoxamin 84, 87

Carteolol 30
Chlortalidon 76, 118, 136, 145
Cholesterin 8 ff., 43 ff.
Cholesterinester 10
Cholesterinquotient 44
Cholesterinretention 19
Cholesterinsynthese 81, 86
Chylomikrone 7, 19
Cimetidin 32
Claudicatio intermittens 4
Clofibrat 45
Clonidin 38
Clopamid 118, 123

Diabetes mellitus 4 f., 15, 103, 113
diätetische Maßnahmen 18, 101, 104, 114
Digitalis 58
Dihydralazin 113
Diltiazem 59, 62
Diuretika 3, 16, 20, 63, 73 ff., 108 ff., 112 ff., 118 ff., 145 ff.
Dobutamin 84, 87
Dyslipoproteinämie 5

Enalapril 146 ff.
Enantiomere 27
Enterotoxine, bakterielle 39
Epidemiologie 3
Exotoxine, bakterielle 39
Extrasystolen 54, 59 f.

Fenoterol 29
Fettgewebe 35
Fettgewebslipase 134
Fettsäuren, freie 66, 76, 98, 134
Fettstoffwechsel, Anomalien 3
Fibrosierung, atherosklerotische 10
Friedewald-Formel 113
Früherkennung 1
Frühinvalidität 4
Furosemid 118

Gangrän 4
Gefäßendothel 45
Gefäßwandstoffwechsel 1
Glaukom 28
Glucagon 86
Glukoneogenese 41
Glukose 157
Glukosestoffwechsel 145
Glukosetoleranz 15
Glykogenolyse 29

Hämodialyse 32
Hämodilution 109
Hämoglobin, glykosyliertes 146
HAPPHY-Studie 113
Harnsäure 16
Heparin 134
Herzkrankheit, koronare 3 f., 10, 19, 44, 48 ff., 63, 81, 98, 119, 153
Herzsyndrom, hyperkinetisches 54
Herztod, akuter 4, 11, 58 ff., 69, 75
Histamin 35
Hormone 34
Hormonrezeptor 37 ff.
Hunger 40
Hydralazin 63
Hydrochlorothiazid 113, 145 f.
Hydrocortison 86
Hypercholesterinämie 9, 12 ff., 71, 81
hyperkinetisches Herzsyndrom 54
Hyperlipoproteinämie, familiäre 9, 63
Hyperthyreose 39, 55
Hypertonie 3, 46, 52, 63, 71, 73
–, Komplikationen 117
Hypertriglyzeridämie 14 f.
–, genetische 16
Hyperurikämie 5, 15
Hypoglykämie 41

Indapamid 118
Indoramin 85
Insulin 66, 126
Insulinfreisetzung 29
Intralipid 66
intrinsische sympathomimetische Aktivität 27 ff.

IPPPSHP-Studie 79
ISA-Blocker 27 ff.
Isomere 28
Isoprenalin 30
Isoprotenerol 37, 84
Isuprel 57

Kalziumantagonisten 54, 58 ff., 77
Kammerflimmern 54, 58
Kardioprotektion 29, 74, 76, 80
Katecholamine 27, 34 ff., 76, 83 ff., 97 ff.
Katecholaminstimulation 59
Körpergewicht 100, 110, 114, 152
Kohlenhydrate 18
Kohlenhydratstoffwechsel 97
Kollaterale 59
Kopplungsproteine 37
Koronarangiogramm 12
Koronararterien 6, 154
Koronararterienstenose 14
koronare Herzkrankheit 3 f., 10, 19, 44, 48 ff., 63, 81, 98, 119, 153
Koronarindex 45
Koronarinsuffizienz 6
Koronarrisiko 13, 153
Koronarspasmen 54
Kortikosteroide 39

Labetalol 28, 90
Langzeitstudien 1
Late-entry-Studien 50
Leberinsuffizienz 32
Leberzirrhose 113
Leukotriene 36
Leukozyten, mononukleäre 81 ff.
Lipid-Clearance 94
Lipolyse 17 ff., 29, 97 ff.
Lipophilie 143
Lipoproteine 7 ff., 66, 97 ff., 102 ff., 118 ff., 131 ff.
–, Unterfraktionen 18 ff., 63 ff.
Lipoproteinlipase 66
Lipoproteinmuster 44, 63 ff., 97 ff.
LL 21945 73

Mefrusid 119
Menopause 118, 128
Methoxamin 85
Metoprolol 29 ff., 44, 69, 73, 131
Mikroangiopathie 146, 152
Minoxidil 45
Mitralklappen-Prolaps 54
Mortalität, kardiovaskuläre 14, 102 ff., 116
Mortalitätsrisiko 69
Muzolimin 118
Myokardinfarkt 4, 6, 11, 43, 48, 54 ff., 62, 102 ff., 116, 145 f.

Sachverzeichnis

Myokardinfarkt, experimenteller 57
Myokardprotektion 54

Nadolol 30, 100
Nervensystem, sympathisches 97
Nierenfunktion 32
Niereninsuffizienz 32
Nierenversagen 145
Nifedipin 58 f., 77
Nitrate 54, 58
Noradrenalin 35, 59, 83

Östrogen 52, 126
Oxprenolol 30, 48, 55 ff., 73, 76 ff., 90 ff., 134

Phäochromozytom 38, 50
Phenylephrin 85
Phosphate, energiereiche 28
Phosphodiesterase 126
Phospholipidpartikel 17 f.
Pindolol 27, 30, 55 ff., 62, 66, 73, 123, 136 ff.
Plaques, atherosklerotische 43
Postinfarktmortalität 71
Postmenopause 118, 128
Practolol 30, 71, 84, 87
Practolol-Syndrom 30
Prämenopause 128
Prävention, primäre 3
–, sekundäre 1
Prazosin 34, 41, 85, 90, 127
Prenalterol 84, 87
Prinzmetal-Angina 40
Propafenon 58
Propranolol 27, 30 ff., 44 ff., 48, 57, 66, 73, 76, 84, 102 ff., 118, 134 ff.
Prostaglandine 35
Pseudohypoparathyreoidismus 39
Purinmetabolismus 145

Rauchen 3, 14, 17, 58, 71, 152
Raynaud-Phänomen 40, 137
Rebound-Phänomen 38, 62
Reinfarkt 3, 16, 69, 71
Renin 27, 73, 77, 142
Risikofaktoren 3 ff., 51, 63, 71

Salbutamol 38, 84
Saluretika 101
Schilddrüsenhormone 39
Schleifendiuretika 111
Sinustachykardie 54
Sotalol 55, 58, 69
Speicherkrankheiten 9
Stereoisomere 28
Sterin-Synthese 82 f.
STH 99
Subarachnoidalblutung 50, 52 f.
Sympatholytika 63, 73
Sympathomimetika 34

Tangier-Krankheit 10, 18
Terbutalin 38, 84, 99
Thiazide 40, 111, 141
Thrombogenese 52
Ticrynafen 119, 126
Tielinsäure 118
Timolol 16, 69, 142
Tokolyse 29
Training 17
Transmitter 36
Transport-Lipoproteine 43
Tremor 33
Triglyzeride 13, 35, 43 ff., 64 ff., 94, 125, 145, 154
Triglyzeridlipase 66
Triglyzeridstoffwechsel 16

Übergewicht 4, 101
Überlebensrate 69

Vasodilatatoren 74
Verapamil 29, 59, 62, 77
Vorhofflimmern 60
Vorsorgeuntersuchung 12

Widerstand, peripherer 27
Windkesselfunktion 73

Xanthomatose 9

Yohimbin 85

zerebrovaskuläre Insulte 75, 112, 145
Zytosol 36

Arrhythmie-Kompendium 2
Fragen – Antworten

Zusammengestellt und bearbeitet von F. Sesto
1984. 29 Abbildungen. XII, 97 Seiten. DM 12,80.
ISBN 3-540-12813-1

Beta-Rezeptorenblocker
Aktuelle klinische Pharmakologie und Therapie

Herausgeber: **H.-D. Bolte, A. Schrey**
Unter Mitarbeit zahlreicher Fachwissenschaftler.
1981. 79 Abbildungen, 48 Tabellen, XI, 188 Seiten
(34 Seiten in Englisch)
Gebunden DM 52,–. ISBN 3-540-11224-3

J. Bonelli
Beta-Rezeptoren-Blockade
Klinische Pharmakologie und klinisch-therapeutische Anwendung

1979. 42 Abbildungen, 8 Tabellen. XII, 141 Seiten.
DM 49,–. ISBN 3-211-81553-8

β-Rezeptorenblockade
Aktuelle Gesichtspunkte

Herausgeber: **F. W. Lohmann**
1982. 40 Abbildungen, 35 Tabellen. IX, 114 Seiten
DM 34,–. ISBN 3-540-11302-9

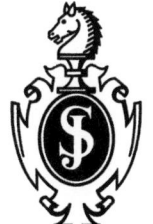

Springer-Verlag
Berlin
Heidelberg
New York
Tokyo

Essentielle Hypertonie
Psychologisch-medizinische Aspekte

Herausgeber: **D. Vaitl**
1982. 72 Abbildungen. XII, 229 Seiten. DM 52,–.
ISBN 3-540-10975-7

Frontiers in Hypertension Research

Editors: **J.H. Laragh, F.R. Bühler, D.W. Seldin**
1981. 242 figures. XXXIX, 628 pages
Cloth DM 92,–. ISBN 3-540-90557-X
Distribution rights for Japan: Igaku Shoin Ltd., Tokyo

B.E. Strauer

Das Hochdruckherz

Pathophysiologie, Diagnostik, Therapie

2., neubearbeitete und erweiterte Auflage. 1983.
79 Abbildungen, 66 Tabellen. VIII, 184 Seiten.
Gebunden DM 58,–. ISBN 3-540-11447-5

Therapie mit Antihypertensiva

Herausgeber: **K.O. Stumpe**
Unter Mitarbeit zahlreicher Fachwissenschaftler
1983. 25 Abbildungen. X, 248 Seiten
Gebunden DM 52,–. ISBN 3-540-12362-8

Therapie mit Herzglykosiden

Herausgeber: **E. Erdmann**
Unter Mitarbeit zahlreicher Fachwissenschaftler
1983. 29 Abbildungen. XI, 146 Seiten
Gebunden DM 52,–. ISBN 3-540-12361-X

Ventrikuläre Herzrhythmusstörungen

Pathophysiologie – Klinik – Therapie
Herausgeber: **B. Lüderitz**

1981. 149 Abbildungen. XV, 459 Seiten.
Gebunden 98,–. ISBN 3-540-10553-0

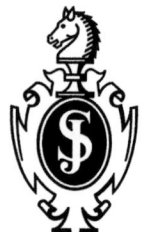

Springer-Verlag
Berlin
Heidelberg
New York
Tokyo

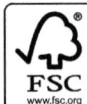

If you have any concerns about our products,
you can contact us on
ProductSafety@springernature.com

In case Publisher is established outside the EU,
the EU authorized representative is:
**Springer Nature Customer Service Center GmbH
Europaplatz 3, 69115 Heidelberg, Germany**

Printed by Libri Plureos GmbH
in Hamburg, Germany